NEUMANN-BOEDER

FUNKTIONSPRÜFUNGEN IN DER HERZ-KREISLAUFDIAGNOSTIK

FUNKTIONSPRÜFUNGEN
IN DER HERZ-KREISLAUFDIAGNOSTIK

VON

DR. MED. HABIL. HELMUT NEUMANN

CHEFARZT DER MEDIZINISCHEN ABTEILUNG
DER STÄDTISCHEN KRANKENANSTALTEN KOBLENZ

UND

DR. MED. KARL-JOSEF BOEDER

CHEFARZT DER MEDIZINISCHEN ABTEILUNG DES ST.-JOSEF-KRANKENHAUSES
KOBLENZ-HORCHHEIM

2., NEUBEARBEITETE, STARK ERWEITERTE UND ERGÄNZTE AUFLAGE
MIT 94 ABBILDUNGEN

WALTER DE GRUYTER & CO.

VORM. G. J. GÖSCHEN'SCHE VERLAGSHANDLUNG · J. GUTTENTAG,
VERLAGSBUCHHANDLUNG · GEORG REIMER · KARL J. TRÜBNER ·
VEIT & COMP.

BERLIN 1963

VORWORT ZUR ERSTEN AUFLAGE

Betreibt man eine klinische Funktionsdiagnostik, verbindet sich damit unmittelbar der Begriff der Funktionsprüfung. Partialfunktionen einzelner Organe, etwa der Leber, werden häufig durch mehrere gleichgerichtete Proben untersucht, die summarische Auswertung soll dann die Entscheidung zulassen, ob eine Organschädigung vorliegt oder nicht. Derartige Funktionsprüfungen gelten heute als Routinemethoden, jede klinische Bewertung oder gutachterliche Stellungnahme des einschlägigen Falles macht die wiederholte Ausführung derartiger Funktionsprüfungen zur Voraussetzung. Die Diagnostik des Herz-Kreislaufsystems hat damit nicht Schritt gehalten, speziell bezogen auf die routinemäßige Anwendung von Funktionsprüfungen im Krankenhaus. Gewiß, wir benutzen seit Jahrzehnten Kreislaufregulationsprüfungen bzw. betreiben die elektrokardiographische Funktionsdiagnostik, aber diese Methoden lassen doch immer wieder eine Starre erkennen, die individuell vorhandene Variabilitäten nicht berücksichtigt. Der Wert der bisher üblichen Kreislauffunktionsprüfungen bleibt ungeschmälert, allein aus dem Grunde, daß alle derartigen Untersuchungsmethoden, einschließlich der von uns an dieser Stelle angeführten, niemals die Exaktheit physikalischer Meßwerte erreichen werden, andererseits wir jedoch damit, je nach Art der angewandten Methode, zu einer weitgehenden Beurteilung in der Lage sind. Wenn wir an dieser Stelle den Wert der physikalischen Kreislaufgrößenbestimmung und der Bestimmung der Herzdynamik hervorheben, so aus dem Grunde, um die durch die üblichen Untersuchungsmethoden erreichte *Flächenprojektion* zu einer mehrdimensionalen *räumlichen Vorstellung* zu erweitern. Daß diese Konzeption ihre Berechtigung hat, haben unsere vielfachen Untersuchungen gezeigt. Die praktische Auswertung entspricht einer echten Funktionsdiagnostik des Herz-Kreislaufsystems, die alle bisherigen Methoden weitgehend ergänzt. Nicht zuletzt hat uns die Entwicklung des Universalelektrokardiographen die Möglichkeit zur Durchführung der hier genannten Untersuchungsmethoden gegeben, so daß es umgekehrt zu bedauern wäre, wollte man bei vorhandener Apparatur nicht alle Möglichkeiten ausnützen und damit schon seit langem bekannte und bewährte Untersuchungsmethoden auch der täglichen Praxis zugute kommen lassen. Abgesehen von der Zusammenarbeit des Chirurgen mit dem Internisten bei allen Formen operabler Vitien als unerläßliche conditio sine qua non soll auch praktisch jeder chirurgische Patient, bei dem auch nur der Verdacht eines nicht ganz intakten Herz-Kreislaufzustandes besteht, ebensowenig einer prä- und postoperativen internen Fürsorge entbehren, wie deren Unterlassung bei dem vorher genannten Patientenkreis einem Kunstfehler gleichkommt. Möge damit dieser Leitfaden nicht nur eine Hilfe des Internisten, sondern auch ein Bindeglied zu der chirurgischen Disziplin sein.

Koblenz-Kemperhof, Februar 1959

Helmut Neumann
Karl-Josef Boeder

VORWORT ZUR ZWEITEN AUFLAGE

Eine neue Auflage soll im allgemeinen die vorhergehende qualitativ übertreffen. Diese Beurteilung der jetzigen Auflage steht uns nicht zu. Andererseits waren die Zuschriften auf das Ersterscheinen so zahlreich, daß wir uns mit einer Überarbeitung auch eine Erweiterung vornahmen. Wir danken damit für das Interesse, das dem kleinen Arbeitsbuch entgegengebracht wurde. Nur die Meinung der Leser berechtigt uns zu der Annahme, daß der Zweck dieses Buches erreicht wurde, nämlich Untersuchungsmethoden, die ansonsten in der Form von Standardwerken, Handbucharbeiten und umfangreichen Monographien niedergelegt sind, in möglichst kurzer Form unter Beschränkung auf das für das theoretische Verständnis Notwendigste zu bringen. Wir sind uns damit bewußt, daß wir auf detaillierte Darstellungen verzichten und grundlegende Forschungsergebnisse nur summarisch referieren. Vergleicht man jedoch unser Vorgehen etwa mit einem Arbeitsbuch für chemische Laboruntersuchungen, so wird man letztlich den Ausführungsgang und die Auswertung einer Untersuchung als für die Praxis wichtig ansehen, Einblicke in Grundlagenforschungen müssen dem Studium der genannten ausführlichen Literatur vorbehalten bleiben. Von dieser Sicht aus bitten wir um Verständnis für manche kurzgefaßte Darstellung.

Strenggenommen sind wir unserem ursprünglichen Vorsatz untreu geworden, auf die Beschreibung weiterer Untersuchungsmethoden u. a. die Spiroergometrie zu verzichten. Aber mit den uns nahegelegten Wünschen einer Erweiterung mußte der Rahmen eines kurzen Leitfadens gesprengt werden, dabei sollte jedoch der Zweck dieses Arbeitsbuches auch weiterhin die Grenzen bestimmen. Neuaufgenommen wurde die *Spiroergometrie*, dabei wurden die Arbeiten von KNIPPING, BOLT, VALENTIN, VENRATH sowie von LANDEN als Grundlage der Auswertung benutzt. Die *Phonokardiographie* mußte wegen der notwendigen Einbeziehung bei der Bestimmung der Herzdynamik erwähnt werden. Die Aufnahme der *Rheographie* entsprach wiederum dem Wunsche zahlreicher Leser, auch die Pathologie peripherer Durchblutungsstörungen nicht unberücksichtigt zu lassen. An dieser Stelle sehen wir uns veranlaßt, unseren Mitarbeitern Herrn Dr. B. VUCELJIC und Herrn Dr. E. BRITTEN für die sorgfältige Erstellung der Kurven zu danken.

Koblenz, April 1963

Helmut Neumann

Karl-Josef Boeder

INHALTSVERZEICHNIS

IV. Teil

V. Teil

VI. Teil

VII. Teil

EINLEITUNG

Die bekannten Untersuchungsmethoden des Herzens und des Kreislaufs wie Inspektion, Palpation, Perkussion und Auskultation besitzen auch heute ihren vollen Wert. Ohne deren Kenntnis, die nur durch jahrelange systematische und vergleichende Untersuchungen erworben werden kann, ist es unmöglich, zu irgendeiner obiges System betreffenden Frage Stellung zu nehmen. Es muß diese Forderung besonders unterstrichen werden, da sich heutzutage die Einstellung zur Überbewertung apparativ erstellter Analysen bemerkbar macht. Gewiß ist das Elektrokardiogramm zum integrierenden Bestandteil der Herzdiagnostik geworden, die röntgenologische Bestimmung der Herzproportionen besonders wichtig, die Herzschallregistrierung als ergänzende Methode unseres physikalisch nicht vollwertigen Gehörs wertvoll, ohne Herzkatheterismus in den meisten Fällen keine Herzoperation möglich, entscheidend ist aber das aufgezeigte Grundwissen für die Diagnose und Prognose und damit für die Durchführung einer rationellen Therapie. Wenn damit die klinische Untersuchung und Beobachtung am Krankenbett auch weiterhin Grundlage der Diagnostik bleiben soll, so haben die technischen Untersuchungsmethoden des Herz-Kreislaufsystems unsere Diagnostik und Beurteilung doch wesentlich bereichert. Eine exakte Beurteilung ohne ein in vielfachen Ableitungen erstelltes EKG ist nicht möglich. Die Röntgenuntersuchung der Brustorgane gibt uns Hinweise, wie wir sie häufig mit den üblichen Untersuchungsmethoden nicht finden, um es ehrlich zu sagen nicht mehr finden können, da viele der genauen Untersuchungsmethoden wie sie uns durch die Klassiker der klinischen Medizin gelehrt wurden, zu erwähnen nur der Name Wenckebach, in Vergessenheit geraten sind. Trotzdem müssen wir uns bemühen, bei jedem Patienten nach sorgfältig erhobener Anamnese einen ausführlichen Herz-Kreislaufstatus aufzustellen, der nur durch eine eingehende Allgemeinuntersuchung möglich ist. Wieviel reizvoller ist dann die Bestätigung der erhobenen Befunde durch die technischen Untersuchungsmethoden, deren Wert um so mehr erhöht wird, wenn wir daraus weitgehende Schlüsse auf die Qualität der Herz- und Kreislaufdynamik ziehen können.

Eine Untersuchungsmethode, die in den letzten 30 Jahren eine weitgehende Klärung vor allem durch Frank und seine Schule erfuhr, wird in steigendem Maße zum Rüstzeug des Klinikers, die Methode der physikalischen Kreislaufgrößenbestimmung. Es herrscht vielfach die Meinung vor, daß derartige Bestimmungen nur in Kliniken bzw. gut eingerichteten Kreislauflaboratorien durchzuführen sind. Ganz zu Unrecht. Wenn auch die Methode der physikalischen Kreislaufgrößenbestimmung bis zur Entwicklung der Universalelektrokardiographen bzw. bis zur Entwicklung des Infraton-Pulsabnehmeverfahrens nach Boucke und Brecht zur täglichen Übung in der klinischen Diagnostik ungeeignet war, stellt sie jetzt nach Schaffung dieser technischen Voraussetzungen eine wesentliche Bereicherung der Herz-Kreislaufuntersuchungen dar. Mit den bekannten Formeln nach Broemser und Ranke bzw. nach Wezler und Böger lassen sich diese Untersuchungen nicht nur in jedem Krankenhaus durchführen, sondern sind auch für die ambulante Praxis ebenso geeignet. Besonders wichtig für die immer stärker werdende Forderung, auch in gutachterlicher Hinsicht, nach einer exakten Herz-Kreislaufuntersuchung. Erforderlich sind nach dem Gesagten das Vorhandensein eines Universalelektrokardiographen mit Infratonzusatz, womit die Möglichkeit der Anfertigung von Kombinationskurven einschließlich der Herzschallregistrierung besteht. Neuanzuschaffen sind dann lediglich die Pulsrezeptoren.

Wenn hier versucht werden soll, die Methodik der physikalischen Kreislaufgrößenbestimmung und Erfassung der Herzdynamik in möglichst einfacher Form zu erklären, so soll damit in erster Linie den Erfordernissen der klinischen Praxis Rechnung getragen werden. Die Methode bezweckt die Bestimmung des Schlag- bzw. Minutenvolumens, der Anspannungs- und Austreibungszeit, des elastischen und peripheren Widerstandes. Viele andere wichtige Kreislaufgrößen können ebenfalls errechnet werden. Hierauf werden wir später noch näher eingehen. Die theoretische Entwicklung der heutigen Kreislaufgrößenbestimmungsmethode nach Wezler-Böger bzw. Broemser-Ranke kann im Rahmen dieser Darstellung, die sich, wie schon gesagt, vorwiegend mit der praktischen Anwendung in der Klinik befassen soll, nicht wiedergegeben werden. Wir verweisen auf die einschlägige und im Anhang angeführte Literatur.

Zahlreiche Verfahren zur Bestimmung des Schlag- und Minutenvolumens wurden entwickelt, dabei muß zwischen direkten und indirekten Methoden, hier wiederum zwischen gasanalytischen Untersuchungen (Fremdgasatmung) und auf physikalischen Gesetzmäßigkeiten beruhenden Verfahren unterschieden werden. Hinsichtlich der erstgenannten Verfahren ist die Anwendung des Fickschen Prinzips maßgebend, d. h. die Beziehung zwischen der Sauerstoffaufnahme des Blutes im rechten und linken Herzen (arteriovenöse Differenz). Während die direkte Methode sich des Herzkatheterismus bedient, wird bei der indirekten Methode die Schwierigkeit der Blutgasanalyse im rechten Ventrikel durch die Fremdgasatmung (Azetylen), das im Organismus nicht resorbiert wird, vermieden. Hier sollen nur die auf physikalischen Prinzipien beruhenden Verfahren angeführt werden.

Wenn wir an dieser Stelle der Schilderung der Kreislaufgrößenbestimmung einen besonderen Raum überlassen, so aus dem Grunde einer übersichtlichen und damit unmittelbar in die Praxis übertragbaren Darstellung dieser besonders wertvollen Untersuchungsmethoden. Der Wert der nachfolgend geschilderten Funktionsprüfungen, speziell der Kreislaufregulationsprüfung nach Schellong, bleibt ungeschmälert, wenn auch, wie schon erwähnt, diesen Methoden eine gewisse Starre zu eigen ist. Die elektrokardiographische Funktionsdiagnostik ist heute eine der beliebtesten Funktionsprüfungen, speziell die Möglichkeit der Durchführung durch technisches Hilfspersonal bringt dem Arzt eine zeitliche Entlastung. Trotzdem soll auch hier möglichst ein Arzt zugegen sein, damit die für die Beurteilung so überaus wichtigen Erscheinungen, wie Auftreten von Dyspnoe, Schwindel, Kollaps nicht unberücksichtigt bleiben. Gerade derartige Beobachtungen haben zu einer wesentlich zurückhaltenderen Beurteilung der Belastungs- und Stehkurven geführt und scheinbar pathologische Formen nur als die Folge funktioneller und damit reversibler Durchblutungsstörungen nachgewiesen. Die Phonokardiographie wurde hier nur soweit berücksichtigt, als sie bei der Bestimmung der Kreislaufgrößen erforderlich ist, wir möchten sie auch nicht als Funktionsprüfung im eigentlichen Sinne werten. Die leicht durchzuführende Bestimmung der Kreislaufzeit, der Blutströmungsgeschwindigkeit, ist heute durch die einfache Decholin-Äther-Methode zur unentbehrlichen Funktionsprüfung geworden, der Arbeitsversuch nach SCHARF stellt die sinnvolle Erweiterung dar. Spiroergometrische Untersuchungen sind für die genaue Festlegung der Herzleistungsbreite unentbehrlich und entsprechen in jeder Weise einer Funktionsdiagnostik bei praktischer körperlicher und sportlicher Beanspruchung. Die eingehendere Schilderung mit besonderem Hinweis auf die leicht zu bedienende Apparatur einschließlich der eleganten Bestimmung des Residualvolumens war im Hinblick auf die Aspekte einer neuzeitlichen klinischen Untersuchungstechnik notwendig. Die gleichen Voraussetzungen werden durch die Oxymetrie bei der Bestimmung des Sauerstoffgehaltes und Totalhämoglobingehaltes des Blutes erfüllt. Wenn wir durch die genannten Funktionsprüfungen mittelbar die Sauerstoffaufnahme der Gewebe einbeziehen, müssen lokale Gasaustauschschwierigkeiten gleichfalls erfaßt werden und kommen hier in der Funktionsdiagnostik der peripheren Durchblutung mittels Rheographie zur Besprechung.

Wir betonen an dieser Stelle nochmals, daß wir uns nur auf die Schilderung weniger, jedoch immer brauchbarer Funktionsprüfungen beschränken. Bestimmend waren die Erfordernisse der täglichen Praxis, theoretische Voraussetzungen bzw. Ergebnisse der Grundlagenforschung müssen dem Studium der einschlägigen Fachliteratur vorbehalten bleiben. Die Auswahl der hier gebrachten Untersuchungsmethoden ist wie schon gesagt relativ gering, da uns eine nur kurze Schilderung weniger gebräuchlicher Funktionsprüfungen für die Ausrichtung dieses Buches wertlos erschien. Bevor wir uns nun der Beschreibung der einzelnen Methoden zuwenden, erscheint es vorteilhaft, eine kurze hämodynamische Betrachtung voranzustellen, damit aufbauend die Methoden und ihre Ergebnisse ihr Fundament erhalten.

HÄMODYNAMISCHE VORBETRACHTUNG

Eine Herzperiode besteht aus der Systole und der Diastole, dabei fallen in die Systole die Anspannungszeit und die Austreibungszeit, während die Diastole mit der Entspannungszeit eingeleitet wird und sich daran die Füllungszeit anschließt. Während der systolischen Anspannung wird der Spannungszustand des Herzmuskels erhöht, ohne Kontraktion der Herzmuskelfaser. In der systolischen Austreibung erfolgt die Entleerung des Ventrikels, gleichzeitig auch die Füllung der Vorhöfe durch die großen Venen. Man bezeichnet diese beiden Vorgänge in der Systole auch als isometrische und isotonische Kontraktionsphase. In der diastolischen Entspannung besteht entsprechend der Bezeichnung mechanisch und elektrisch Ruhe. In der diastolischen Füllung erfolgt das Einströmen des Blutes aus den Vorhöfen in die Ventrikel durch die Vorhofskontraktion. Die beiden synchron geschriebenen Kurven des EKG und des Herztones veranschaulichen nochmals die Vorgänge während einer Herzperiode (Abb. 1).

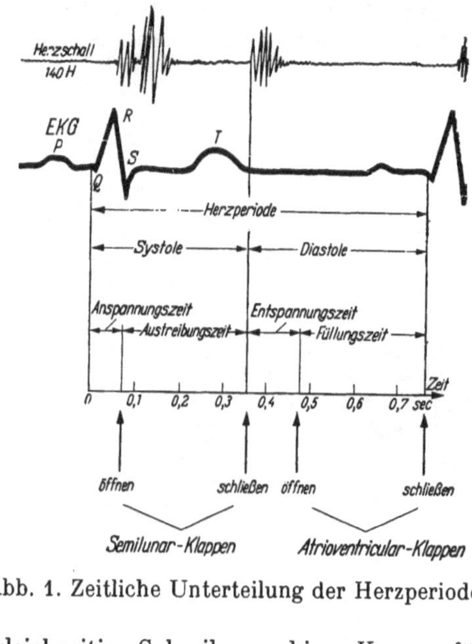

Abb. 1. Zeitliche Unterteilung der Herzperiode

Wie wertvoll die gleichzeitige Schreibung obiger Kurven für die exakte zeitliche Bestimmung der einzelnen Vorgänge ist, werden wir später noch sehen. Es sei nochmals daran erinnert, daß beide Kammern in der gleichen Zeit die gleiche Blutmenge fördern. Die Menge Blut, die ein Ventrikel während einer Austreibungszeit in die Arterien ergießt, ist das Schlagvolumen. Die in einer Minute geförderte Blutmenge also

$$\text{Schlagvolumen} \times \text{Zahl der Herzschläge/min} = \text{Minutenvolumen}.$$

Das normale Schlagvolumen beträgt etwa 60 bis 70 ccm, das normale Minutenvolumen bewegt sich zwischen 3 und 5 Liter. Für diese Schwankungsbreite spielen Belastungsmomente eine wesentliche Rolle, ferner Temperatureinflüsse, Höhenunterschiede, organische Veränderungen u. a. Entleert nun der linke Ventrikel sein Blut in die Aorta, so erhöht sich der Druck in dem dem Herzen zunächst anschließenden Aortenteil bei gleichzeitiger Erweiterung und fortgeleiteter bis zu den Kapillaren abnehmender Pulsation. Bekanntlich spielt die durch die Elastizität der Gefäßwandung des Arteriensystems bewirkte Windkesselwirkung die Hauptrolle für die Gleichmäßigkeit des Pulses, jedoch nur für den zentralen Puls. In den mittleren und kleinen Gefäßen wird der Puls durch die Gefäßwandung mitbestimmt, mithin bestehen zwischen der Entstehung des zentralen und des peripheren Pulses wesentliche Unterschiede, auf die wir noch wiederholt zurückkommen werden.

Die Entwicklung der Anatomie erbrachte eine klare Vorstellung des Herz- und Gefäßsystems als eine geschlossene Einheit. Es wurden auf Grund verschiedener Bauelemente und entsprechend unterschiedlicher Funktionen die Gefäße in Arterien und Venen unterteilt. Im peripheren Stromgebiet zwischen beiden eingeschaltet fand man die Kapillaren, jene feinen Haargefäße, in denen sich der Stoffaustausch abspielt und die somit den eigentlichen Erfolgsabschnitt der Kreislauffunktion darstellen. Die Arterien ihrerseits wurden in den Abschnitt der Zentralarterien vom elastischen Typ und den Abschnitt der peripheren Arterien vom vorwiegend muskulären Typ unterschieden, deren genauere Abgrenzung später vor allem von Benninghoff erfolgte. Innerhalb dieses Systems findet nun die Blutströmung statt, deren Gesetzmäßigkeiten in ihrer Kenntnis eine der Grundvoraussetzungen jeglicher quantitativen Herz-Kreislaufdiagnostik waren.

Bereits im Jahre 1827 wandte E. H. Weber das von Heron von Alexandria vor 2000 Jahren erfundene Bild des Windkessels einer Feuerwehrspritze auf den Blutkreislauf an, indem er diese Windkesselfunktion den Zentralarterien vom elastischen Typ als Energiespeicher zuordnete. Es muß daran erinnert werden, daß wir die fortschreitende elastische Ausdehnung der Arterienwand als Pulswelle bezeichnen. Diese fortschreitende Schlauchwelle entspricht nicht der Strömung des Blutes. Wenn durch die Blutströmung auch der Transport des Blutes veranlaßt wird, ist es ein materiebehafteter Vorgang, während die Pulswelle nur Ausdruck räumlich und zeitlich sich verändernder physikalischer Zustände ist (Blutdruck, mechanische Spannung der Arterienwand). Die Gesetzmäßigkeit, mit der sich die Pulswelle über das Arteriensystem ausbreitet, ist somit eine Phasengeschwindigkeit, die man mit Pulswellengeschwindigkeit bezeichnet.

Der erste Versuch der Entwicklung eines Strömungsgesetzes überhaupt wurde von Poiseuille im Jahre 1841 unternommen, der die Strömungsverhältnisse einer strukturell homogenen Flüssigkeit in einem geschlossenen, starren Röhrensystem bei konstantem Druck in horizontaler Lage prüfte. Er erstellte die Gleichung:

$$i = \frac{v}{t} = \text{Stromstärke (ccm/sec)} = \frac{\text{Ausflußmenge (ccm)}}{\text{Zeiteinheit (sec)}}$$

Die Anwendung dieses Strömungsgesetzes auf den Blutkreislauf war ohne weiteres nicht möglich, da in Abwandlung zum Blutkreislauf folgende Abweichungen bestehen:

1. Der Suspensionscharakter des Blutes
2. Das Fehlen der Druckkonstanz
3. Die Elastizität der Strombahn

Mit dieser Problematik beschäftigten sich dann vor allem FRANK und seine Schule, denen wir die tiefere physikalische und mathematische Erkenntnis der Gesetze der Hämodynamik verdanken. WEZLER erstellte in seinem Strömungsgesetz in Anwendung auf den Blutkreislauf folgende Gleichung:

$$i = \frac{\pi \cdot r^4 \cdot P}{8\varrho \cdot l}$$

und sagt: Die in der Zeiteinheit durch eine Röhre getriebene Flüssigkeitsmenge (Stromstärke i) ist direkt proportional dem treibenden Druck (P) und der 4. Potenz der Radiusdimension des Röhrenlumens $\cdot\, \pi$, während sie indirekt proportional ist der Zähigkeit der Flüssigkeit ($8\,\varrho$) sowie der Röhrenlänge (l).

Die Erstellung des Strömungsgesetzes ergab bereits eine genaue Vorstellung von der Strombahn und dem Geschehen innerhalb der Strombahn. Die ermittelten Größen untereinander so in Beziehung zu setzen, daß sie gültige Rückschlüsse auf das Schlagvolumen, Minutenvolumen, den elastischen Gesamtwiderstand und den peripheren Widerstand erlaubten, blieb WEZLER-BÖGER einerseits und BROEMSER-RANKE andererseits vorbehalten, die unabhängig voneinander ihre Formeln entwickelten.

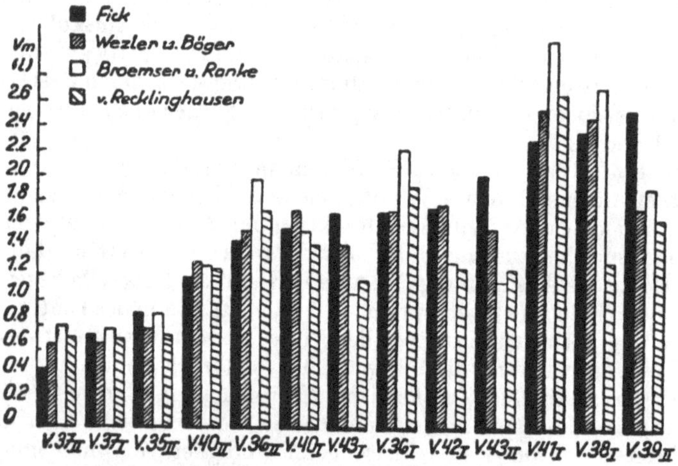

Abb. 2. Vergleichende Werte der Methoden nach FICK, WEZLER-BÖGER, BROEMSER-RANKE und v. RECKLINGHAUSEN

Über die Problematik, die beiden Formeln anhaftet, sind auch heute noch ernsthafte Forschungsarbeiten im Gange, andererseits fehlt es nicht an Versuchen, endgültig über die angeblich zu schematisierten Formelansätze von BROEMSER-RANKE und WEZLER-BÖGER den Stab zu brechen.

O. F. RANKE betonte in einem Referat, das er für eine im Frühjahr 1943 vorgesehene Tagung der Deutschen Gesellschaft für Kreislaufforschung vorbereitet hatte, in diesem Zusammenhang die Wichtigkeit, daß die meßbaren physikalischen Größen des Kreislaufs, wie die Zeiten der Austreibung, der Herzfüllung, des systolischen und diastolischen Blutdrucks und die Pulswellengeschwindigkeit untereinander so in Beziehung gebracht werden müssen, daß sie, wie HELMHOLTZ sagt, in einem praktisch wichtigen Bereich richtig prophezeien lassen. WEZLER betont hierzu noch ganz besonders, daß seine Formel der Schlag- und Minutenvolumenbestimmung unter dem

Leitgedanken des physikalischen Modells unter bewußter Vereinfachung und Schematisierung der physiologischen Wirklichkeit schrittweise mehr und mehr angepaßt wurde. Wörtlich sagt er: „Abweichungen der Wirklichkeit von der Theorie sind also nicht nur selbstverständlich, sondern eine conditio sine qua non.“ Wir möchten nun gleich die sich hieraus ergebende Frage beantworten, ob die Methode der physikalischen Kreislaufgrößenbestimmung im Vergleich zu der bisher geübten gasanalytischen Methode in dem praktisch wichtigen Bereich vergleichbare und brauchbare Ergebnisse liefert. Auch hier halten wir es im Rahmen dieser Erörterungen für richtig, die praktische Überprüfung der Methode und ihrer Fehlerbreite im Vergleich zur gasanalytischen Methode und dem Fickschen Prinzip, das selbst mit einer Fehlerbreite von 5 bis 6% behaftet ist, anzuführen. In Abbildung 2, die von K. Wezler und R. Thauer ermittelt wurde, sind Vergleichsbestimmungen des Minutenvolumens am Hund unter Ruhebedingungen angeführt, wobei die Methode von Broemser-Ranke gegenüber dem gasanalytischen Prinzip eine mittlere Abweichung von 21,6% ergibt, die von Wezler-Böger eine mittlere Abweichung von 11,1% (Abb. 2).

Die Untersuchungen von H. U. Matthes ergaben im Vergleich zur Azetylenmethode und der Knippingschen und Grollmannschen Stickstoffmethode eine weitgehende Übereinstimmung.

Tabelle I

Vergleichende Werte der Methoden

nach Grollmann, Wezler-Böger und Broemser-Ranke

Vpn. Nr.	nach Grollmann Wert in ccm	nach Wezler-Böger Wert in ccm	nach Wezler-Böger Abweichung in Prozenten	nach Broemser-Ranke Wert in ccm	nach Broemser-Ranke Abweichung in Prozenten
1	71,8	63,4	— 11,7*	65,3	— 9,0
2	97,1	99,0	— 7,3	94,0	— 4,3
3	98,4	91,0	— 7,5	97,5	— 1,0
4	78,1	79,6	— 1,8	74,2	— 5,0
5	64,7	64,4	— 0,5	70,1	+ 8,4
6	76,0	89,7	+ 18,0*	91,0	+ 19,7*
7	55,9	52,8	— 5,6	57,2	+ 2,1
8	67,5	71,1	+ 5,3	73,0	+ 8,0
9	71,4	84,5	+ 18,2	78,4	+ 10,0
10	56,8	50,3	— 11,5	54,7	— 3,8
11	50,2	50,1	— 0,2	53,9	+ 7,3
12	84,4	75,0	— 11,0	76,4	— 9,5*
Mittelwert	72,7	71,8		73,8	
	durchschnitt. Abweichung		— 1,24		+ 1,51
	maximale Abweichung		— 11,7 + 18,2		— 9,5 + 19,7

Wezler selbst gibt an Hand der experimentellen Überprüfung der physikalischen Methoden für die Anwendung im Ruhezustand des Kreislaufs für die Methoden von Broemser-Ranke und Wezler-Böger einen etwa gleichgroßen mittleren Fehler von nur wenigen Prozent und einen maximalen Fehler von etwa ± 20% an. Bei akuten Kreislaufumstellungen hält er sowohl die gasanalytischen wie auch die physikalischen Bestimmungsmethoden in ihrer Fehlerbreite für noch nicht zahlenmäßig festlegbar.

Andererseits müssen auch die Vorteile berücksichtigt werden, die es gerade dem mittleren Krankenhaus ermöglichen, eine theoretisch und experimentell gesicherte Methode in einem so wichtigen Untersuchungsbereich ihrer diagnostischen Möglichkeit einzufügen. Es wäre noch zu sagen, daß die physikalische Methode keineswegs apparativ kompliziert ist oder besondere Anforderungen an die Versuchsperson stellt. Sie ist ferner nicht so zeitraubend wie die gasanalytische und gestattet darüber hinaus fortlaufende Messungen, die bei der gasanalytischen Methode nicht möglich sind. Eine Rückwirkung auf Atmung oder Kreislauf kann bei der physikalischen Methode nicht eintreten.

Ferner werden eine Reihe wichtiger Größen der Gefäßelastizität und die Dauer der einzelnen Herzphasen gleichzeitig ermittelt.

I. TEIL

ANWENDUNG AM MENSCHEN

Der Hauptteil unserer Darstellungen soll sich mit den einzelnen Methoden und ihrer praktischen Anwendung am Menschen befassen. Wir halten es jedoch für zweckmäßig, einiges Grundsätzliches über die Pulsregistrierung voranzustellen.

A. Der Arterienpuls

Die Ermittlung verschiedener Kreislaufgrößen setzt eine genaue, möglichst amplitudengetreue Aufzeichnung des zeitlichen Verlaufs des Arterienpulses voraus. Der in den Arterien herrschende Innendruck erreicht sein Maximum unter dem Einfluß der Kammersystole. Die rhythmische Tätigkeit des Herzens und die Variabilität des Auswurfvolumens sind mit für den jeweiligen Füllungszustand des arteriellen Systems verantwortlich. Diese Auswurfmenge pro Kammersystole (Schlagvolumen) unterliegt nach Verlassen des Herzens dem Einfluß des umschließenden Gefäßsystems, das seinerseits nach der Eigenschaft seines Elastizitätsmoduls, der später noch Erwähnung findet und seiner nervalen Tonuslage, in gegenseitiger Beeinflussung, auf den Innendruck der eingeschlossenen Blutsäule einwirkt. Da die Blutsäule unter der treibenden Kraft der Kammersystole in bestimmter Zeiteinheit den Weg durch die Zentralarterien bis zu den peripheren Arterien und weiter den Rückweg durch das venöse System zurücklegt, ist es verständlich, daß der jeweilige Innendruck unter den verschiedenen elastischen Eigenschaften der umschließenden Gefäßwände und laufenden Querschnittsänderungen eine veränderliche Größe darstellt. Die Bedeutung des Innendrucks ist aber wesentlich in ihrer Auswirkung auf die Gefäßwand. Führt doch die Gefäßwand unter Einwirkung des Innendrucks je nach ihrer Elastizität Exkursionen aus, die abgeleitet werden können und als Arterienpuls bezeichnet werden. Der Arterienpuls ist somit ein Druckpuls.

1. Der zentrale Puls

Frank bezeichnete die einzelnen Abschnitte der Pulskurve folgendermaßen:

1 bis 2 systolischer Anstieg
2 bis 3 Anfangsschwingung
3 bis 4 systolischer Hauptteil
4 die Inzisur
5 die Nachschwingung
5 bis 6 diastolischer Teil
7 die Vorschwingung

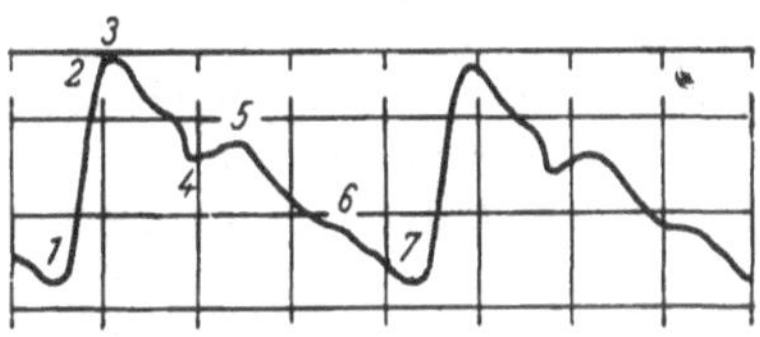

Abb. 3. Puls der Arteria carotis

Wie aus dem bereits Gesagten hervorgeht, müssen zwischen dem zentralen Puls der Aorta und der großen elastischen Gefäße (Karotis, Subklavia) und dem Puls der peripheren Gefäße (Femoralis) tiefgreifende Unterschiede bestehen. Der zentrale Puls ist in seiner Form wesentlich geprägt von der Tätigkeit des linken Ventrikels mit zeitlich richtigem Schluß der Aortenklappe (Abb. 3).

Die zentrale Pulskurve ist ein Abbild der hämodynamischen Vorgänge innerhalb einer Herzperiode. Am Ende der Anspannungszeit beginnt die Austreibung der Kammer mit dem steilen *systolischen Anstieg*, der den rapid ansteigenden Innendruck durch die Austreibung des Ventrikelinhaltes innerhalb der Arterien widerspiegelt. Die hierbei stattfindende enorme Strömungsgeschwindigkeit und mitgeteilte Beschleunigung der Blutsäule sowie die Drucksteigerung in bezug auf die umschließenden Gefäßwände lassen gelegentlich eine *Anfangsschwingung* in Erscheinung treten, die jedoch immer unscharf erscheint. Es schließt sich der *systolische Hauptteil* an, währenddessen die Austreibungszeit der Kammer bis zur Erlahmung des linken Ventrikels andauert. Entsprechend senkt sich die Pulskurve. Das herzwärts ausweichende Aortenblut wird durch den Schluß der Aortenklappe ganz plötzlich gebremst. Dieser momentane Zustand stellt sich in der Registrierung als *Inzisur* dar, die gleichzeitig dem Ende der Austreibungszeit entspricht. Es ist also bereits in der zeitlichen Bestimmung der zentralen Pulskurve die genaue Festlegung der Austreibungszeit des Herzens möglich. An die Inzisur schließt sich die *Nachschwingung* an, die wiederum als Eigenschwingung der Aorta und der angrenzenden Gefäße, mit der in ihnen eingeschlossenen Blutsäule, als Folge der brüsken Änderung der Bewegung und Druckverhältnisse aufgefaßt werden muß. Der sich anschließende *diastolische Teil* zeigt einen gleichmäßigen Druckabfall, entsprechend dem gleichmäßigen Abstrom nach der Peripherie. Gelegentlich können kleinere Wellen beobachtet werden, die auf Reflexionen der Peripherie zu beziehen sind.

Die am Ende der Diastole beobachtete *Vorschwingung* wird auf die plötzliche Druckerhöhung innerhalb der Kammer infolge der Vorhofsystole und Anspannung der Kammer (isometrische Kontraktion) bezogen und durch eine hierdurch plötzlich eintretende Verminderung der Aortenklappenspannung erklärt.

2. Der periphere Puls

Zwischen der Form des zentralen Pulses (A. carotis oder A. subclavia) und der des peripheren Pulses (A. femoralis) bestehen, wie schon gesagt, tiefgreifende Unterschiede (Abb. 4).

Der scharf geschnittene Kurvenzug des zentralen Pulses kommt nicht mehr zur Darstellung. Das Bild erscheint weitgehend abgerundet und ausgeglichen. Eine Unterteilung des Pulses ist nur in eine *systolische Hauptwelle* und in eine oder mehrere *Nachwellen* möglich. Der Anstieg der Hauptwelle erfolgt nicht in dem steilen Winkel des zentralen Pulses, ebenso verhält sich der Abfall. Statt der Inzisur ist jetzt die *dikrote Einsenkung* aufgetreten (Abb. 4). Diese Einsenkung darf allerdings nicht der Inzisur des zentralen Pulses gleichgestellt werden, sie tritt verspätet auf und die angezeigte Drucksenkung ist tiefer als die Inzisur. Nach der dikroten Welle treten eine oder mehrere Wellen auf, die als Eigenschwingungen der Arterien infolge von Wellenreflexionen zustande kommen und die für die Eigenschaften des Arterienrohres bezeichnende Dauer der Grundschwingung des arteriellen Pulses angeben. Es handelt sich hier um das von Wezler-Böger in ihrer Formel angegebene *T femorale.* Hiermit sind schon die hämodynamischen Grundlagen angeschnitten, die für die Prägung des peripheren Pulses verantwortlich sind. Wie bereits dargelegt, kann der periphere Puls nicht als einfache Fortleitung des zentralen Pulses aufgefaßt werden. Der bedeutendste Faktor, der auf die Druckwelle einwirkt, ist wohl der Dämpfungsfaktor des Arterienschlauches, der einen großen Teil der mitgeteilten Energie entzieht und unter Umständen so groß sein kann, daß die Nachwelle, die als Grundschwingung *T* in der Formel von Wezler-Böger angegeben ist, nicht mehr registriert wird. So können in umgekehrter Weise aus der Form des peripheren Pulses

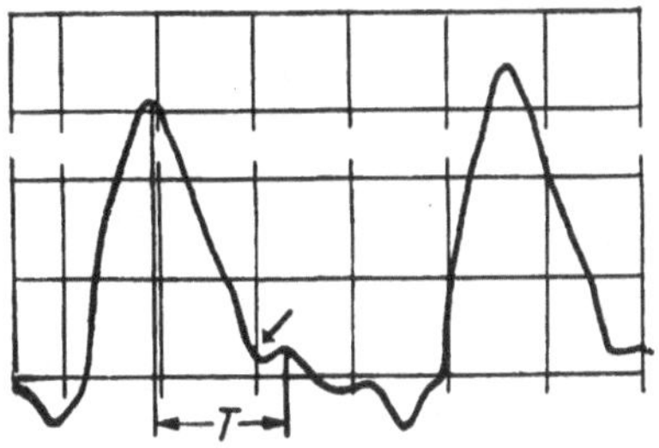

Abb. 4. Puls der Arteria femoralis

Rückschlüsse auf die Beschaffenheit der Arterienwandungen gezogen werden. Ein weiterer Faktor, der bei der Gestaltung des peripheren Pulses berücksichtigt werden muß, ist die innere Reibung, die ebenfalls in der Arbeit von Wezler über das Strömungsgesetz des Blutes eine sehr gute Definition gefunden hat.

3. Methoden der Pulsregistrierung

Alle Methoden, die heute zur photographischen Registrierung von Pulsen Anwendung finden, fußen auf den grundlegenden Arbeiten von O. F. Frank. Er stellte die Forderung auf, daß alle Registrierapparate eine amplitudengetreue, nicht verzögerte Kurve aufzuzeichnen in der Lage sein müssen. Das Gerät muß hierzu eine genügende Empfindlichkeit und darüber hinaus eine Eigenschwingungszahl besitzen, die weitaus höher liegt, als die der raschesten zur Registrierung gelangenden Schwingung der Gefäßwand. Entscheidend wichtig ist hierbei der Pulsabnehmer oder Rezeptor, der in dem Transmissionsvorgang der mechanischen Maßgröße in elektrische Spannungen eine wesentliche Rolle spielt. Die von Frank angegebene und nach ihm benannte Franksche Kapsel ist ein rein pneumatisches System. Wie jedes pneumatische System arbeitet sie mit einer Membran, die in ihrem Spannungszustand weitgehend unkontrollierbar ist und eine geringe Eigenfrequenz besitzt. Sie ist heute kaum noch in Verwendung, soll aber trotzdem eine Erwähnung gefunden haben, weil sie der erste Rezeptor war.

Die praktische Anwendung der Arterienpulsschreibung in der Klinik bedient sich heute des Infraton-Pulsabnehmeverfahrens nach Boucke und Brecht, das über einen EKG-Mehrfachschreiber registriert wird (Abb. 5).

Dieses Verfahren ist dazu geeignet, der Arterienpulsregistrierung und damit der physikalischen Kreislaufgrößenbestimmung eine weite Verbreitung auch im mittleren Krankenhaus zu sichern. Es bedient sich eines elektrostatischen Abnehmers, der einige gut abgeschirmte Kondensatoren besitzt (b) und für einen etwa gradlinigen Frequenzgang garantiert, wenn er in seinem Anwendungsbereich zur Pulsregistrierung am Menschen verwandt wird. Der Frequenzbereich der zu registrierenden Schwingungen bei der Pulsregistrierung wird allgemein von 0,1 bis 200 Hz angegeben.

Die Meßempfindlichkeit des Pulsabnehmers wird bei einem Hub von 80 mg mit einem Ausschlag von 1 cm auf dem Registrierstreifen bei normaler Empfindlichkeit des Elektrokardiographen angegeben. Seine äußere Form ist äußerst handlich bei einem sehr geringen Eigengewicht von nur 25 g. Der Pulsabnehmer ist mit einem flexiblen Gummikabel mit dem Vorsatzgerät verbunden. Die Pelotte (a) ist auswechselbar. Es stehen einfach aufschraubbare Pelotten von unterschiedlicher Länge und Aufsatzfläche zur Verfügung.

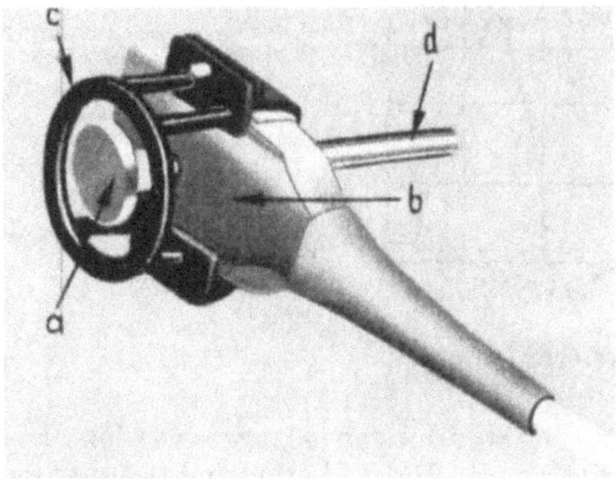

Abb. 5

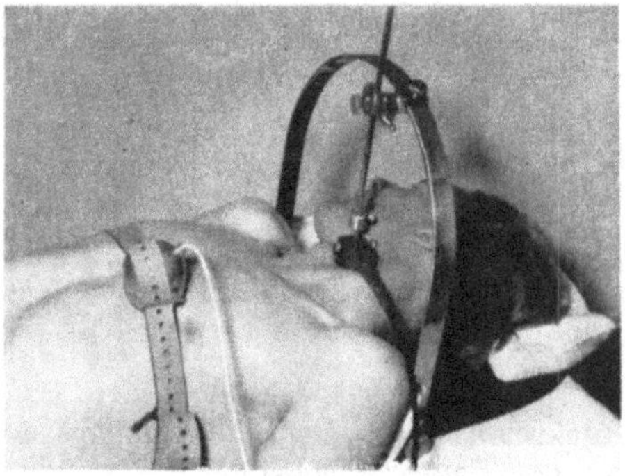

Abb. 6

Abb. 5. Pulsrezeptor mit Ringzusatz (System Boucke-Brecht)

Abb. 6. Abnahme des Carotispulses mittels Bügelstativ

Neuerdings wurde ein Ringzusatz entwickelt, der eine Druckentlastung bei der Abnahme des Pulses gewährleistet (c) und an seiner Rückseite einen Metallstift trägt (d), der in ein Bügelstativ eingeschraubt werden kann (Abb. 6).

Außer der Abnahme mittels Bügelstativ gibt es Binden und spezielle Bandagegürtel, die als Befestigungsvorrichtung dienen. Sehr zweckmäßig ist auch ein industriell hergestelltes Untersuchungsbett, an dem die Rezeptoren direkt befestigt werden können.

Aus praktischer Erfahrung heraus halten wir zur Abnahme des Karotispulses das Bügelstativ für besser. Der erforderliche Anlagedruck, der den diastolischen Druck der tiefergelegenen A. carotis ausgleichen muß, kann hierbei besser und einwandfreier erreicht werden. Außerdem ist das Treffen der Arterien bei diesem Verfahren leichter und der Rezeptor bei richtiger Kopflagerung des Patienten gegen ein Verschieben gesichert. Zur Kopflagerung des Patienten bedienen wir uns kleiner Sandsäcke.

Zur Durchführung der Stehversuche haben wir einen Ständer gebaut, bei dem der gleiche Bügel des Bügelstativs für Ruheversuche Verwendung finden kann und damit die Anschaffung eines zweiten Bügelstativs erspart wird.

Der Ständer gewährleistet

1. ein ruhiges Stehen des Patienten
2. eine fixierte Kopfhaltung
3. eine einwandfreie Abnahmefixierung des Rezeptors

und ergibt hiermit saubere und gut auswertbare Kurven im Stehen (Abb. 7a und b).

Zur Abnahme des Femoralispulses hat sich der hierfür bestimmte Bandagegurt bestens bewährt (Abb. 8).

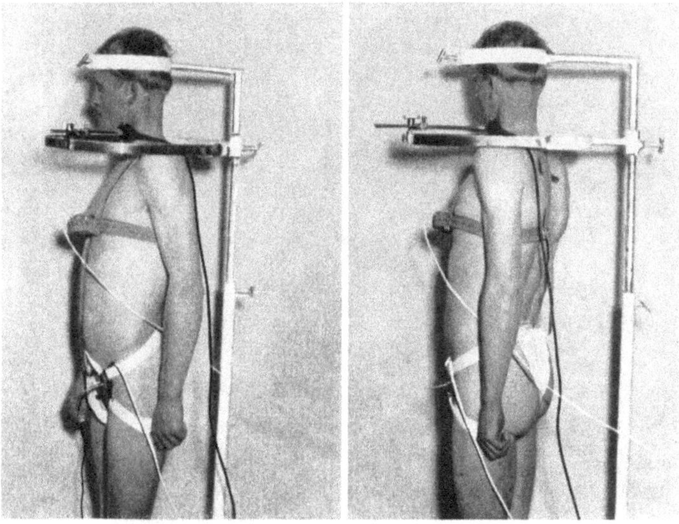

a) b)

Abb. 7. Stehversuch mit Ständer und Bügelstativ

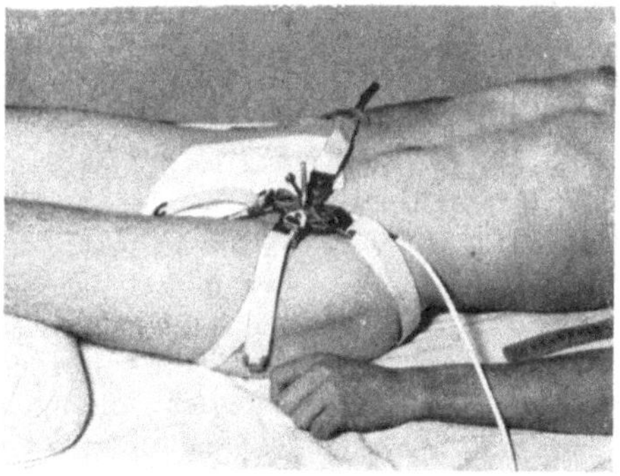

Abb. 8. Abnahme des Femoralispulses mittels Bandagegurt

Die Abbildungen 9a und b zeigen den für die Untersuchung vollständig vorbereiteten Patienten mit angelegten Rezeptoren und EKG-Elektroden (Abl. II), sowie Herztonmikrophon.

Vor Abnahme einer Pulskurve unter Ruhebedingungen ist es notwendig, daß der Patient vorher 15 bis 20 min in absolut entspannter Haltung auf dem Ruhebett gelagert wird. Das Ruhebett kann hierbei das gleiche sein, das auch zur EKG-Anfertigung Verwendung findet.

Besonders möchten wir darauf hinweisen, daß das Ruhebett eine feste Unterlage mit der Möglichkeit einer flachen Kopflagerung bieten muß. Zur entspannten Ruhelage der Beine wird zweckmäßig eine Knierolle unterlegt.

Die Anlage der Pulsrezeptoren bedarf einiger anatomischer Kenntnisse, ferner etwas Geduld, Übung und eines gewissen Fingerspitzengefühls. Eine Skizze soll die anatomischen Verhältnisse im Bereich der Abnahmestelle des Karotispulses veranschaulichen (Abb. 10).

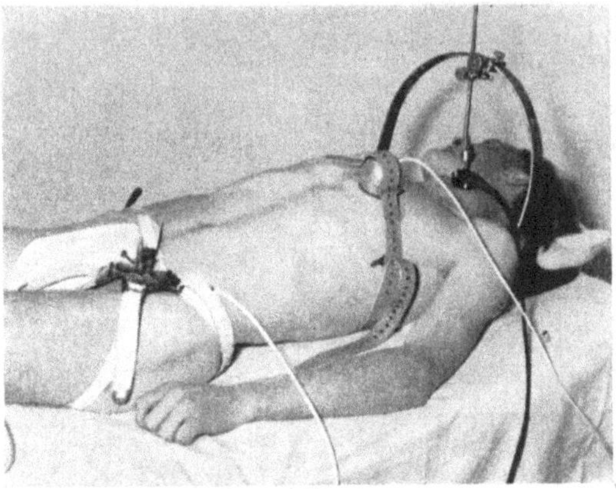

a)

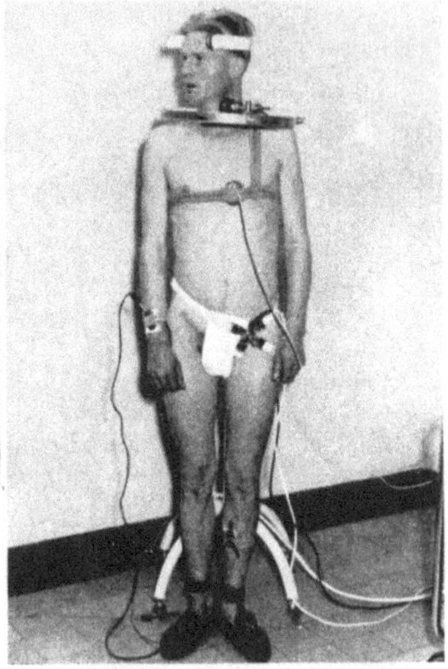

b)

Abb. 9. Vollständige Anlage der Pulsrezeptoren, des Herzschallmikrophones und der EKG-Elektroden

Zur Entspannung des M. sternocleidomastoideus wird der Kopf des Patienten seitlich nach außen gedreht gelagert. Wie schon gesagt, wird der Pulsrezeptor relativ kräftig aufgesetzt und mittels des flexiblen Gummikabels mit dem Vorsatzgerät (Infraton A nach Boucke-Brecht) verbunden.

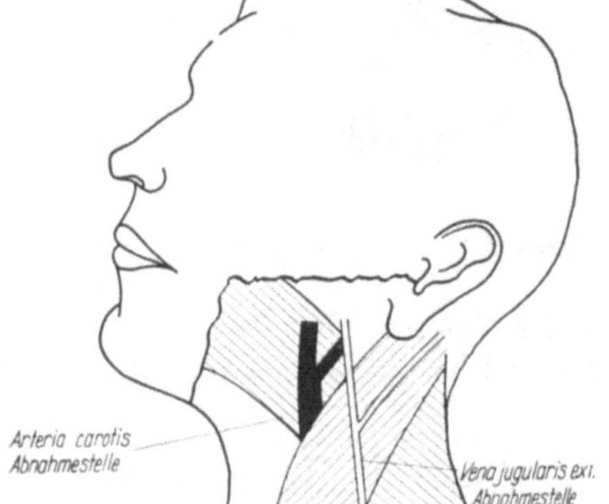

Abb. 10. Anatomische Skizze des Verlaufs der Halsgefäße

Die Anlage des Femoralispulsabnehmers erfolgt mittels Bandagegürtel unterhalb des Leistenbandes. Wenn hierbei der Rezeptor nicht exakt angelegt wird und der richtige Anlagedruck nicht erreicht wird, ist vor allem die Erfassung der Eigenschwingungen der Arterien (Grundschwingung = T fem.) nicht möglich. Die Bestimmung des Schlagvolumens kann dann nicht nach der Methode Wezler-Böger, wohl aber nach der Methode Broemser-Ranke durchgeführt werden, was später noch genauer besprochen wird.

Die Ableitung der Pulskurven ist in ihrer technischen Genauigkeit die Grundvoraussetzung zur Erzielung von auswertbaren Kurven. Eile, Routinemäßigkeit und unkritische Haltung werden nicht zum Ziele führen. Die Beurteilung des abgeleiteten Arterienpulses beginnt bei der manuellen Betastung des Pulses vor Anlage des Rezeptors und endet mit der kritischen Auswertung der geschriebenen Kurve. Der Gesamtvorgang gehört in die Hand ein und desselben Arztes.

B. Die einzelnen Verfahren der Kreislaufgrößenbestimmung

1. Methode nach Wezler-Böger

Wenn wir uns auch immer bewußt sein müssen, daß den durch die einzelnen Verfahren ermittelten Werten verschieden große Meßfehler anhaften, bleibt der Vorteil, insbesondere bei Vergleichsuntersuchungen, doch unbestritten. Wenn man den zentralen Puls der A. carotis und den peripheren Puls der A. femoralis gleichzeitig registriert, läßt sich die Pulswellengeschwindigkeit errechnen. Ermittelt man ferner den Aortenquerschnitt, die Blutdruckamplitude sowie die sogenannte Schwingungsdauer (T-femorale) des Windkessels, läßt sich das Schlagvolumen ermitteln. Wie eingangs schon erwähnt, liegt der physikalischen Schlagvolumenbestimmung die physikalisch und mathematisch ausgebaute Windkesselvorstellung zugrunde. Unter dem Schlagvolumen versteht man den Inhalt einer Herzkammer, der pro Kammerkontraktion gegen den diastolischen Blutdruck in der Aorta ausgeworfen wird. Dieses Schlagvolumen unterteilt sich in ein Speichervolumen und in ein Durchflußvolumen. In der Auffassung und Bestimmung dieser Größen trennen sich im wesentlichen die Formeln von Wezler-Böger einerseits und Broemser-Ranke andererseits. Die Volumelastizität des ganzen Windkessels hat eine ihrer wesentlichen Bestimmungsgrößen in der Länge des funktionellen Windkessels, die Wezler-Böger der Eigenschwingung der Arterien entnehmen. Diese Eigenschwingung der Arterien wird am Puls der A. femoralis in dem schon mehrfach erwähnten sogenannten T-femorale gemessen, worauf später noch einzugehen ist.

Vor der Besprechung der eigentlichen Methodik seien die grundlegenden Formeln nach Wezler-Böger zur Ermittlung des Schlagvolumens (V_s) und Minutenvolumens (V_m) angegeben:

$$\text{Schlagvolumen:} \quad V_s = \frac{Q \cdot T_{\text{fem}} \cdot (p_s - p_d)}{2\,\varrho \cdot c}$$

$$\text{Minutenvolumen:} \quad V_m = \frac{V_s \cdot f}{1000}$$

Hierbei bedeuten:

	Bezeichnung:	Dimension:
Blutdruck	p	dyn/qcm
systolischer Blutdruck	p_s	dyn/qcm
diastolischer Blutdruck	p_d	dyn/qcm
Blutdruckamplitude	$p_s - p_d = \Delta p$	dyn/qcm
Herzfrequenz	f	/min
Massendichte des Blutes	ϱ	g/ccm
Aortenquerschnitt (nach Suter)	Q	qcm
Pulswellengeschwindigkeit	c	cm/sec
Grundschwingungsdauer	T_{fem}	sec
Pulsdauer	τ	sec

Ferner lassen sich in dem gleichen Arbeitsgang der elastische Gesamtwiderstand (E') sowie der periphere Widerstand (W) bestimmen:

$$E' = \frac{4\varrho \cdot c}{Q \cdot T_{\text{fem}}}$$

$$W = \left(\frac{p_d}{\Delta p} + 0{,}5\right) \frac{2c \cdot \varrho \cdot \tau}{Q \cdot T_{\text{fem}}}$$

Beide Formeln lassen sich dann wesentlich vereinfachen und werden für die praktische Anwendung lauten:

$$E' = 4{,}24 \cdot \frac{c}{Q \cdot T_{\text{fem}}} \text{ (dyn/cm}^5\text{)}$$

$$W = 800 \cdot \frac{P_m}{V_m} \text{ (dyn} \cdot \text{sec/cm}^5\text{)}$$

$$P_m = \text{Druckmittel (cm Hg)}$$

$$P_m = 0{,}42 \cdot p_s + 0{,}58\, p_d$$

Auf die Formel des peripheren Widerstandes wird später noch einzugehen sein.

Die praktische Anwendung des Verfahrens nach WEZLER-BÖGER am Menschen erfordert nach dem Vorhergesagten:

1. die gleichzeitige Registrierung des zentralen Pulses (A. carotis oder A. subclavia) und die des peripheren Pulses (A. femoralis).

Über das Wesen des Arterienpulses und seine Registrierung wurde bereits eingehend gesprochen. Abb. 11 soll die gleichzeitige Registrierung und die gewonnenen Kurven darstellen:

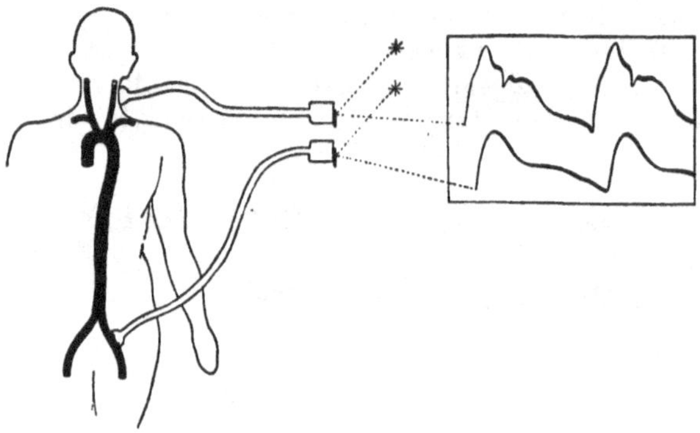

Abb. 11. Schematische Darstellung der registrierten Arterienpulskurven (nach WEZLER)

2. die Messung der Blutdruckamplitude $\Delta\, p = p_s - p_d \left(\frac{\text{dyn}}{\text{qcm}}\right)$
3. die Bestimmung des Aortenquerschnittes Q (qcm)
4. die Messung der Grundschwingung des Windkessels T_{fem} (sec).

a) Die Bestimmung der Pulswellengeschwindigkeit

Die gleichzeitige Registrierung des zentralen und peripheren Pulses ergibt einen zeitlich verspäteten Anstieg des Femoralispulses gegenüber dem des Karotispulses, der genau der Differenz der zurückgelegten Wegstrecke entspricht. Es erhebt sich damit der herzferne Puls um die Zeitspanne später, die die Pulswelle länger braucht, um zur herzfernen als zur herznahen Abnahmestelle zu gelangen. Die Ausmessung der Zeitverspätung an der Kurve erfolgt folgendermaßen:

Einem Vorschlag von FRANK folgend wurde zur Bestimmung der Zeitverspätung nicht die Messung von Fußpunkt zu Fußpunkt (A) der Kurve gewählt, sondern ein neuer Punkt graphisch ermittelt. Er wählte den Punkt $^1/_5$ der Pulskurvenhöhe (B). Die Strecke der Zeitverspätung wird entsprechend der Papiergeschwindigkeit in sec ausgemessen. Bei der angewandten Methodik der Festlegung der Zeitverspätung durch Ermittlung der Meßpunkte = $^1/_5$ der Pulskurvenhöhe, handelt es sich um eine willkürliche Maßnahme, die aber nach allgemeiner Erfahrung richtiger ist, als die Benutzung der direkten Fußpunkte. Werden letztere benutzt, so liegt die Pulswellengeschwindigkeit stets höher. Wie bei jeder graphischen Auswertung von Kurven ist es auch bei der Auswertung der Pulskurven notwendig, wenigstens an einem Kurvenstreifen drei verschiedene Zeitverspätungen zu bestimmen und das gewonnene Mittel einzusetzen. Die Zeitverspätung wird einheitlich als *Laufzeit der Pulswelle* bezeichnet. Die Messung der Wegstrecke, für deren Zurücklegung die eben ermittelte Zeit benötigt wurde, erfolgt mittels Bandmaß am liegenden Patienten. Die Höhe des Aortenbogens wird in Vereinfachung am oberen Rand des manubrium sterni angenommen.

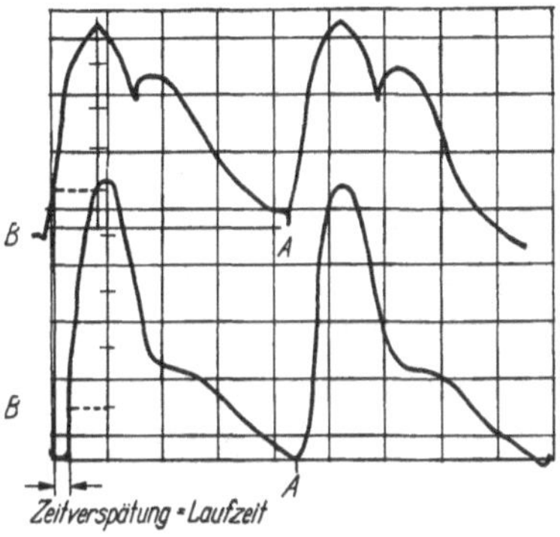

Abb. 12. Ermittung der Zeitverspätung aus der Kurvenkombination

Gemessen wird die Strecke von der Abnahmestelle des Femoralispulses, in Nachahmung des Gefäßverlaufes, durch Führung des Bandmaßes über die Nabelgrube bis zum oberen Rand des manubrium sterni. Diese Strecke bezeichnet man mit AF (Aorta Femoralis). Dann wird gemessen die Strecke von der Abnahmestelle des Karotispulses zum oberen Rand des manubrium sterni. Diese Strecke bezeichnet man zweckmäßig mit AC (Aorta Carotis). Es muß nun zur Ermittlung der Wegdifferenz AC von AF abgezogen werden. Die so gefundene Wegstrecke wird von der aus der Kurve ermittelten Laufzeit der Pulswelle zurückgelegt (Abb. 12).

$$\text{Die Pulswellengeschwindigkeit} = \frac{\text{Wegdifferenz (cm)}}{\text{Laufzeit (sec)}}$$

$$\text{Pulswellengeschwindigkeit} = \frac{AF - AC \text{ (cm)}}{\text{Laufzeit (sec)}}$$

Wie schon erwähnt, ist die Pulswellengeschwindigkeit eine Phasengeschwindigkeit und dem Blutstrom nicht gleichzusetzen. Die Blutströmung ist ein materiebehafteter Vorgang, der unter einer Druckerhöhung erfolgt. Die sich fortpflanzende Druckerhöhung, die als Dehnungs- oder Schlauchwelle des elastischen Arterienrohres imponiert, wird als Pulswelle bezeichnet und ist abhängig von der Beschaffenheit, d. h. der Elastizität der Gefäße und der Dichte des Blutes. Die Elastizität der Arterienwandung ist abhängig von ihrem Elastizitätsmodul. Unter dem Elastizitätsmodul eines Materials versteht man die Kraft pro Querschnittseinheit (kg/ccm), die notwendig ist, um das Material auf das Doppelte seiner ursprünglichen, im unbelasteten Zustand innegehabten Länge zu dehnen. Die Elastizität der Arterienwand ist somit um so kleiner, je größer ihr Elastizitätsmodul ist und umgekehrt. Zwischen der Pulswellengeschwindigkeit, dem Elastizitätsmodul und der Dichte des Blutes besteht folgende Verknüpfung:

$$\text{Pulswellengeschwindigkeit}^2 = \frac{\text{Elastizitätsmodul}}{\text{Dichte des Blutes}}$$

Hieraus ergibt sich, daß bei bekannter Pulswellengeschwindigkeit der Elastizitätsmodul errechnet werden kann.

$$\text{Elastizitätsmodul} = \text{Dichte des Blutes} \times \text{Pulswellengeschwindigkeit}^2.$$

Die Dichte des Blutes (spez. Masse) ist bekannt und drückt sich in folgender Gleichung aus:

$$\text{Dichte des Blutes} = \frac{\text{Gewicht von 1 ccm (spez. Gewicht)}}{\text{Erdbeschleunigung (981 cm/sec)}}.$$

Spezifische Gewichte des Vollblutes:

1. Männer 1,055 bis 1,062 (nach LOWRY)
2. Frauen 1,050 bis 1056 (nach LOWRY)

Das spezifische Gewicht steigt und fällt mit der Gesamtzahl der Zellelemente. Der Elastizitätsmodul ist klinisch wichtig bei der Beurteilung und Abgrenzung der Arteriosklerose.

Die Messung der Pulswellengeschwindigkeit ist nur durch einen möglichen Fehler bei der Messung der Arterienstrecke mit einer Ungenauigkeit von etwa $\pm 5\%$ behaftet. Die relativen Werte an der gleichen Person ergaben als Vergleichswerte praktisch keine Fehlerbreite.

Die registrierten Arterienkurven lassen oft nur nerval bedingte Tonusschwankungen der Arterienmuskulatur erkennen.

b) Die Messung der Blutdruckamplitude

Die Messung der Blutdruckamplitude erfolgt nach dem Manschettenverfahren, entweder durch subjektiv auskultatorische Kontrolle der Geräusche nach KOROTKOFF oder durch ihre objektive Registrierung. Beiden Methoden liegt die Messung des *gestauten* systolischen Druckes der A. brachialis zugrunde, während eigentlich der Aortendruck in die Formeln einzusetzen wäre. Bekannt ist, daß der Blutdruck im allgemeinen um so niedriger wird, je weiter wir uns vom Herzen entfernen. Umgekehrt wird der systolische Blutdruck an der Manschette schon ohne Stauung erhöht, wie das von BÖGER experimentell festgestellt wurde. Der diastolische Druck liegt um einige Millimeter tiefer als der Aortendruck. Die durch das Manschettenverfahren bedingte Fälschung der Amplitude beträgt nach WEZLER in der Regel 10 bis 15%. Bei der oszillographischen Registrierung der Manschettenpulsationen wird zwar die Fehlerbreite der menschlichen subjektiven Tonregistrierung ausgeschaltet, dafür sind aber die geschriebenen Kurven mit den Fehlern der Auswertung bezüglich des Beginns der Diastole behaftet. Auch neuere Verfahren, die eine objektive Registrierung des KOROTKOFFschen Tons synchron mit der Pulsableitung aufschreiben, ergeben keine fehlerfreie Festlegung des Beginns der Diastole. Also wird auch hier der subjektive Faktor bei der Beurteilung der Kurven wirksam.

$$\Delta p = p_s - p_d \text{ (dyn/qcm)}.$$

c) Die Bestimmung des Aortenquerschnittes

Nach der Begründung von WEZLER und BÖGER ist der wirksame Querschnitt des Windkessels durch den Querschnitt der Aorta ascendens gegeben. Diese Bestimmungsgröße ist der direkten Messung nicht zugänglich. Wir sind also auf indirekte Methoden angewiesen, die alle unter einer gewissen Ungenauigkeit leiden. Es wurden von verschiedenen Autoren röntgenologische Verfahren zur Querschnittsbestimmung angewandt (BICKENBACH, LAUBER, KREUZFUCHS). Auch anatomisch gewonnene Maßangaben mit differierenden Ergebnissen liegen vor. Allgemein findet die Tabelle nach SUTER Anwendung, weil in ihr der Altersgradient Berücksichtigung findet (s. Anhang).

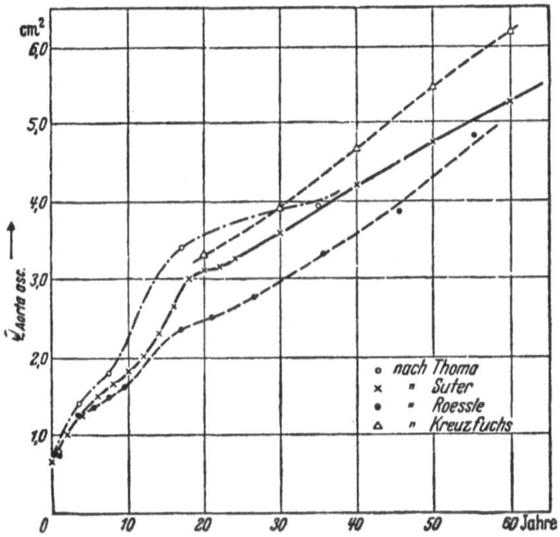

Abb. 13. Vergleichende Werte des Aortenquerschnittes

Die von KREUZFUCHS bestimmten Werte sind um etwa 10% höher als die Werte von SUTER, bieten aber keine ausreichende Berücksichtigung des Altersgradienten. Legt man diese 10% zugrunde, die bei den SUTERschen Werten zu gering angenommen werden, dann werden sie durch den etwa gleichgroßen Fehler bei der Messung der Blutdruckamplitude nach dem Manschettenverfahren, das die Blutdruckamplitude um etwa 10% erhöht darstellt, weitgehend ausgeglichen. Bei oszillatorischer Bestimmung der Blutdruckamplitude empfiehlt WEZLER die Verwendung der Querschnittswerte nach KREUZFUCHS.

Abb. 13 soll verschiedene Alterskurven des Querschnitts der Aorta ascendens wiedergeben.

Die Fehlerbreite, die bei der Bestimmung des Aortenquerschnittes unvermeidlich ist, darf nicht unterschätzt werden. Bestehen doch bei Personen gleichen Alters schon oft erhebliche Unterschiede des Aortenquerschnittes. Bei klinischen Arbeiten muß daher gefordert werden, daß nicht Einzelergebnisse in Vergleich gesetzt werden dürfen, sondern daß nur Versuche, die verschiedene Gruppen von Menschen erfaßt haben, eine berechtigte Vergleichsbasis schaffen.

d) Die Messung der Grundschwingung T

Die Messung der Grundschwingung T erfolgt am Femoralispuls. Die Maßeinheit sind Sekunden (Abb. 14).

Hierbei wird der zeitliche Abstand vom ersten zum zweiten Maximum bestimmt. Da es sich hierbei um Kurven mit abfallendem Druck handelt, gilt als Maximum das jeweilige Krümmungsmaximum. Auch hierbei müssen wieder wenigstens an drei Pulswellen des gleichen Kurvenstreifens die Messungen durchgeführt werden und das hieraus gewonnene Mittel wird dann der Berechnung zugrunde gelegt. Eine Gegenkontrolle der Ausmessung der Strecke T zwischen dem ersten und zweiten Maximum ist darin gegeben, daß man den doppelten Wert der Halbschwingung vom ersten zum zweiten Maximum zum Vergleich heranzieht.

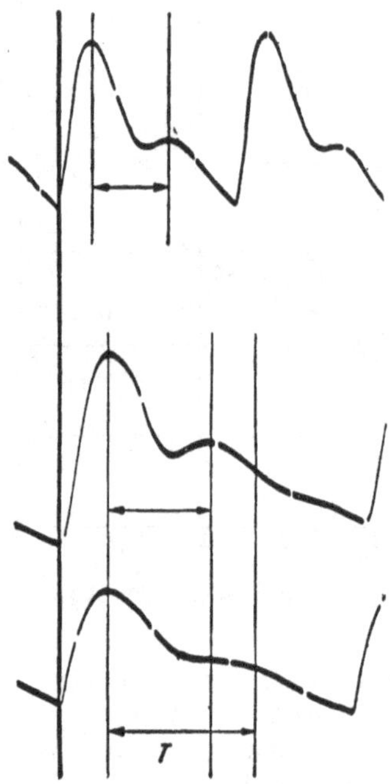

Abb. 14. Zur Messung der Grundschwingung am Femoralispuls des Menschen. Beispiele für verschiedene Größen von 4 Zeitmarken = 1 Sekunde (nach K. WEZLER und A. BÖGER)

Liegt bei der geschriebenen Femoraliskurve kein sicheres zweites Maximum vor, dann können

1. ein starker Dämpfungsfaktor wirksam sein,
2. die Lage des Pulsrezeptors oder der Anlagedruck nicht richtig sein.

Es empfiehlt sich, in jedem Falle die Lage des Pulsrezeptors zu kontrollieren, eventuell zu korrigieren und nochmals eine Pulsableitung zu schreiben. Wird auch hierbei kein deutliches T femorale registriert, dann ist die Bestimmung des Schlagvolumens nach WEZLER-BÖGER zu ungenau und praktisch nicht durchführbar. Die geleistete Arbeit der Pulsregistrierung ist aber nicht verloren; denn auch für die Formel nach BROEMSER-RANKE ist die Bestimmung der Pulswellengeschwindigkeit erforderlich, und die Bestimmung des Schlag- und Minutenvolumens kann dann auch nach der Methode von BROEMSER-RANKE erfolgen, die nicht mit der Grundschwingungsdauer (T fem.) rechnet.

Abschließend sei noch ein praktischer Hinweis gegeben. Wir verwenden zur Arbeitserleichterung bei der Pulsabnahme einen doppelseitig beschrifteten Vordruck, der mit den klinischen Angaben dem Untersuchungslabor abgegeben wird und dem Arzt, der die Pulsableitung durchführt, darüber hinaus die Möglichkeit gibt, auf der Rückseite die gewonnenen Daten übersichtlich einzutragen. Er hat somit eine klare Unterlage für die Auswertung der Kurven (s. Anlage).

2. *Methode nach* BROEMSER-RANKE

Eine weitere Formel wurde von BROEMSER-RANKE entwickelt. Sie leiten im Gegensatz zu WEZLER-BÖGER ihre Formel aus der Theorie des unendlich langen Schlauches ab, in dem sie eine konstante Abstromgeschwindigkeit über die Kapillaren annehmen. Es entfällt somit die Volumelastizität des Windkessels als Bestimmungsgröße, die WEZLER-BÖGER aus der Eigenschwingung der Arterien entnehmen und als T femorale, wie erwähnt, zu einer wesentlichen Bestimmungsgröße ihrer Formel machen. Darüber hinaus ist entsprechend die Auffassung des Durchfluß- und Speichervolumens eine grundlegend andere.

BROEMSER-RANKE erhalten das Schlagvolumen aus dem Speichervolumen, das in der Diastole abfließt unter der Annahme der konstanten Abstromgeschwindigkeit, indem sie das Speichervolumen mit $1 + S/D$ multiplizieren. Sie ziehen so die Systolendauer, die Diastolendauer und die Dauer der Herzperiode mit zur Berechnung heran.

$$\text{Schlagvolumen } (V_s/\text{ccm}) = 0{,}48 \cdot \frac{Q \cdot T_H \cdot S \cdot (p_s - p_d)}{D \cdot \varrho \cdot c}$$

$$\text{Minutenvolumen } (V_m \text{ (l/min)} = \frac{V_s \cdot f}{1000}$$

$$\text{Elastischer Gesamtwiderstand } (E') = \frac{2\varrho \cdot c}{Q \cdot S}$$

Hierbei bedeuten:

	Bezeichnung:	Dimension:
Blutdruck	p	dyn/qcm
systolischer Blutdruck	p_s	dyn/qcm
diastolischer Blutdruck	p_d	dyn/qcm
Herzfrequenz	f	/min
Massendichte des Blutes	ϱ	g/ccm
Aortenquerschnitt	Q	qcm
Pulswellengeschwindigkeit	c	cm/sec
Systolendauer	S	sec
Dauer der Herzperiode	T_H	sec
Diastolendauer	D	sec

Die praktische Anwendung am Menschen erfordert:

1. die gleichzeitige Registrierung des zentralen Pulses (A. carotis oder A. subclavia) und die des peripheren Pulses (A. femoralis),
2. die Messung der Blutdruckamplitude $\Delta p = p_s - p_d$ (dyn/qcm),
3. die Bestimmung des Aortenquerschnittes Q (qcm) nach Suter,
4. die Bestimmung der Systolendauer S (sec),
5. die Bestimmung der Diastolendauer D (sec),
6. die Dauer der Herzperiode T_H (sec).

Bei der Besprechung der Methode können die Punkte 1, 2, 3 übergangen werden, da sie bereits im vorhergehenden Abschnitt, der Methode nach Wezler-Böger, eingehend besprochen wurden.

Zur Bestimmung der Systolendauer, Diastolendauer und der Dauer der Herzperiode wurde von Broemser-Ranke die Ermittlung aller Werte aus der Pulskurve angegeben (Abb. 15):

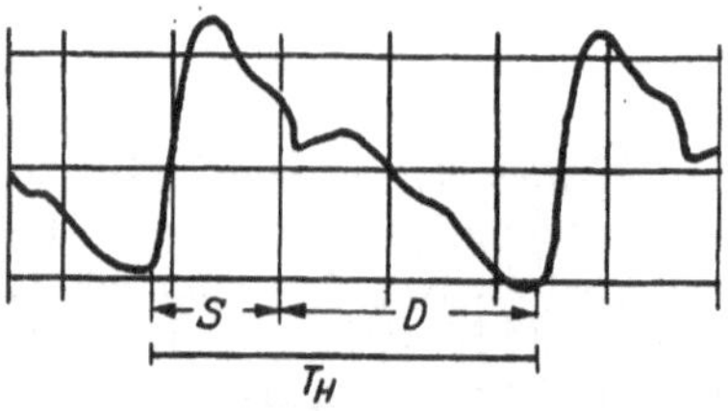

Abb. 15. Zeitliche Unterteilung der Herzperiode an der Pulskurve der Arteria carotis

a) Die Systolendauer wird demnach mit dem Anstieg der Pulskurve bis zum oberen Wendepunkt der Kurve mit ihrem steilen Abfall in die Inzisur angenommen.

b) Die Dauer der Herzperiode wird vom Fußpunkt zum nächstfolgenden Fußpunkt der Pulskurve gemessen.

c) Die Diastolendauer ergibt sich rechnerisch aus den beiden vorermittelten Größen:

$$D = T_H - S$$

Steht zur physikalischen Kreislaufgrößenbestimmung ein Mehrfach-EKG-Schreiber mit mehr als 3 Kanälen zur Verfügung (wir benutzen den Fünffachschreiber „Cardirex“ der Siemens-Reiniger AG), so kann gleichzeitig auf einem Streifen die Ableitung aller Kurven sowohl für die Bestimmung der Pulswellengeschwindigkeit, wie zur Bestimmung der Herzphasen erfolgen (Abb. 16).

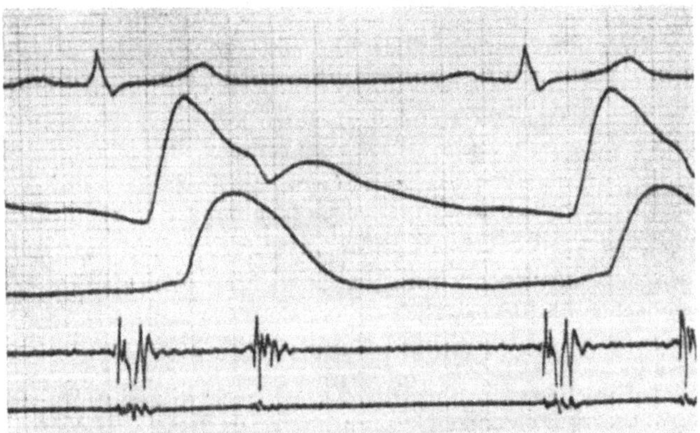

Abb. 16. Kurvenkombination zur gleichzeitigen Bestimmung der Kreislaufgrößen und der Herzdynamik

Diese Kurvenkombination enthält:

1. EKG-Ableitung II
2. Pulskurve der A. carotis
3. Pulskurve der A.femoralis
4. Herzton

Es sind hierbei alle Berechnungen möglich, auch die Bestimmung der Anspannungs- und Austreibungszeit, wie sie Blumberger angegeben hat und worauf später noch eingegangen werden soll.

Die physikalische Kreislaufgrößenbestimmung umfaßt also 2 Arbeitsgänge:

1. Die Ermittlung der Kurvenkombination.
2. Die graphische und mathematische Auswertung der ermittelten Kurven entsprechend der Ansatzformeln nach Wezler-Böger oder Broemser-Ranke.

3. *Die mathematische Auswertung der Kurven mittels Rechenscheiben*

Die Ermittlung der Kurvenkombinationen für beide Methoden der physikalischen Kreislaufgrößenbestimmung wurde bereits eingehend besprochen. Die mathematische Auswertung der hierbei ermittelten Größen kann einmal über die bei jeder Methode angegebenen Formelansätze gehen. Dies ist der direkte Weg, wohl auch der schwierigste und zeitraubendste, der dem ohnehin schon überlasteten Kliniker bei einer höheren Frequenz der Bestimmungsmethode zu einer noch größeren Belastung wird. Es stehen zur mathematischen Auswertung der aus den Kurvenkombinationen gewonnenen Einzeldaten Rechenscheiben zur Verfügung, die von der Fa. Hartmann & Braun entwickelt wurden. Es handelt sich hierbei um ein Hilfsmittel, das wie der bekannte Rechenschieber, eine für klinische Zwecke genügend hohe Rechensicherheit und darüber hinaus eine große Rechengeschwindigkeit erlaubt (Abb. 17).

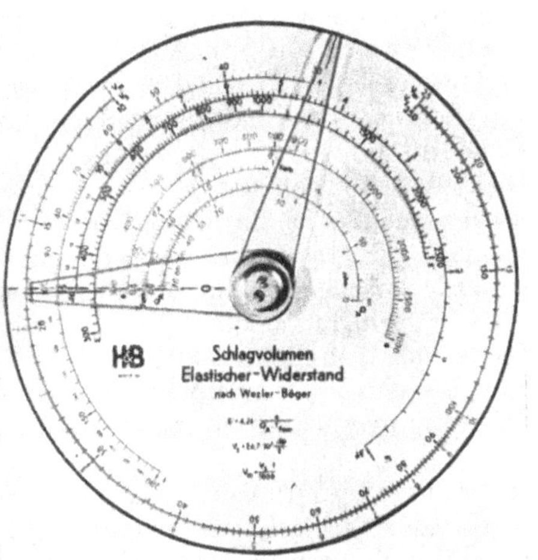

Abb. 17. Rechenscheibe zur Bestimmung des Schlagvolumens und des Elastischen Widerstandes (Werkfoto: Hartmann & Braun, Frankfurt a. M.)

Die Rechenscheibe zur Bestimmung des Schlagvolumens und des elastischen Widerstandes nach Wezler-Böger enthält 8 Skalen, von denen jede eine der 8 notwendigen Bestimmungsgrößen darstellt. Die Unterteilungen sind logarithmisch, weil nur Multiplikationen oder Divisionen vorkommen. Die einzelnen Skalen wurden von innen nach außen in der Form angebracht, daß hiermit gleich der Gang der einzelnen Faktoreneinstellung auf der Scheibe nacheinander, in der Richtung von innen nach außen, angezeigt ist. Die Skalen für die abzulesenden Werte von V_s und V_m befinden sich am äußeren Rande. Auf eine nähere Beschreibung der Arbeitsanwendung soll hier verzichtet werden, da diese bei jeder Scheibe mitgeliefert wird.

Die Scheibe vermittelt allerdings nur Werte für den elastischen Gesamtwiderstand bis zu 2500 dyn/cm^5. Dies genügt nach allgemeiner Erfahrung bei weitem nicht, vor allem dann nicht, wenn es sich um pathologische Kreislaufzustände handelt, die ja gerade den Kliniker interessieren. Es muß dann der Wert für E' rechnerisch ermittelt werden.

Die Fehlerquellen bei Benutzung der Rechenscheiben sind ausnahmslos Einstellungsfehler, die nach kurzer Einübung mit Sicherheit vermieden werden können, wenn man sich immer wieder den Gang der Einstellung nacheinander an der Reihenfolge der Skalenanordnung von innen nach außen vor Augen führt. Das gleiche gilt für die Rechenscheibe zur Ermittlung des Schlagvolumens und des elastischen Gesamtwiderstandes nach Broemser-Ranke.

Andersartig ist die Rechenscheibe zur Ermittlung des peripheren Widerstandes nach Wezler-Böger aufgebaut, weil hier neben der Summation auch Quotientenbildung erforderlich ist. Aus diesem Grunde sind die drei inneren Leitern zur Ermittlung der Summe p_m linear geteilt. Der ermittelte Wert von p_m muß dann auf der nächsten, logarithmisch geteilten Skala für p_m neu eingestellt werden, womit die Rechnung in der vorher beschriebenen Weise weitergeführt wird. Es ist also auch hierbei das Einstellungsprinzip in der Reihenfolge von innen nach außen verwirklicht.

4. Gegenüberstellung der Methoden Wezler-Böger *und* Broemser-Ranke

Beiden Verfahren liegen weitgehende Vereinfachungen der hämodynamischen Grundgesetze des menschlichen Körpers zugrunde. Verallgemeinert nehmen beide einen Windkessel als gedachte Funktionseinheit an und vertreten über ihre Bestimmungsfaktoren ihre Ansicht. Nach Bohn sind alle diese Werte naturgemäß mit mehr oder weniger großen Meßfehlern behaftet. Viele Bestimmungsgrößen lassen sich am menschlichen Körper kaum mit größerer Genauigkeit als $\pm$ 10% ermitteln, so daß das errechnete Schlagvolumen noch größere Abweichungen als $\pm$ 10% vom tatsächlich vorhandenen Wert aufweisen kann. Es ist daher vorteilhaft, bei vergleichenden Untersuchungen nicht Absolutwerte, sondern nur relative Änderungen der an einem Patienten in verschiedenen Krankheitsphasen erhaltenen Meßwerte unter der Voraussetzung gleicher Verfahrenstechnik miteinander in Beziehung zu setzen. Der Streit um Richtigkeit, Unrichtigkeit oder um die größere und bessere Genauigkeit ist längst beiseite gelegt, weil ein direkter Vergleich zwischen beiden Methoden, eben infolge der verschiedenartigen Ausgangspositionen, nicht möglich ist. Die von Ranke geäußerte Vermutung, daß die Methode von Broemser-Ranke bei Herzerkrankungen vielleicht genauere Werte ergäbe, die von Wezler-Böger bei Gefäßerkrankungen, konnte von uns durch Vergleichsuntersuchungen nicht bestätigt werden.

Im allgemeinen liegen die Werte für E' nach der Methode von Wezler-Böger höher als die nach der Methode von Broemser-Ranke. Wie nach neueren Messungen, die von Wetterer auf der Tagung der Deutschen Gesellschaft für Kreislaufforschung im April 1956 angegeben wurden, hervorgeht, liegen auch nach dieser von ihm neu entwickelten Methode der Kathetermessung die Werte für E' nach Wezler-Böger etwas zu hoch. Es wird also hier zwischen den Werten der Broemser-Rankeschen Methode und der nach Wezler-Böger der zu erwartenden Wert für E' in der Mitte liegen.

Ein bestimmtes Indikationsgebiet zur Anwendung der beiden Methoden als voraussichtlich genauere gibt es nicht. Beide sind richtig und in das Belieben des einzelnen gestellt. Betont sei nochmals, daß beide zur Ermittlung von Absolutwerten nicht geeignet sind, wohl aber sehr geeignet sind Richtungsänderungen anzuzeigen und darüber hinaus viele wichtige und wertvolle Einzelgrößen des Kreislaufs anzuzeigen, wie das im klinischen Teil dargestellt werden soll.

5. *Die Bestimmung der Herzdynamik nach* Blumberger

Der Herzrhythmus wird in 4 große Arbeitsgänge eingeteilt, von denen die beiden ersten (Anspannungs- und Austreibungszeit) der Systole, die beiden anderen (Entspannungs- und Füllungszeit) der Diastole angehören. Das Verhältnis Systole—Diastole ist in vielen Fällen pathologischer Kreislaufzustände aufschlußreich. Gelingt es nun, die Arbeitsgänge der Systole noch einzeln zu erfassen, so sind noch weitere Differenzierungen möglich. Man wählt hierfür die in Abbildung 18 dargestellte Kurvenkombination.

Der Beginn der Austreibungszeit des Herzens ist dem Zeitpunkt der Öffnung der Aortenklappen gleichzusetzen, womit der Kammerinhalt gegen den diastolischen Druck in der Aorta ausgeworfen wird und somit einen rapiden Druckanstieg in der Aorta und den herznahen Gefäßen bewirkt. Dieser Zeitpunkt ist mit dem steilen systolischen Anstieg (*A*) der Karotispulskurve nach der diastolischen Vorschwingung gegeben. Die Austreibungszeit endet mit dem Schluß der Aorten- bzw. Pulmonalklappen, was sich in der Karotispulskurve durch die scharf geschnittene Inzisur (*C*) ausdrückt. Die Austreibungszeit ist somit durch den Beginn des systolischen Anstiegs und die Inzisur der Arterienpulskurve begrenzt (Strecke *A*—*C*, *b*).

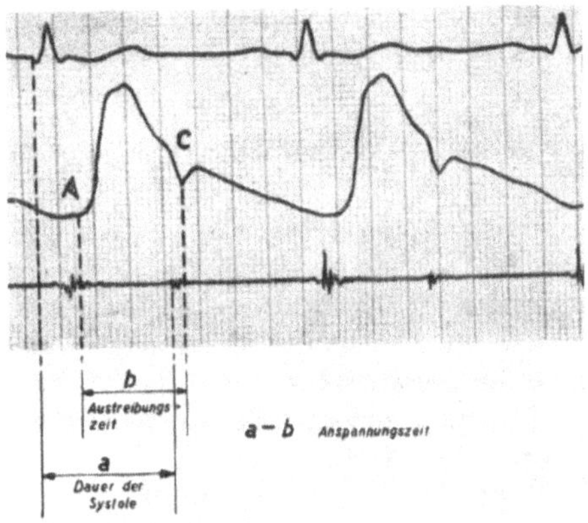

Abb. 18. Bestimmung der Herzdynamik

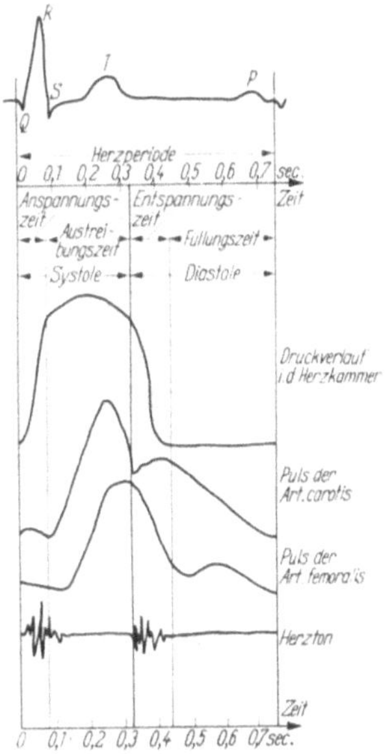

Abb. 19. Zeitliche Beziehung aller ermittelten Kurven zum Druckverlauf in der Herzkammer

Zur Berechnung der Anspannungszeit muß die Systolendauer bekannt sein, wodurch sich dann das einfache Verhältnis ergibt:

Anspannungszeit = Systolendauer minus Austreibungszeit

Der Beginn der Systole, der mit dem Beginn der Anspannungszeit identisch ist, äußert sich elektrophysiologisch mit dem Beginn der *Q*-Zacke im EKG. Das Ende der Systole wird durch den Schluß der Pulmonal- und Aortenklappen bestimmt, was sich in der Karotispulskurve dadurch ausdrückt, daß die Kurve steil in die Inzisur abfällt. Auf diesen Klappenschluß folgt unmittelbar der 2. Herzton. Die Systolendauer erstreckt sich demnach vom Beginn der *Q*-Zacke im EKG bis zum Beginn des 2. Herztones (a). Die Subtraktion der Austreibungszeit von der Systolendauer liefert dann die Anspannungszeit.

Abbildung 19 soll nochmals die zeitliche Unterteilung einer Herzperiode, ferner damit den zeitlichen Zusammenhang der bei der physikalischen Kreislaufgrößenbestimmung erfaßten Kurven mit dem Druckverlauf in der Herzkammer veranschaulichen.

II. TEIL

KLINISCHE ANWENDUNGSGEBIETE UND ERGEBNISSE

Abhängigkeit des Schlag- u. Minutenvolumens von verschiedenen physiologischen Größen

A. Der Altersgang des Schlag- und Minutenvolumens

Die Relation Herzgewicht/Körpergewicht ist bekannt. Hieraus ergibt sich die Frage, ob auch zwischen Schlag- und Minutenvolumen zu Körpergewicht und Körpergröße eine bestimmte Relation besteht. Diese Frage wurde von WEZLER eingehend untersucht und dahingehend beantwortet, daß ein festes Verhältnis besteht. Es müßte erwartet werden, daß in den Hauptwachstumsperioden demnach Gipfelpunkte im Kurvenverlauf der Werte für Schlag- und Minutenvolumen zustande kämen. Dies ist in der Tat der Fall.

Die nachfolgende Abbildung gibt unsere Ergebnisse wieder, die mit der Methode nach WEZLER-BÖGER an Kreislaufgesunden mittels des Infraton-Pulsabnehmeverfahrens nach BOUCKE und BRECHT ermittelt wurden (Abb. 20).

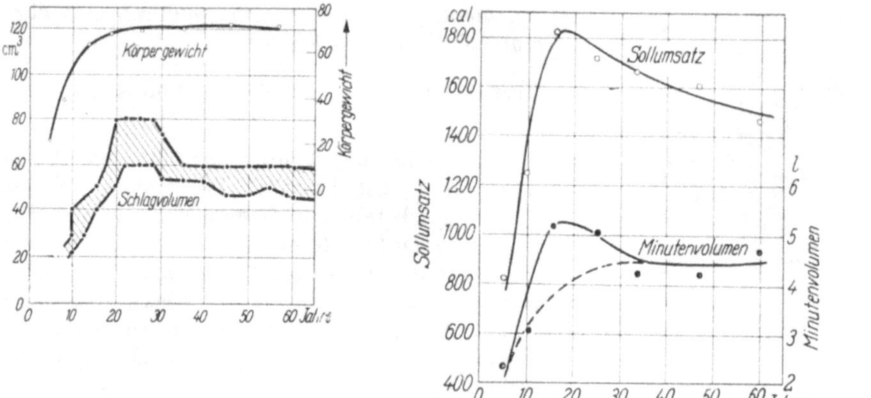

Abb. 21. Abhängigkeit des Minutenvolumens vom Lebensalter und Grundumsatz (Aus: Verhandlungen Deutsche Gesellschaft für Kreislaufforschung, 1949, Dr. Dietrich Steinkopff)

Es ist hier zunächst das Schlagvolumen im Verhältnis zu Lebensalter und Körpergewicht gesetzt worden. Es wird deutlich, daß vom 10. Lebensjahre ab bis zum 18. bis 20. Lebensjahr die Evolutionsphase in einer Steigerung des Schlagvolumens zum Ausdruck kommt, die in einem fast direkten Verhältnis zum Körpergewicht steht.

Wir liegen mit den von uns ermittelten Werten auf der gleichen Höhe, die auch von WEZLER angegeben wurde, was die klinische Brauchbarkeit des Infraton-Verfahrens beweisen dürfte.

Während das Schlagvolumen eine weitgehende Übereinstimmung mit dem Körpergewicht zeigt (nach WEZLER etwa 1,3 ccm/kg in der Hauptwachstumsperiode), verläuft das Minutenvolumen fast parallel mit der Kurve des Grundumsatzes (Soll-Umsatz). Damit ist das unter normalen körperlichen Belastungen gemessene Minutenvolumen eine Funktion der Körperoberfläche, die vom Herzen geförderte Blutmenge ist nach dem Vorhergesagten also proportional dem Grundumsatz des Patienten (Abb. 21).

Auch unsere diesbezüglichen Werte befinden sich in Übereinstimmung mit denen nach WEZLER. Zahlenmäßig aufgestellte Normalwerttabellen finden sich im Anhang.

B. Der Altersgang der Pulswellengeschwindigkeit

Will man über den Altersgang der Pulswellengeschwindigkeit etwas aussagen, so muß man sie in Verhältnis zum Blutdruck setzen. Es genügt, hierzu den arteriellen Mitteldruck zu benutzen. Ein weiterer Faktor ist die Elastizität der Strombahn. Durch den Elastizitätsverlust der Aorta mit zunehmendem Lebensalter ist alleine eine Zunahme der Pulswellengeschwindigkeit um 200% von normal 4 m/sec auf 12 m/sec als physiologische Alterszunahme bedingt. Abbildung 22 bringt die Beziehung zwischen Pulswellengeschwindigkeit, Mitteldruck und Lebensalter, wobei eine relativ große Streuungsbreite auf Grund konstitutioneller Verschiedenheiten berücksichtigt werden muß.

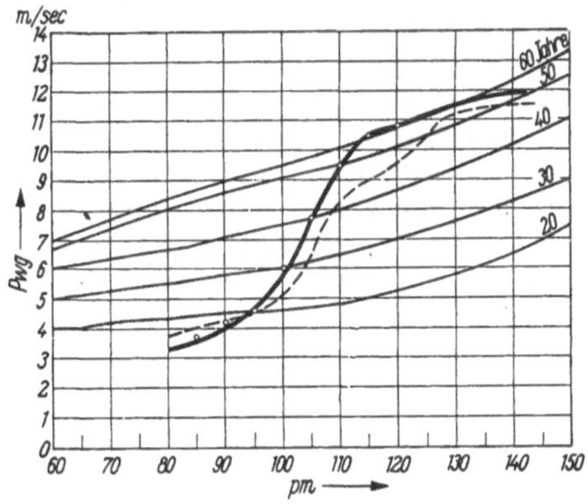

Abb. 22. Abhängigkeit der Pulswellengeschwindigkeit von Mitteldruck und Lebensalter. (Die ausgezogene Linie gibt die errechneten Werte nach WEZLER-BÖGER, die gestrichelte Linie die eigenen Ergebnisse wieder)

Nach PIRLET und JUNGMANN sind hierdurch allein Abweichungen bei gleichalterigen Patienten um $\pm$ 15% bedingt. Dies muß bei Anwendung der Methode zur Beurteilung pathologischer Kreislaufzustände Berücksichtigung finden.

C. Abhängigkeit von anderen Faktoren

Die Steigerung der allgemeinen physiologischen Leistungsbreite bei Fieberzuständen ist bekannt. Auch die Blutdruckamplitude und vor allem der diastolische Blutdruck zeigen äquivalente Veränderungen. Durch mehrere Versuchsreihen konnten K. Wezler und R. Thauer die Veränderung der Kreislaufgrößen in bezug zu den wärmeregulatorischen Vorgängen des Organismus bringen und nachweisen, daß zwischen 36° und 37°C Axillartemperatur die steilste Zunahme von Schlag- und Minutenvolumen erfolgt. Diese Tatsache soll besondere Erwähnung gefunden haben, damit auch sie bei der kritischen Auswertung der Ergebnisse Berücksichtigung finde. Eine sehr wichtige Komponente ist die psychische Einstellung des Patienten zur Untersuchung; denn es zeigt sich bei Erregung eine starke Beeinflussung der gewonnenen Werte zu einer sympathikotonen Reaktionslage hin, worauf im Kapitel *Neurozirkulatorische Dystonie* (S. 55) näher eingegangen werden soll. Mit fortschreitender Beruhigung findet man dann als regulatorische Antwort einen Übergang zu einer vorwiegend vagotonen Kreislaufregulationslage. Kurze Erwähnung soll auch noch die Nahrungsaufnahme finden. Es ergibt sich hier eine meist beträchtliche Steigerung des Minutenvolumens, hervorgerufen durch eine Frequenzsteigerung und nicht durch eine Erhöhung des Schlagvolumens. Untersuchungen kurz nach Nahrungsaufnahme sollten, wenn sie für allgemein diagnostische Zwecke (V_s V_m, W, E') gedacht sind, nicht durchgeführt werden.

D. Einwirkung der Körperlage

Allein die Körperarbeit durch aktives Stehen (etwa 10 Minuten) führt in physiologischen Fällen zu einer Abnahme des Schlag- und Minutenvolumens von etwa 30%. Der elastische Gesamtwiderstand sowie der periphere Widerstand werden, mit hohen individuellen Schwankungsbreiten, in keinem zahlenmäßig festlegbaren Verhältnis, gesteigert. Die regulatorische Tonisierung der Gefäßperipherie ist die physiologische Norm. Der Stehversuch ist in seiner Auswertung und Registriergenauigkeit u. E. dem sogenannten Stehelektrokardiogramm mindestens gleichwertig und in vielen Fällen überlegen. Wir konnten in vielen Fällen, wo der klinische Verdacht einer orthostatischen Kreislaufregulationsstörung bestand, im Steh-EKG keine entsprechenden Veränderungen registrieren, fanden sie aber im Stehversuch bei der Kreislaufgrößenbestimmung ganz eindeutig. Auch hierauf soll im Kapitel *Neurozirkulatorische Dystonie* eingegangen werden.

III. TEIL

ANWENDUNG ZUR DIAGNOSTIK PATHOLOGISCHER KREISLAUFZUSTÄNDE

Die Krankheitsbilder mit Versagen des Kreislaufs werden täglich häufiger. Der Kliniker steht bei der Analyse vieler Herz-Kreislaufsymptome oft vor schwierigen Problemen und häufig muß rein ex juvantibus die Therapie eingeleitet werden. Hierbei wird nach allgemeiner Erfahrung viel zu oft eine Herzinsuffizienz vorausgesetzt und der teilweise gestörte Funktionsablauf im EKG mit dem gefährlichen Begriff *Myokardschaden* belastet. Die Therapiereaktion ist dann leider zu oft die Anwendung des Strophanthins. Es ist ungeheuer wertvoll und kann gar nicht hoch genug eingeschätzt werden, daß die physikalische Kreislaufgrößenbestimmung eine *Kreislaufsystemanalyse* darstellt. Es resultieren aus der Bestimmung:

1. die Förderleistung des Herzens
2. die Elastizität des Windkessels
3. die peripheren Strömungswiderstände
4. die einzelnen Phasen der Herzdynamik

A. Herzerkrankungen

Bei der Beurteilung der Herzerkrankungen muß immer berücksichtigt werden, daß hier zunächst die Förderleistung des Herzens interessiert, diese aber nur unter Berücksichtigung sowohl der Elastizitätsverhältnisse des Windkessels als auch der peripheren Strömungsverhältnisse richtig gewertet werden kann.

1. Myokardschädigungen

Unter Berücksichtigung gerade der Förderleistung des Herzens findet man bei Myokardschädigungen eine Herabsetzung des Schlagvolumens bis zu 25%. Es ist hier ein gewisser Zusammenhang mit der Schwere der Veränderungen im EKG zu erkennen. Je schwerer die Veränderungen im EKG erscheinen, desto kleiner ist das Schlagvolumen. Es zeigt sich diese Beobachtung aber nicht ohne Ausnahme. Es kann bei schweren Veränderungen im EKG das ermittelte Schlagvolumen durchaus im Bereich der Norm liegen. Das ist gerade für die Beurteilung des kranken Herzens von Wichtigkeit, denn durch die physikalische Bestimmung des Schlagvolumens wird ja nur das in die Aorta ausgeworfene Volumen bestimmt und dadurch die noch tatsächlich wirksame Förderleistung ermittelt. Das ist eine der Kernfragen jeder Herzbeurteilung, besonders hinsichtlich der durchzuführenden Therapie. Andererseits konnten wir in Übereinstimmung mit Wezler bei akuten Myokardaffektionen eine Verminderung der wirksamen Förderleistung des Herzens registrieren, bei denen im EKG ein normaler Kurvenablauf bestand und die pathologischen Veränderungen im EKG erst später auftraten.

Im Belastungsversuch wird in direkter Weise eine Insuffizienz des Herzmuskels offenbar, indem die Vermehrung der erforderlichen Zirkulationsgröße nicht durch eine Erhöhung des Schlagvolumens, sondern vorwiegend durch eine Steigerung der Frequenz erfolgt. Hierbei ist von besonderer Bedeutung, daß beim Gesunden beim Arbeitsversuch mit ausreichender Belastung eine Steigerung des Minutenvolumens bis zu 200% erfolgt. Die Fälle der latenten und manifesten Herzinsuffizienz zeigen selbst bei dem kompensatorischen Bemühen über die Frequenzsteigerung eine Zunahme des Minutenvolumens von nur durchschnittlich 70 bis 80%. Gerade diese Beurteilungsmöglichkeit ist von großer Wichtigkeit und gibt vor allem bei gutachterlichen Fragen eine objektivere Basis, als dies durch die anderen Funktionsprüfungen des Kreislaufs möglich ist.

2. *Herzklappenfehler*

Wir möchten hier nochmals, wie schon eingangs erwähnt, auf die nach wie vor bestehende souveräne Bedeutung der klassischen Untersuchungsmethoden hinweisen, die für die Diagnostik der Vitien immer die Grundlage bilden müssen. Die Verbindung mit den vorzunehmenden technischen Untersuchungsmethoden gibt die Möglichkeit einer zusammenfassenden Beurteilung eines Vitiums sowohl hinsichtlich seiner Natur wie auch seiner besonderen hämodynamischen Eigenschaften. Eine exakte röntgenologische Untersuchung objektiviert die gefundene Perkussionsfigur des Herzens und verschafft uns darüber hinaus die Möglichkeit der exakten Festlegung der Herzproportionen. Die Bedeutung des EKG braucht hier nicht erwähnt zu werden. Die Herztonschreibung (Phonokardiographie) sagt uns Näheres über die Geräuschcharakteristik hinsichtlich der zeitlichen Gebundenheit (systolisch, diastolisch), der Amplitude (hoch, tief), sowie der Dauer (kurz, lang) aus. Eine weitere wertvolle Ergänzung bringt die Registrierung des Arterienpulses in der Beurteilung der Pulsqualität (Pulsus celer, tardus, parvus usw.), ferner des Venenpulses (Stauungszustände). Schließlich erfolgt eine weitere Objektivierung der Befunderhebung bei Durchführung der physikalischen Kreislaufgrößenbestimmung. Die rechnerische Ermittlung des Schlag- und Minutenvolumens, die Werte der Elastizitätsverhältnisse und wirksamen Gefäßwiderstände, schließlich die Ermittlung der Systolendauer und Diastolendauer, der Anspannungs- und Austreibungszeit des Herzens ergeben einen tieferen Einblick in die hämodynamischen Verhältnisse. Auch bei der Beurteilung der Prognose, die sich im wesentlichen auf die Fragestellung stützt

1. ist die Kompensation gestört?
2. welche kompensatorische Möglichkeiten hat das Herz noch?
3. wie spricht das Herz auf die Therapie an?

ergibt diese physikalische Kreislaufsystemanalyse eine wertvolle Unterstützung.

a) Aorteninsuffizienz

Die Aorteninsuffizienz bedingt einen Rückfluß des in die Aorta geförderten Blutes in den linken Ventrikel während der Diastole, der sofort bei Erlahmen des linken Ventrikels, also bei Beginn der Diastole, einsetzt. Es kommt hierdurch zu einer diastolischen Mehrfüllung, die bei guter Kompensation vom linken Ventrikel ausgeglichen wird und in der Systole als erhöhtes Schlagvolumen wieder in die Aorta ausgeworfen wird. Dies führt zu einer Erhöhung des systolischen Blutdruckes bei zunächst normalem diastolischem Druck. Der so entstandene Pulsus celer ist bis zur

Peripherie zu verfolgen, wo er als Kapillarpuls sichtbar wird. Die Registrierung des stark pulsierenden Karotispulses zeigt diesen Pulsus celer mit steilem Druckanstieg und bringt, entsprechend des mechanischen Rückflusses am Ende der Systole, häufig keine oder nur eine seichte Inzisur zur Darstellung. Die Nachschwankung fehlt immer. Der synchron registrierte Herzton zeigt das gleichzeitig einsetzende diastolische Dekreszendogeräusch am deutlichsten über dem Punktum quintum (Erbscher Punkt). In seltenen Fällen kann dazu noch ein präsystolisches Geräusch registriert werden, das als Flintsches Geräusch auf eine relative Mitralstenose, bedingt durch das Rückflußblut, bezogen wird (Abb. 23).

Die errechneten Werte für das Schlagvolumen sind entsprechend erhöht und werden in der Regel zwischen 90 bis 180 ccm gefunden. Die Erhöhung des Minutenvolumens ist vorwiegend durch die Steigerung des Schlagvolumens bedingt. In mehreren Fällen fanden wir eine Tachykardie, ohne daß Insuffizienzzeichen nachweisbar waren. In diesen Fällen zeigte sich der periphere Widerstand erhöht, wodurch auch der diastolische Blutdruck etwas höher lag. Diese Erscheinung ist schon seit langem bekannt und wird wahrscheinlich mit Recht auf einen erhöhten Vasomotorentonus bezogen. Die Anwendung von Digitalis wäre hier nicht indiziert. Wie aus dem Vorhergesagten bereits hervorgeht, bleibt der arterielle Mitteldruck relativ niedrig. Die Austreibungszeit wird in allen Fällen verlängert gefunden, teilweise sogar sehr beträchtlich. Die Anspannungszeit verlängert sich nur mit zunehmender Insuffizienz.

Wenn wir nachfolgend von der Symptomatologie der Vitien sprechen, sollen damit lediglich die durch unsere technischen Methoden erhobenen Befunde wiedergegeben werden. Die Kenntnis der klinischen Diagnostik wird vorausgesetzt.

Symptomatologie der Aorteninsuffizienz

a) Pulsus celer mit steilem Anstieg und seichter Inzisur

b) hoher systolischer, niedriger diastolischer Blutdruck und relativ niedriger Mitteldruck

c) hohes Schlagvolumen, häufig Tachykardie

d) Verlängerung der Austreibungszeit

c) typische Herzkonfiguration

f) Diastolikum mit P. m. über dem Erbschen Punkt von Decrescendocharakter

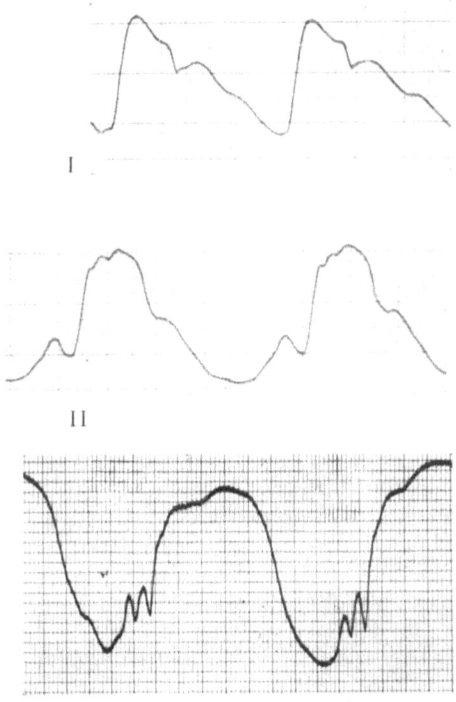

Abb. 23. I. Normaler Puls II. Aorteninsuffizienz III. Aortenstenose und Aorteninsuffizienz

b) Aortenstenose

Die reine Aortenstenose ist eine seltene Erscheinung. Meist ist sie mit einer gleichzeitigen Insuffizienz gekoppelt. Ätiologisch kommt die Endokarditis in Frage, wenn man die kongenitalen Konusstenosen und die Isthmusstenosen ausschließt. Die

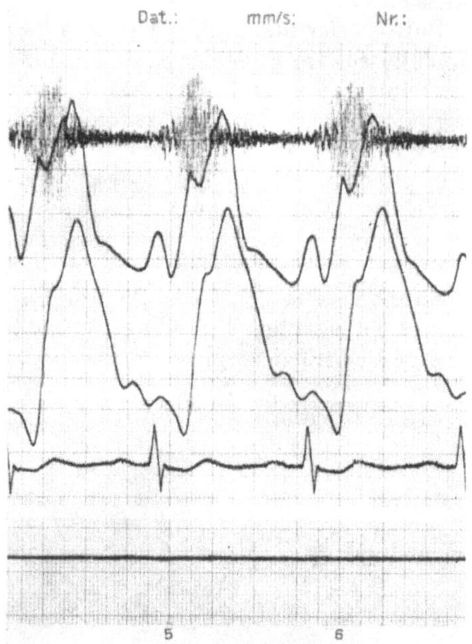

Abb. 24. Kurvenkombination bei typischer Aortenstenose Herzton 140 g, A. carotis, A. femoralis, EKG Abltg. II

Pulskurvenschreibung und die Phonokardiographie, sowie die Errechnung des Schlagvolumens, der Anspannungs- und Austreibungszeit bringen hierbei wertvolle Unterstützung. Entsprechend dem Druckverlauf im linken Ventrikel wird der typische Pulsus tardus et parvus (Abb. 24) registriert. Der Kammerinhalt kann sich durch die Enge des Ostiums nur langsam entleeren. Neben dem typischen Pulsus tardus et parvus können oft systolische Gefäßgeräusche im Bereich der Anfangsschwingung der Karotiskurve registriert werden (Abb. 24). Häufig finden sich Verlängerungen der Austreibungszeit bis zu 0,36 sec. Um seiner hämodynamischen Aufgabe gerecht werden zu können, arbeitet das Herz mit einer reflektorischen Bradykardie. Der gleichzeitig registrierte Herzschall zeigt mit P. m. über der Aorta lein anggezogenes Systolikum, der 2. Ton ist ausgesprochen leise, oft unhörbar. Die errechneten Werte für das Schlagvolumen sind niedrig und liegen höchstens an der unteren Grenze der Norm. Infolge der Bradykardie bleibt auch das Minutenvolumen erniedrigt. Im Arbeitsversuch bleibt die Förderleistung des linken Ventrikels deutlich eingeschränkt. Wir fanden den peripheren Gefäßwiderstand immer erhöht. Um Fehldiagnosen vorzubeugen, möchten wir erwähnen, daß bei trainierten Sportlern ein hypotoner Symptomkomplex vorkommt, der von Reindell und Delius als *Reservestellung des Kreislaufs* bezeichnet wurde. Auch hierbei finden sich eine Bradykardie, oftmals ein Pulsus tardus, eine verminderte Auswurfleistung des Herzens, sowie eine Verlängerung der Anspannungs- und Austreibungszeit. Zu trennen sind diese Fälle durch den Arbeitsversuch mit ausreichender Belastung, wobei die trainierten Sportler eine große Leistungsbreite zeigen. Ferner fehlt bei den trainierten Sportlern das charakteristische, fortgeleitete Systolikum, und eine Hypotonie ist immer nachweisbar. Nicht so bei der Aortenstenose. Es muß also bei der Diagnosestellung der Aortenstenose die Symptomatik voll nachweisbar sein.

Ist der linke Ventrikel infolge der Aortenstenose bereits myogen dilatiert, so ist in den meisten Fällen eine relative Mitralinsuffizienz mit hinzugekommen.

Symptomatologie der Aortenstenose

a) Pulsus parvus et tardus, teilweise registrierbare systolische Gefäßgeräusche,
b) Verlängerung der Austreibungszeit bis 0,36 sec,
c) Bradykardie,
d) langgezogenes Systolikum mit P. m. über der Aorta, fortgeleitet in die Karotiden, leiser 2. Ton,
e) niedriges, höchstens an der unteren Grenze der Norm liegendes Schlagvolumen und Minutenvolumen. Deutliche Einschränkung der Förderleistung im Arbeitsversuch.

c) Mitralinsuffizienz

Bei der Mitralinsuffizienz beginnt der systolische Rückfluß in den linken Vorhof bereits mit der Anspannungszeit, so daß kein regulärer Spannungszuwachs im linken Ventrikel erreicht wird. Hierdurch kommt es zu einem diastolischen Füllungszuwachs bis zur Höhe der Anfangsspannung. Der diastolische Füllungszuwachs entspricht also zunächst in etwa der Menge des Pendelblutes. Die erste Aufgabe der Kompensation erfüllt der linke Ventrikel. Die Arbeit der diastolischen Mehrfüllung fällt dem linken Vorhof zu, der vom rechten Ventrikel durch einen vermehrten Zufluß unterstützt wird. Es kommt somit zu einer Druckerhöhung in der A. pulmonalis. Aus den hämodynamischen Voraussetzungen ergibt sich die spezielle Symptomatik.

Es findet sich mit P. m. über der Herzspitze ein systolisches Geräusch, das sofort mit dem 1. Ton einsetzt oder kurz nach dem 1. Ton als mesosystolisches Geräusch beginnt. Der 1. Ton ist oft sehr leise, was im Herzschallbild deutlich wird. Die Ableitung über der Basis registriert einen betonten 2. Pulmonaliston. Die Anspannungszeit wurde von uns immer verlängert gefunden. Entsprechend der kompensatorischen Mehrbelastung sind der linke Ventrikel sowie der linke Vorhof dilatiert. Der Herzspitzenstoß ist nach links und unten verlagert. Die Werte für das Schlag- und Minutenvolumen (effektives) liegen bei Kompensation im Bereich der Norm. Blutdruck und Pulsfrequenz ergeben keine diagnostischen Hinweise. Die Gefäßwiderstände und die Pulswellengeschwindigkeit werden ebenfalls nicht beeinflußt. Es resultiert also ein normaler Verlauf der Karotis- und Femoralispulskurve.

Die Diagnose Mitralinsuffizienz darf nicht auf Grund nur eines systolischen Geräusches gestellt werden. Es muß geleichzeitig eine Vergrößerung des linken Ventrikels und vor allem eine Vergrößerung des linken Vorhofs nachweisbar sein. Ebenfalls ist immer dann ein betonter P 2 nachweisbar.

Symptomatologie der Mitralinsuffizienz

a) Lautes Systolikum mit P. m. über der Spitze, betonter P 2, leiser 1. Ton
b) Erweiterung des linken Ventrikels und des linken Vorhofs, Verlagerung des Spitzenstoßes nach links und unten
c) bei Kompensation normales Schlag- und Minutenvolumen
d) charakteristische Verlängerung der Anspannungszeit

d) Mitralstenose

Als einer der häufigsten Klappenfehler kommt die Mitralstenose sehr selten rein vor. Meist ist sie mit einer Mitralinsuffizienz kombiniert. Bei der Entscheidung der Frage, ob die Stenose oder die Insuffizienz funktionell im Vordergrund steht, erfährt die klinische Diagnostik durch die Anwendung der Kreislaufgrößenbestimmung wertvolle Hilfe. Die Entscheidung über diese Frage ist in verschiedener Hinsicht sehr wichtig. Die Mitralstenose ist prognostisch selten gutartig. Die kompensatorische Breite ist geringer als bei der Mitralinsuffizienz, da fast ausschließlich der rechte Ventrikel die Kompensation übernehmen muß. Der linke Vorhof kommt mit seiner geringen Kontraktionsleistung wenig in Betracht. Diese Tatsache wird in vielen Fällen der Arrhythmia perpetua, gerade bei jugendlichen Mitralstenosen, unterstrichen. Es ist also zunächst die Prognose, die bei der Mitralstenose ungünstiger ist als bei der Mitralinsuffizienz. Daraus ergibt sich notwendigerweise die soziale

Indikation bezüglich der zumutbaren Belastung. Gutachterliche Entscheidungen tragen dieser Tatsache nicht immer Rechnung. Eine weitere wichtige Indikation ist die der operativen Behandlung, worauf im Kapitel Phonokardiographie, Funktionsdiagnostik der Mitralstenose näher eingegangen wird. Auch bezüglich der durchzuführenden konservativen Behandlung bestehen Unterschiede.

Ätiologisch kommen die Endokarditis, seltener die Sklerose in Betracht. Bei der Mitralstenose muß das Blut durch das verengte Ostium in den linken Ventrikel hineinströmen. Es ist somit die diastolische Füllung des linken Ventrikels in Frage gestellt. Es kommt zu einem erheblichen Druckunterschied zwischen Diastole und Systole, was einen großen und schnellen Spannungszuwachs beim Schluß der Mitralklappe und somit den lauten 1. Ton verursacht. Das Einfließen des Blutes vom linken Vorhof in den linken Ventrikel erfolgt am schnellsten zu Beginn der Diastole und am Ende der Diastole mit der aktiven Vorhofkontraktion, wenn keine Arrhythmie vorliegt. Somit können sowohl ein protodiastolischer 3. Herzton, Mitralöffnungston (protodiastolischer Galopp), als auch ein präsystolisches Crescendogeräusch, neben einem lauten 1. Ton registriert werden. Bei der Mitralstenose kommt es immer zu einer Drucksteigerung in der A. pulmonalis, was zu einem akzentuierten 2. Pulmonalton führt. Die röntgenologische Feststellung der Herzkonfiguration in den verschiedenen Stadien unterstützt die Diagnostik.

Die Registrierung des Arterienpulses zeigt bei funktionell wesentlichen Stenosen einen typischen Pulsus parvus infolge schlechter Ventrikelfüllung, der zwar nicht so sehr für die Diagnose, als mehr für den Grad der Stenose heranzuziehen ist. Das errechnete Schlagvolumen wurde von uns je nach dem Grad der Stenose zwischen 20 und 30 ccm gefunden. In allen Fällen fanden wir eine Erhöhung des peripheren Strömungswiderstandes. Wir glauben sagen zu können, daß die Bestimmung des Schlagvolumens gerade bei der Mitralstenose die klinische Diagnostik bereichert und über den Grad der Stenose doch sehr Wesentliches aussagen kann. Bei dem charakteristischen Wechsel der Geräusche bleibt das Schlagvolumen immer konstant erniedrigt, womit der diagnostische Wert dieser Bestimmungsmethode unterstrichen wird. Wir fanden die Anspannungszeit oft verlängert.

Symptomatologie der Mitralstenose

a) Lauter 1. Ton. Wechselnd können registriert werden: Prodiastolischer 3. Herzton (Mitralöffnungston) und präsystolisches Crescendogeräusch,
b) akzentuierter 2. Pulmonalton,
c) oft Verlängerung der Anspannungszeit,
d) Pulsus parvus,
e) extrem niedriges Schlagvolumen (20 bis 30 ccm),
f) röntgenologische Herzkonfiguration.

Wie aus der Kenntnis der Grundlagen der Methode hervorgeht, stellt die physikalische Kreislaufgrößenbestimmung eine Funktionsdiagnostik des linken Herzens dar. Die Arbeit des rechten Herzens kann leider nicht erfaßt werden. Eine diagnostische Bereicherung der Rechts-Links-Shunts kann nicht erzielt werden. Wenn im Vorhergehenden rein diagnostische Hinweise gegeben wurden, so sollen jetzt die Probleme der beginnenden Leistungsschwäche, die Beurteilung des Grades der vorliegenden Leistungsschwäche sowie ihre Besserungsmöglichkeit unter der Therapie besprochen werden. Gerade diese Fragen besitzen vielleicht eine noch größere praktische Bedeutung, als die rein diagnostischen Probleme.

3. *Linksversagen*

Bei der Linksinsuffizienz ist die Abgrenzung der Schwerestadien von der eben beginnenden Leistungsschwäche bis zur manifesten Dekompensation von Wichtigkeit. Bei der beginnenden Leistungsschwäche setzen zunächst die vielfachen Anpassungsvorgänge ein. Die klinisch faßbaren Veränderungen sind zunächst in einer Vergrößerung des Schlagvolumens auf Kosten einer höheren Anfangsspannung bei erhöhter Anfangsfüllung zu finden. Zu dieser Zeit brauchen weder röntgenologische noch elektrokardiographische Veränderungen nachweisbar zu sein.

Frühsymptome in Ruhe:

Erhöhtes Schlagvolumen bei verlängerter Anspannungszeit und normaler Austreibungszeit.

Bei fortschreitender Insuffizienz kommt es dann zur Verkleinerung des Schlagvolumens, zu einer weiteren Verlängerung der Anspannungszeit und Verkürzung der Austreibungszeit. Dies bedeutet also hämodynamisch, daß der muskelschwache linke Ventrikel nicht mehr zur kräftigen Systole fähig ist und die Menge seines Restblutes sich erheblich vermehrt. Im Elektrokardiogramm sind oft die Zeichen einer pathologischen Erregungsrückbildung nachweisbar.

Insuffizienz in Ruhe:

Vermindertes Schlagvolumen bei verlängerter Anspannungszeit und verkürzter Austreibungszeit.

Bei der manifesten Linksinsuffizienz, die röntgenologisch eine Linkserweiterung zeigt, im Elektrokardiogramm oft diskordante Nachschwankungen aufzeichnet, finden wir bei weiterer Verkleinerung des Schlagvolumens nun fast einen Zusammenbruch der Systole, d. h. bei starker Vergrößerung der Restblutmenge reicht auch die Verlängerung der Anfangsspannung nicht mehr aus, das Herz bricht die Systole vorzeitig ab, wodurch es zu einer starken Verkürzung der Austreibungszeit kommt. In diesem Stadium fanden wir die peripheren Gefäßwiderstände immer erhöht.

Manifeste Linksinsuffizienz (Dekompensation):

Weitere Verkleinerung des Schlagvolumens, Verlängerung der Anspannungszeit, extreme Verkürzung der Austreibungszeit, Steigerung des peripheren Widerstandes.

Die Steigerung des peripheren Widerstandes wurde wohl zu Recht von Lauber, Steinmann u. a., bei gleichzeitiger Abnahme des Minutenvolumens, als zweckmäßige Regulation aufgefaßt, die zur Aufrechterhaltung eines ausreichenden arteriellen Mitteldrucks notwendig ist, wenn die Füllung der peripheren Stromgebiete zumindest in den lebensnotwendigen Organen nicht erliegen soll. Diese Tatsache ergibt sich schon bei der Blutdruckkontrolle, in dem der diastolische Wert meist normal oder sogar leicht erhöht gefunden wird.

Ein Beispiel sei hier angeführt, das die Wichtigkeit und Bedeutung der Kreislaufsystemanalyse klar herausstellt. Ein 33 Jahre alter Mann wurde zur stationären Beobachtung und Behandlung eingewiesen. Bei Erhebung der Anamnese gab er an, schon von Jugend an eine gewisse Atemnot gehabt zu haben. Er leistete seinen Wehrdienst bei der Marine ohne größere Schwierigkeiten. Seit einigen Wochen nun traten pektanginöse Beschwerden auf und die

Atemnot wurde deutlicher. Bei der Perkussion des Herzens wurde eine Verbreiterung nach links um einen Querfinger über die MCL hinaus festgestellt, die Herztaille erschien verstrichen. Die Auskultation erbrachte einen lauten 1. Ton, ein scharfes Systolikum über der Spitze und Basis und einen gedoppelten 2. Ton. Dekompensationszeichen fanden sich nicht. Der Patient klagte über zeitweiliges Herzstolpern. Im Elektrokardiogramm konnte vorwiegend in den präkordialen Ableitungen eine pathologische Erregungsrückbildung nachgewiesen werden. Die klinische Gesamtauffassung war zunächst die eines kombinierten Mitralvitiums mit Überwiegen der Mitralstenose. Die Röntgenuntersuchung zeigte einen vergrößerten linken Ventrikel mit Einengung der HKR.

Um eine Klärung der hämodynamischen Vorgänge zu erzielen, wurde die Kreislaufsystemanalyse durchgeführt mit gleichzeitiger Ermittlung der Kreislaufgrößen nach Wezler-Böger und der Herzdynamik nach Blumberger.

Abb. 25 gibt die ermittelten Kurven wieder.

Die Herztonschreibung bei 140 g zeigt einen lauten 1. Ton mit kurzem Präsystolikum und deutlichem Holosystolikum, einen gedoppelten 2. Ton mit Protodiastolikum. Die Errechnung der Kreislaufgrößen zeigte folgende Ergebnisse:

RR 125/60 mmHg,
Pulswellengeschwindigkeit 550/cm/sec,
Schlagvolumen 136 ccm
Minutenvolumen 9,45 l/min,
Elastischer Gesamtwiderstand 1270 dyn/cm^5,
Peripherer Widerstand 579 dyn. sec/cm^5,
Systolendauer 0,39 sec,
Austreibungszeit 0,28 sec,
Anspannungszeit 0,11 sec.

Unter fortlaufender Registrierung wurde nun der Valsalvasche Versuch durchgeführt. Schon durch diese geringe Belastung traten ventrikuläre Extrasystolen im Verhältnis 1:1 auf, wie der nachfolgende Kurvenstreifen zeigt (Abb. 26):

Die hämodynamischen Meßergebnisse änderten sich folgendermaßen:

RR 125/60 mmHG
Pulswellengeschwindigkeit 450
Schlagvolumen 154
Elastischer Gesamtwiderstand 1140
Systolendauer 0,42
Austreibungszeit 0,33
Anspannungszeit 0,09

Auch die Charakteristik der Extrasystole wurde erfaßt und zeigte folgende Ergebnisse:
Pulswellengeschwindigkeit 353
Schlagvolumen 86,5
Elastischer Gesamtwiderstand 2000
Systolendauer 0,34
Austreibungszeit 0,30
Anspannungszeit 0,04

Die Deutung dieser Ergebnisse ergibt nun eine ganz andere Auffassung des vorliegenden Vitiums, wie ursprünglich angenommen. Es muß hier nochmals an die Kapitel *Mitralinsuffizienz* und *Linksschädigung erinnert werden.*

Schon in der Ruhe fällt das erhöhte Schlag- und Minutenvolumen bei deutlich herabgesetzten peripheren Gefäßwiderständen auf, das mit einer deutlich verlängerten Anspannungszeit gefördert wird und somit bereits dem 1. Stadium der hämodynamischen Linksinsuffizienz entspricht. Nach der geringen Belastung des Valsalvaschen Versuches nun ändert sich die Hämodynamik, indem bei normaler Anspannungszeit, d. h. jedoch einer relativen Verkürzung gegenüber dem Ausgangswert, eine beträchtliche Verlängerung der

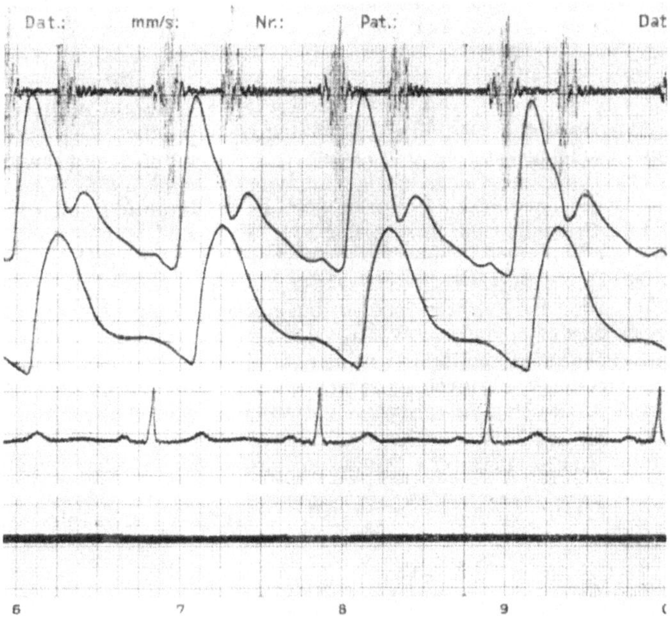

Abb. 25. Kurvenkombination in Ruhe

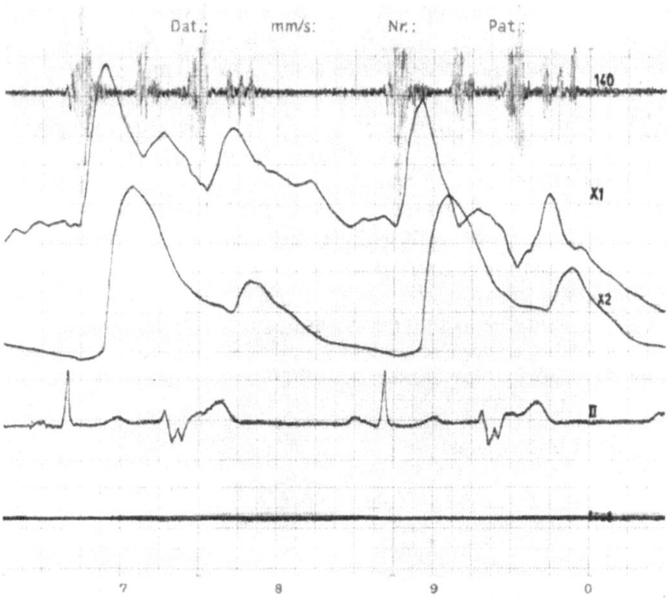

Abb. 26. Kurvenkombination nach Belastung (Valsalva)

Austreibungszeit einsetzt. Das Schlagvolumen erfährt eine nochmalige Vergrößerung, wahrscheinlich auf dem Boden der angewachsenen Restblutmenge und der vermehrten Anfangsfüllung, bei Vergrößerung des Pendelblutes. In dieses kompensatorische Bemühen des linken Ventrikels, das jedoch schon die Zeichen der Linksinsuffizienz erkennen läßt, fallen Extrasystolen ventrikulärer Herkunft im Verhältnis 1:1, die am wahrscheinlichsten, betrachtet man ihre Förderleistung, eine Entlastung bringen sollen. Der Vorgang dauert bei gleichbleibender Ruhelagerung des Patienten etwa 5 Minuten. Dann herrscht wieder ein normaler Sinusrhythmus mit den gleichen hämodynamischen Vorgängen wie am Anfang der Untersuchung. Eine Kontrolle der Untersuchung, die am darauffolgenden Tag durchgeführt wird, bestätigt die Ergebnisse der Voruntersuchung. Es handelt sich demnach um ein kombiniertes Mitralvitium mit vorwiegender Insuffizienz mit bereits deutlicher Leistungsschwäche des linken Ventrikels. In diesem Fall wird erst durch die Kreislaufsystemanalyse die wirkliche und schwere Belastung des Herzens ermittelt und gibt ebenfalls die entsprechenden Hinweise für die Therapie, da das Glykosid gewählt werden muß, das nicht die vorliegenden hämodynamischen Regulationen noch weiter belastet.

Von entscheidender Wichtigkeit zeigt sich auch das Meßergebnis bei Betrachtung der sozialen Indikation. Der Patient war von Beruf Maurer. Eine Beibehaltung dieses Berufes war nicht vertretbar. Eine Invalidisierung, im Interesse des Patienten bezüglich seiner Lebenserwartung, wäre ärztlicherweise indiziert, wobei eine Weiterbeschäftigung in einer leichteren Arbeit ohne weiteres möglich wäre.

Dies eine Beispiel sollte einmal zeigen, was die Anwendung der Kreislaufsystemanalyse zu leisten imstande ist.

4. Der Arbeitsversuch

Die Bedeutung der Arbeitsbelastung zur Erfassung der unter Ruhebedingungen latenten Herzinsuffizienz kommt in der Vielzahl der klinisch angewandten Kreislauffunktionsprüfungen zum Ausdruck. Alle Methoden ergeben nur das Produkt der möglichen Anpassungsmechanismen, ohne in der Lage zu sein, die einzelnen Kreislaufgrößen direkt quantitativ zu bestimmen. Eine 100%ige Analyse der Korrelationsvorgänge gelingt natürlich keiner Methode, aber die Ergebnisse der Kreislaufgrößenbestimmung und der Bestimmung der Herzdynamik lassen doch sehr weitgehende Rückschlüsse zu, die in einem sehr positiven Verhältnis zu dem relativ geringen Arbeitsaufwand stehen. Gefordert werden muß eine Arbeitsbelastung, die konstant dosiert werden kann, damit der erfaßte Reaktionsablauf vergleichend beurteilt werden kann. Ist diese Voraussetzung erfüllt, dann haben wir hier eine Methode zur Verfügung, die bei einem großen Krankengut vergleichbare Ergebnisse liefert, auch wenn sie von verschiedenen Untersuchern erhoben sind.

Die im Einzelfall mögliche Belastung bleibt eine unbeeinflußbare ärztliche Indikation.

Die Abgrenzung der latenten Herzinsuffizienz muß vor allem die vegetative Tonuslage (vorwiegend Sympathikotonie oder Vagotonie) berücksichtigen.

Die normale Arbeitsbelastung ergibt:

1. Erhöhung des Schlag- und Minutenvolumens (bis zu 200%)
2. Erhöhung der Pulsfrequenz
3. Erhöhung des elastischen Gesamtwiderstandes
4. Verminderung des peripheren Widerstandes
5. Verkürzung der Anspannungszeit
6. Keine Änderung der Austreibungszeit

Eine Umkehr all dieser Werte, besonders bei unzureichender Belastung, stellt sich häufig in der Erholungsphase ein. Dies muß besonders herausgestellt werden, da die

Methode nicht während der Arbeitsbelastung angewandt werden kann, aber bei ausreichender Übung spätestens 1 Minute nach der Belastung wieder fortlaufende Registrierungen ermöglicht. Ergebnisse also, die in der Erholungsphase gewonnen werden, dürfen nicht fälschlich als *beginnende Herzinsuffizienz* aufgefaßt werden. Die Fälle einer beginnenden Herzinsuffizienz, die noch normale Ruhewerte liefern, im Elektrokardiogramm oft einen normalen Kurvenverlauf aufzeichnen, zeigen nach ausreichender Belastung eine starke Frequenzzunahme bei fehlender oder nur geringer Vergrößerung des Schlagvolumens. Somit findet eine nur mäßige Vergrößerung des Minutenvolumens von durchschnittlich 50% vorwiegend auf Kosten der Frequenzsteigerung statt. Die Anspannungszeit verkürzt sich trotz der Frequenzsteigerung nicht, wird sogar bisweilen verlängert gefunden, die Austreibungszeit bleibt unverändert. Der elastische Gesamtwiderstand erhöht sich nicht, dagegen steigt oft der periphere Widerstand erheblich an. Wir haben also den gleichen Vorgang, den wir schon bei der Besprechung der Linksinsuffizienz als *regulative Gefäßtonisierung* beschrieben haben. Es ist zweckmäßig, an dieser Stelle nochmals auf das Kapitel des *Linksversagens* hinzuweisen, damit unnötige Wiederholungen vermieden werden können.

Der Arbeitsversuch vermittelt ein hämodynamisches Gesamtergebnis und sagt nichts über die Ätiologie der Herzinsuffizienz, z. B. Vitium cordis, Myodegeneratio, Koronarsklerose usw., er sagt aber vieles über die noch vorhandenen Anpassungsmöglichkeiten des Herz-Kreislaufsystems, was bisher mit keiner anderen klinischen Methode erzielt werden konnte. Auch an dieser Stelle möchten wir die Bedeutung dieser Indikation bei gutachterlichen Entscheidungen unterstreichen.

5. *Die Koronarsklerose*

Nach Blumberger bleiben bei der Koronarsklerose die Anpassungsvorgänge wie beim gesunden Herz erhalten. Dies kann ebenfalls nach Herzinfarkten der Fall sein. Erst wenn der Grad der Durchblutungsstörung zu einer Schädigung der Arbeitsmuskulatur geführt hat, treten die Zeichen der beginnenden Linksinsuffizienz auf.

6. *Rhythmusstörungen*

Die Diagnostik der Rhythmusstörungen ist eine Domäne der Elektrokardiographie. Die hämodynamischen Meßergebnisse sollen nur kurze Erwähnung finden, weil sie bezüglich der Therapie u. E. wesentliche Aufschlüsse geben.

Es wurden beim Herzblock von Lauber, Wezler, Lundsgaard u. a. sowie auch von uns sehr hohe Schlagvolumina zwischen 120 und 263 ccm gemessen. Auch bei niederer Frequenz um 30/min kommen somit ausreichende Minutenvolumina zustande. Der systolische Blutdruck war im Sinne des Wezlerschen Schlagvolumenhochdrucks erhöht, die Amplitude vergrößert. Der elastische Gesamtwiderstand ist niedrig, der periphere Widerstand zeigt keine wesentliche Beeinflussung. Einen im hämodynamischen Meßergebnis äquivalenten Vorgang haben wir bei der Sinusbradykardie, wo ebenfalls durch hohe Schlagvolumina normale Minutenvolumina resultieren. Im Gegensatz hierzu fand Lauber bei der Sinustachykardie stark herabgesetzte Schlagvolumina, ein Ergebnis, das auch wir bestätigen können. Auch die teilweise hochgradige Tachykardie erbringt bei den niedrigen Schlagvolumina keine ausreichenden Minutenvolumina.

B. Gefäßerkrankungen

Die Vielzahl der Gefäßerkrankungen imponiert klinisch als Durchblutungsstörung einzelner Kreislaufabschnitte oder des Gesamtkreislaufes und bedarf oft eines erheblichen diagnostischen Aufwandes, um die kausalgenetisch verantwortlichen Einzelfaktoren richtig zu erfassen. Aufschlußreich sind als Einzelfaktoren:

a) die Messung der Pulswellengeschwindigkeit verschiedener Arterienabschnitte
b) die Ermittlung des elastischen und peripheren Widerstandes
c) die Errechnung des Elastizitätsmoduls, vor allem bei der Abgrenzung der Arteriosklerose

Wir möchten davon absehen, diese Einzelergebnisse im Rahmen der verschiedenen Erkrankungsformen, z. B. renaler Erkrankungen, der Thyreotoxikose, bei Schock und Kollaps, hier zu erörtern, da zur Diagnostik dieser Erkrankungen geeignetere Methoden zur Verfügung stehen und die hämodynamischen Vorgänge hierbei hinlänglich bekannt sind. Für die Erkennung und Beurteilung peripherer Durchblutungsstörungen bedienen wir uns der Rheographie, auf die in einem späteren Kapitel eingegangen wird. Eine besondere Form der Arteriosklerose sei aber herausgegriffen, zu deren Objektivierung die Pulsschreibung die Methode der Wahl ist. Es handelt sich um die

Windkesselsklerose

Von Jungmann und Erdmann wurden sehr interessante Untersuchungen über den Puls in sklerotischen Arterien angestellt. Die Beobachtung verschiedener Autoren, daß bei zunehmender Sklerosierung der Gefäße die Pulswellengeschwindigkeit eine teilweise enorme Steigerung erfuhr, wurde wegen widersprechender Ansichten anderer Autoren zum Anlaß eingehender Untersuchungen genommen.

Die Pulsform wurde von Jungmann und Erdmann durch experimentelle Untersuchungen geklärt und in ihrer Entstehung auf den zentralen Gefäßabschnitt (Rumpf-Arterien) eindeutig festgelegt.

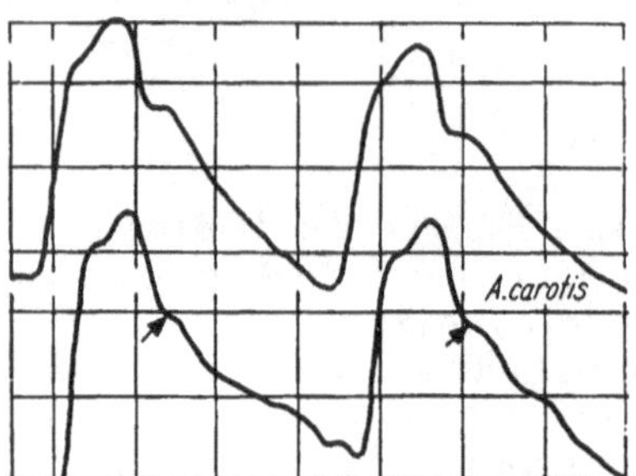

Abb. 27. Pulskurvenbild bei der Windkesselsklerose

Abbildung 27 soll die Pulskurven bei einer Windkesselsklerose wiedergeben.

Bei der Karotispulskurve fehlt der Wiederanstieg oder auch die Nachwelle nach der Inzisur. Teilweise kommt ein nach oben konkav verlaufender Kurvenzug im Anschluß an die Inzisur zur Registrierung.

Im Femoralispulsfe hlt die deutliche, normal vorhandene, Dikrotie. Die systolische Hauptwelle ist breitgipfelig und zeigt beim Übergang in den diastolischen Teil einen deutlichen Knick (Pfeil!), der normalerweise nicht registriert wird. Jungmann und Erdmann fassen diesen Knick als fortgeleitete Klappenschlußinzisur auf, die als Symptom einer pathologischen Wandveränderung der großen elastischen Gefäße aufgefaßt werden muß. Sie glauben sagen zu können, daß ein großflächiger Elastizitätsverlust der Rumpfarterien vorliegen muß.

Wir konnten an unserem eigenen Krankengut die Ergebnisse von Jungmann und Erdmann bestätigen und fanden übereinstimmend sehr hohe Werte für die Pulswellengeschwindigkeit in den zentralen Gefäßabschnitten, bei denen eine fehlende

Nachwelle im Karotispuls sowie fehlende Dikrotie im Femoralispuls und Fortleitung der Klappenschlußinzisur registriert wurde. Es ist somit eine diagnostische Erfassung der Windkesselsklerose möglich, die anderen diagnostischen Methoden schwer zugänglich ist.

Symptomatologie der Windkesselsklerose:

1. Fehlender Wiederanstieg der Karotispulskurve nach der Inzisur.
2. Fehlende Dikrotie des Femoralispulses mit breitem systolischem Gipfel und fortgeleiteter Klappenschlußinzisur.
3. Deutlich erhöhte Pulswellengeschwindigkeit.

C. Hypertonie

Nach P. D. White ist die Sterblichkeitsziffer bei der Hypertonie und ihren Folgezuständen höher als die bei Karzinomen. Von den Todesfällen durch Hypertonie sind 74% kardial bedingt, 14% durch Apoplexie und 7% durch Niereninsuffizienz (Clawson 1941).

Von Volhard wurde eine Unterteilung der Hypertonieformen in den

1. blassen *renalen* und
2. roten *essentiellen*

Hochdruck vorgenommen. Die Unterteilung hat sich in der klinischen Praxis als sehr brauchbar erwiesen. Sie ist aber nur sehr grob und berücksichtigt nicht die Übergangsformen bis zu dem *malignen* blassen Hochdruck ohne Nierenbeteiligung. Andererseits finden sich viele sichere chronische Nephritiden ohne wesentliche Blutdrucksteigerung.

Wezler und Böger glauben auf Grund ihrer hämodynamischen Untersuchungen eine Unterteilung der Hypertonieformen in

1. Minutenvolumenhochdruck,
2. Elastizitätshochdruck und
3. peripheren Widerstandshochdruck

durchführen zu können. Diese Theorie wurde von Steinmann aufgegriffen und noch weiter nach hämodynamischen Gesichtspunkten untersucht. Steinmann kommt zu noch schärferer Abgrenzung der obengenannten Hochdruckformen. Gegen eine bedenkenlose Anwendung der physikalischen Kreislaufgrößenbestimmung zur Klassifizierung der Hochdruckformen wendet sich H. Sarre, der nachgewiesen hat, daß durch eine fehlerhafte Bestimmung des Aortendurchmessers von $\pm$ 10% aus einem *Widerstandshochdruck* ein *Minutenvolumenhochdruck* errechnet werden kann.

Wir halten die Einteilung der Hypertonieformen nach Wezler-Böger für die klinische Praxis für ungeeignet, sprechen aber der Anwendung der physikalischen Kreislaufgrößenbestimmung ihre große Bedeutung nicht ab. Die gleiche Ansicht wird auch von H. Sarre vertreten.

Die Prognose der Hypertonie wird wohl in der Hauptsache von dem Zustand der Arteriolen abhängen. Entscheidend für die Frage sind

a) der Augenhintergrund.
b) der periphere Widerstand.
c) der Elastizitätsmodul.

Von H. Sarre wurde die Lebensprognose des Hypertonikers in bezug auf die Höhe des diastolischen Blutdrucks bei der Erstuntersuchung überprüft. Es fand sich eine Verschlechterung der Lebensaussichten mit steigendem diastolischem Druck.

In diagnostischer Hinsicht halten wir die von H. SARRE angegebene Unterteilung der Hypertonieformen für sehr wertvoll und möchten sie der allgemeinen klinischen Anwendung empfehlen.

A. Sekundärer Hochdruck:

1. Akute und chronische Nephritis
2. Pyelonephritische Schrumpfniere
3. Amyloidschrumpfniere
4. Zystenniere
5. Periarteriitis nodosa
6. Hypernephrom
7. Infarkt, Trauma (einseitig)
8. Nierenarterienstenose durch Thrombose, Atherom
9. Harnabflußstörungen (Prostata, Stein, Striktur, Tumor)

B. Zentrogener Hochdruck:

1. Schädeltrauma
2. Enzephalitis
3. Gesteigerter Hirndruck

C. Endokriner Hochdruck:

1. Phäochromozytom
2. Adreno-genitales Syndrom (Rindenadenom)
3. Morbus Cushing
4. Klimakterischer Hochdruck

D. Durch anatomische Gefäßveränderungen bedingter Hochdruck:

1. Aortenisthmusstenose
2. Altershochdruck (arteriosklerotischer Hochdruck).

Was leistet nun die physikalische Kreislaufgrößenbestimmung in bezug auf die diagnostische Klärung der vorstehenden Hypertonieformen?

In den Fällen der sekundären Hypertonieformen findet sich vorwiegend eine Erhöhung der Gefäßwiderstände, vornehmlich des peripheren Widerstandes, aber auch meist des elastischen Gesamtwiderstandes. Die Antwort des Herzens ist auf die teils enorme Widerstandserhöhung verschieden. Hier ist unseres Erachtens zur sicheren Beurteilung die Bestimmungsmethode der Herzdynamik nach BLUMBERGER mit heranzuziehen. Betrifft doch die anfallende Mehrarbeit vorwiegend den linken Ventrikel. Wir fanden hier die Zeichen von der beginnenden Leistungsschwäche bis zur manifesten Dekompensation, wie wir sie im Kapitel *Linksversagen* (S. 45) bereits dargelegt haben. Bei fortschreitender Insuffizienz also eine Verkleinerung des Schlagvolumens und eine Verlängerung der Anspannungszeit, oft eine Verkürzung der Austreibungszeit und ein vermindertes Minutenvolumen. Die Frage der Hämodynamik ist für die Gesamtbeurteilung der vorliegenden Hypertonie sehr entscheidend. Die hämodynamischen Ergebnisse sprengen die rein didaktische Einteilung der Hypertonieformen nach klinischen oder ätiologischen Gesichtspunkten. Wir möchten aber davor warnen, sie selbst zur Grundlage eines Einteilungsprinzips zu machen, vielmehr sollten sie u. E. im Rahmen einer ätiologischen Unterteilung, z. B. der von SARRE, Anlaß zu einer mehr individuellen Beurteilung der Hypertoniepatienten geben. Eine besondere Erwähnung bedarf der paroxysmale Hochdruck beim Phäochromozytom.

Zur Analyse des paroxysmalen Hochdrucks wurden von H. SACK und A. BERNSMEIER die Meßergebnisse der Methode nach WEZLER-BÖGER vor und während des

Anfalles angegeben, der mit einer i. v. Injektion von 0,05 g Ephetonin ausgelöst und dem Spontananfall einer Blutdruckkrise gleichgesetzt werden konnte. Nachfolgend sollen ihre Ergebnisse wiedergegeben werden.

Tabelle II

Blutdruckkrise

	RR	P_m	f	V_s	V_m	E'	W	E'/W	L_{10^6} erg/sec	
vor Anfall	140/85	108,7	77	64	4,93	2290	1770	1,3	11,8	Hautblässe
Anfall	250/110	170,2	61,5	171,5	10,6	2180	1290	1,6	40,4	Kopfschmerz Übelkeit
nach 10/min	255/105	169,5	69,5	173	11,9	2340	1135	2,0	45,1	Erbrechen
nach 20/min	240/110	165,9	59,1	144,5	8,5	2402	1552	1,5	31,5	Engegefühl

2. Ephoteninbelastung mit 0,05 g. i. v.

	RR	P_m	f	V_s	V_m	E'	W	E'/W	L_{10^6} erg/sec	
vor Belastg.	132/78	101,2	67,6	74	5	1950	1622	1,2	11,2	beschwerdefrei
nach 50 sec	208/112	153,3	59,8	49,6	2,97	3140	4150	0,7	9,8	
nach 2/min	190/94	135,8	54,7	103,8	5,67	2470	1913	1,2	18,6	Hautblässe Übelkeit Kopfschmerzen
nach 6/min	210/108	145,8	54	120,3	6,06	2260	1792	1,2	21,2	Engegefühl
nach 15/min	250/100	164,4	48,6	124,8	6,5	3210	2170	1,4	22,2	

RR = Blutdruck in mmHg
P_m = Mitteldruck in mmHg
f = Frequenz
V_s = Schlagvolumen in ccm³
V_m = Minutenvolumen in l/min
E' = Elastischer Gesamtwiderstand in dyn/cm⁵
W = peripherer Widerstand dyn × sec/cm⁵
E'/W = Quotient
L = Herzleistung in 10^6 erg/sec

Wie die von Sack und Bernsmeier vorgenommenen Untersuchungen zeigen, handelt es sich bei den Blutdruckkrisen um eine enorme Steigerung des Schlag- und Minutenvolumens und nicht, wie zu erwarten wäre, um eine Steigerung des peripheren Widerstandes. Hämodynamisch handelt es sich um einen sympathiko-adrenalen Effekt, wie er vom Adrenalin und Coffein her bekannt ist.

Es tritt nach Ephetoninbelastung zunächst ein charakteristischer Ephetonineffekt ein, der durch Senkung des Schlag- und Minutenvolumens und Steigerung der Gefäßwiderstände und Senkung der Pulsfrequenz gekennzeichnet ist. Dieser Effekt erfährt aber in der Folge eine Umkehr mit Steigerung des Schlag- und Minutenvolumens und Rückkehr der Gefäßwiderstände zur Norm. Die also zunächst *histotrope* Einstellung macht einer *ergotropen* Gegenregulation Platz, die in dem pathologisch gesteigerten Reaktionsvermögen des sympathiko-adrenalen Systems beim Phäochromozytom begründet ist. Die angegebenen Untersuchungsfälle wurden durch Operation als Phäochromozytom bestätigt.

Es ist somit in der Ephetoninbelastung beim Phäochromozytom und ihrer hämodynamischen Kontrolle mittels der Kreislaufgrößenbestimmung nach Wezler-Böger eine weitere diagnostische Indikation zur Anwendung der Methode gegeben.

D. Hypotonie

Die Hypotonie ist ebensowenig ein einheitlicher Begriff wie die Hypertonie. Oft ist sie nur ein Symptom, das durch die Blutdruckmessung allein nicht auf den zugrunde liegenden Regulationsmechanismus bezogen werden kann. REINDELL und KLEPZIG haben in Zusammenarbeit mit DELIUS und BAYER an einem Beobachtungsgut von 700 Fällen hämodynamische Einzeluntersuchungen durchgeführt und dabei in sinnvoller Weise die Methode der physikalischen Kreislaufgrößenbestimmung mit der Ermittlung der Herzdynamik nach BLUMBERGER gekoppelt.

Die Hypotonie ist nicht nur eine regulatorische Angelegenheit des Gefäßsystems, sondern beeinflußt auch gleichzeitig die Dynamik des Herzens. REINDELL und KLEPZIG haben die Hypotonie in 4 Gruppen eingeteilt, wobei sie wiederum ätiologische Gesichtspunkte als Einteilungsprinzip wählten und nicht die regulatorischen Funktionen nach den hämodynamischen Meßergebnissen zugrunde legten. Es wird hierin das bestätigt, was wir bei der Einteilung der Hypertonie im vorhergehenden Kapitel gesagt haben.

Die *1. Gruppe* umfaßt die konstitutionell bedingte Hypotonie (vorwiegend bei Asthenikern).

Es findet sich oft eine Bradykardie. Minutenvolumen, elastischer und peripherer Widerstand sind herabgesetzt. Anspannungs- und Austreibungszeit liegen im Bereich der Norm. Die Leistungsbreite ist verschieden. Hierüber sagt der Steh- und Belastungsversuch Entscheidendes aus. Wir konnten feststellen, daß der leistungsschwache Hypotoniker nach Arbeitsbelastung das erforderliche *Mehr* an Förderleistung über eine Frequenzsteigerung zu regulieren sucht und keine oder nur eine ganz geringe Steigerung des Schlagvolumens zustande bringt.

In der *2. Gruppe* finden sich die Sportler und die Unterernährten. Hier wurde bei den Sportlern von REINDELL und DELIUS der Begriff der *Reservestellung des Kreislaufs* geprägt. Bei stattfindender Belastung ist nämlich die regulatorische Breite eine größere als beim Nichttrainierten. Beim Unterernährten dagegen besteht eine *Sparregulation.* Bei beiden Vertretern der 2. Gruppe findet die Förderleistung im Belastungsversuch über eine Erhöhung des Schlagvolumens bei fast gleichbleibendem arteriellen Mitteldruck statt (normale Reaktion).

Die *3. Gruppe* umfaßt die regulatorische Hypotonie bei akuten Myokardaffektionen, die über den depressorischen JARISCH-BEZOLD-Effekt bewirkt wird. Die Arbeiten von JARISCH, SCHIMERT und HOCHREIN haben die hierbei stattfindende Entlastung des Herzens nachgewiesen. Hämodynamisch kommt es zu einer Verkleinerung des Minutenvolumens, zur Herabsetzung des elastischen Widerstandes und damit zu einer Druckentlastung des Herzens, dessen Arbeitsleistung weitgehend verringert wird. Es findet sich entsprechend die Anspannungszeit verkürzt und die Austreibungszeit relativ verlängert. Diese Herzdynamik steht im Gegensatz zu der bei der Leistungsschwäche des Herzens, wo die Anspannungszeit verlängert und die Austreibungszeit verkürzt gefunden werden. Rückschließend kann also aus der Bestimmung der Herzdynamik gefolgert werden, daß die regulatorische Hypotonie bei akuten Myokardaffektionen nicht primär durch eine Leistungsinsuffizienz des Herzmuskels bedingt ist.

In der *4. Gruppe* werden die Fälle der erworbenen Hypotonie nach Erschöpfungszuständen und postinfektiösen Folgezuständen erfaßt. Diese Fälle bilden einen fließenden Übergang zur Gruppe der *neurozirkulatorischen Dystonie* bzw. gehören bereits zu dieser Gruppe hinzu. Das Bild dieser Gruppe ist sehr vielgestaltig, und eine Abgrenzung bestimmter Reaktionsgruppen ist schwer möglich. Die Auswurfleistung des Herzens kann sowohl vermindert als auch erhöht sein. Bei einer Erhöhung des Minutenvolumens sind die Gefäßwiderstände herabgesetzt. Der Belastungsversuch läßt auch in dieser Gruppe, besonders bei gleichzeitiger Erfassung der Herzdynamik nach BLUMBERGER, eine Trennung der kardialen Insuffizienz, z. B. postinfektiös, von der neurozirkulatorischen Dystonie zu. Die Symptomatik der kardialen Insuffizienz findet sich im Kapitel *Linksversagen.* Die orthostatische Dysregulation wird im nachfolgenden Kapitel mitbehandelt, da sie am besten als Gruppe der neurozirkulatorischen Dystonie aufgefaßt wird.

E. Neurozirkulatorische Dystonie

Der Begriff umfaßt vor allem die vielfachen kardiovaskulären Symptome innerhalb des vegetativen Geschehens. Kennzeichnend für die Dystonie sind die jeweiligen individuellen Besonderheiten und die teilweise extremen periodischen Tagesschwankungen.

Angesichts der rapiden Zunahme der nervösen Herzbeschwerden bei Patienten aller Bevölkerungskreise ist auch die Diagnose des *Herzmuskelschadens* häufiger geworden. Nach GERFELD haben die nervösen Herzbeschwerden seit der Vorkriegszeit um 115% zugenommen, die Häufigkeit der Herzmuskelschäden hat sich dagegen um 65% gesteigert. Wenn wir nachfolgend einiges über den Symptomenkreis der neurozirkulatorischen Dystonie aussagen wollen, dann möchten wir voranstellen, daß in den letzten beiden Jahren auf unserer Abteilung, die 250 Betten umfaßt, 12,5% der Gesamtpatienten wegen einer neurozirkulatorischen Dystonie als Behandlungsleiden aufgenommen wurden. In einem noch höheren Prozentsatz bestand als Begleiterscheinung neben dem Hauptbehandlungsleiden gleichzeitig eine deutliche neurozirkulatorische Dystonie. Die Vielgestaltigkeit des Erscheinungsbildes gab schon sehr früh Veranlassung dazu, eine gewisse Gruppierung vorzunehmen, um hinsichtlich der Diagnose und Therapie die notwendigen Voraussetzungen zu schaffen. Versucht man jedoch eine exakte Begriffsbestimmung nach pathologisch-physiologischen Gesichtspunkten zu finden, so ergeben sich bereits erhebliche Schwierigkeiten. Bekanntlich prägten EPPINGER und HESS die Begriffe

1. die Sympathikotonie 2. die Vagotonie

Sie stellten jedoch bereits fest, daß beide Formen sehr selten rein zur Darstellung kommen, sondern daß sie in periodischen Tagesschwankungen *dyston* miteinander abwechseln. Die so entstandene *Züglervorstellung* wurde von G. v. BERGMANN verurteilt, der einer Gesamtbetrachtung den Vorzug gab und vor allem die sofortige gegenregulatorische Reaktion bei Überwiegen einer Tonuslage betonte. SCHIMERT versuchte später, unter Fortführung dieser Theorie G. v. BERGMANNS, die Fähigkeiten des Organismus auf diese gegenregulatorische Reaktion zu antworten, zu überprüfen, indem er kreislaufanalytische Untersuchungen an seinem Patientengut anstellte. Er kam ebenfalls zu einer Einteilung in zwei große Gruppen

1. die hypertone Regulationsstörung
2. die hypotone Regulationsstörung

Ehe wir hierauf näher eingehen, soll die Einteilung der Regulationsstörungen in die Sympathikotonie und in die Vagotonie doch noch eine kurze Erwähnung gefunden haben, da sie als Arbeitshypothese zweckmäßig Verwendung findet.

1. *Sympathikotonie*

Die vegetativen Stigmata der Sympathikotonie, die W. R. HESS als *Kraftentfaltung nach außen* bezeichnete, werden als bekannt vorausgesetzt. Die von WEZLER erzielten Ergebnisse soll die Abbildung 28 wiedergeben.

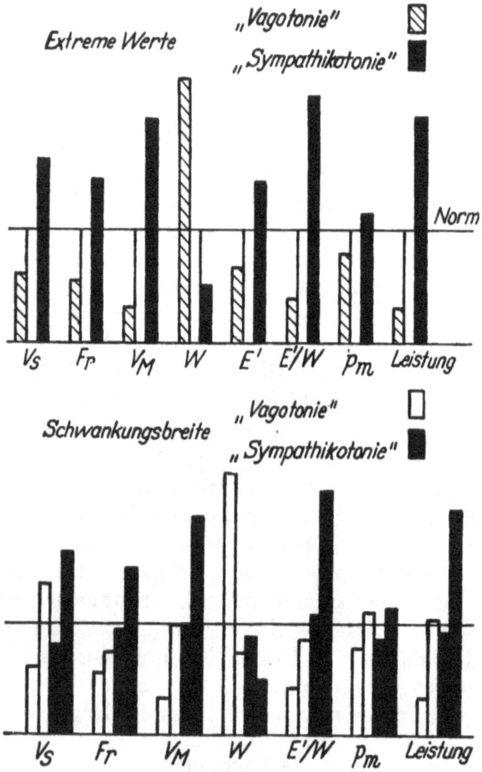

Abb. 28. Extreme Werte sowie die Schwankungsbreite der Kreislaufgrößen bei Vagotonie und Sympathikotonie (Dr. Dietrich Steinkopff, 1949)

Bereits innerhalb der Gruppe der Sympathikotonie und der Vagotonie besteht eine erhebliche Schwankungsbreite. Als allgemeinen Merksatz kann man behalten:

Bei der Sympathikotonie sind alle Meßergebnisse der Kreislaufgrößenbestimmung gesteigert, vermindert ist der periphere Widerstand.

Bei der Vagotonie sind alle Meßergebnisse der Kreislaufgrößenbestimmung herabgesetzt, gesteigert ist der periphere Widerstand.

Dieser Merksatz ist nur grob richtig, ermöglicht aber immer eine schnelle Rückerinnerung der Verhältnisse.

Bei der Ermittlung der Herzdynamik fällt bei einer meist bestehenden Tachykardie eine Verkürzung der Systolendauer auf, dabei ist meist die Anspannungszeit verkürzt, die Austreibungszeit verlängert. Im EKG finden sich eine Sinustachykardie, vereinzelt Extrasystolie, hohe *T*-Zacken und ein bogenförmiger, leicht erhöhter Verlauf der Zwischenstrecken.

Da die Sympathikotonie selten rein zur Darstellung kommt, empfehlen wir, besser von einer sympathikotonen Reaktionslage zu sprechen.

2. *Vagotonie*

Entsprechend der Formulierung von W. R. HESS stellt das Überwiegen des N. vagus eine *Schonung der Energien* dar. Die Zahl der reinen Vagotonien ist noch kleiner als die der reinen Sympathikotonien. Die Patienten gehören fast ausschließlich der Gruppe des *leptosomen Konstitutionstypes* an. Bei niederer Frequenz und niedrigem Blutdruck sind das Schlag- und Minutenvolumen vermindert, der periphere Widerstand ist erhöht, wie dies aus der vorstehenden Abbildung ersichtlich wird. Bei bestehender Bradykardie ist die Systolendauer relativ verlängert. Die Werte für Anspannungs- und Austreibungszeit liegen im oberen Bereich der Norm. Im EKG findet sich oft die Sinusbradykardie mit Werten für die Überleitungszeit von 0,18 bis 0,2 sec. Nach Belastung verkürzt sich mit Frequenzzunahme die Überleitungszeit zum Unterschied von organischen Myokardaffektionen. Die Vertreter dieser Gruppe neigen oftmals zur orthostatischen Dysregulation mit Schwindelerscheinungen bei Lagewechsel und Kollapsneigung.

Näher brauchen wir auf die Symptomatologie der beiden vegetativen Störungsformen nicht einzugehen.

SCHIMERT kommt unter der Voraussetzung der stets stattfindenden Reaktionskomplexe und unter Berücksichtigung des allgemeinen vegetativen Geschehens im individuellen Grund-Vitaltonus, wie schon angeführt, zu den Gruppen der

1. hypertonen Regulationsstörung oder der sogenannten Leistungsstarken (ergotrope Gesamtsituation nach W. R. HESS)
2. hypotonen Regulationsstörung oder der sogenannten Leistungsschwachen (histiotrope Gesamtsituation nach W. R. HESS)

Unsere Untersuchungsergebnisse stimmen mit denen von SCHIMERT überein. Abbildung 29 soll unsere Ergebnisse wiedergeben.

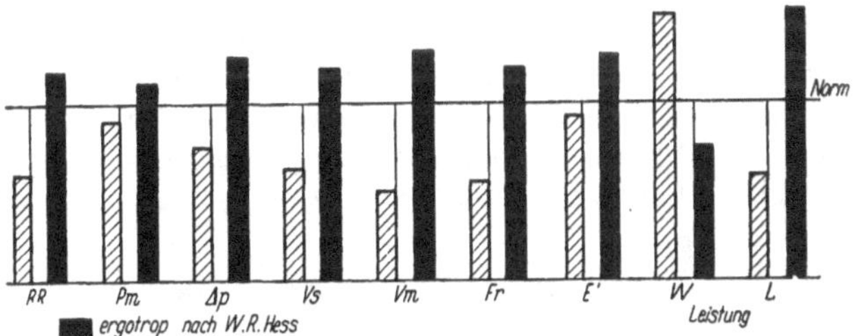

Abb. 29. Grundeinstellung des Kreislaufs

Die Werte von Abbildung 29 geben die Ruheeinstellung des Kreislaufs wieder. Die Belastung erfordert physiologischerweise Reaktionskomplexe derart, daß z. B. einem erhöhten Sympathikotonus am Herzen ein gesteigerter Parasympathikotonus am Gefäßsystem entspricht und umgekehrt und daß diese Einstellung in sinnvoller Koordination eintritt. Es gilt auch hierbei der Grundsatz: Mit einem Minimum an Energie ein Maximum an Leistung.

Bei der neurozirkulatorischen Dystonie, die sich vorwiegend am kardiovaskulären System abspielt, handelt es sich um eine weitgehende Regulationsträgheit des individuellen Vitaltonus, nach STURM um eine Regulationsstarre. Wir vertreten gleichfalls wie G. v. BERGMANN, SCHIMERT, STURM u. a. die Ansicht, daß die Unterteilung der neurozirkulatorischen Dystonie in die hypertone und hypotone Regulationsstörung richtiger ist und betonen an dieser Stelle besonders, daß zur Ermittlung dieser Formen die physikalische Kreislaufgrößenbestimmung die Methode der Wahl ist.

Wir konnten bei vielen Patienten, bei denen auf Grund der neurozirkulatorischen Dystonie und der hierdurch hervorgerufenen Veränderungen im EKG bereits seit längerem die Diagnose Myokardschaden gestellt war, auf Grund der Kreislaufgrößenbestimmung Klarheit schaffen und überzeugende Therapieerfolge erzielen. In mehreren Fällen war auch bereits erfolglos Strophanthin verabreicht worden. Viele Patienten zeigten auch bereits die psychogene Fixation der *Herzerkrankung*. An dieser Stelle sollen jedoch nur die diagnostischen Probleme berührt werden. Wir konnten andererseits bei Patientengruppen, bei denen trotz starker kardiovaskulärer Beschwerden weder im Ruhe- noch im Steh-EKG Veränderungen des Erregungsablaufes beobachtet wurden, mittels der Kreislaufgrößenbestimmung hypertone und hypotone sowie Mischformen der neurozirkulatorischen Dystonie nachweisen. Damit muß nochmals die Bedeutung der Kreislaufgrößenbestimmung für die klare Beurteilung beider Patientengruppen, die mit und ohne EKG-Veränderungen, unterstrichen werden. Die Methode bewahrt den Arzt vor Fehldiagnosen und führt den Patienten auf kürzestem Wege der richtigen Therapie zu. Die am Anfang angegebenen Prozentzahlen der Häufigkeit der neurozirkulatorischen Dystonie rechtfertigen in jedem Fall den Aufwand. Wir möchten an dieser Stelle vor allen sogenannten *Testreaktionen* mit verschiedenen Pharmaka und der daraus gefolgerten Deutung der EKG-Veränderungen und einzelner Kreislaufgrößen warnen. Es erübrigt sich die bis heute in der Literatur angegebenen, auf vorgenannte Weise ausgewerteten, *Teste* anzuführen. Ihre Vielzahl spricht für ihre Unzuverlässigkeit und enge Begrenzung. Von manchen Autoren ist der Versuch unternommen worden, außer dem Rahmen der neurozirkulatorischen Dystonie noch eigene Krankheitsbegriffe zu prägen. Sie richten sich nach dem Überwiegen der subjektiven Beschwerden sowie nach der im Vordergrund stehenden klinischen Symptomatik. So spricht DELIUS vom *sensitiven Herzen*. Er versteht hiernunter eine Sensibilisierung des Herznervensystems durch konstitutionelle Grundfaktoren, biologische Schicksalsfaktoren und exogene Schadensfaktoren. Nach unseren Erfahrungen bleibt aber das sensitive Herz nicht auf sich selbst und das Herznervensystem beschränkt, sondern ist ebenso ein Teilglied, eine spezielle Form, der neurozirkulatorischen Dystonie mit Beeinträchtigung des gesamten kardiovaskulären Systems bei gleicher Pathogenese. Wir glauben, daß dies auch der Ansicht von DELIUS entspricht.

3. Die orthostatische Dysregulation

Durch den Stehversuch konnten wir bei Patienten mit vorwiegend histiotroper Reaktionslage typische Veränderungen für den orthostatischen Kollaps nachweisen. Bei Frequenzanstieg vermindern sich das Schlag- und Minutenvolumen, während der elastische Widerstand mäßig, der periphere Widerstand dagegen sehr deutlich ansteigen. Der systolische Blutdruck sinkt nur wenig ab, der diastolische Blutdruck zeigt einen deutlichen Anstieg. Wir konnten diese Störungen aber nicht nur bei Leistungsschwachen, sondern auch bei Normo- und Hypertonikern nachweisen. Es handelt sich hier um den von SCHELLONG als hypotonen Symptomenkomplex bezeichneten Kreis der orthostatischen Dysregulation. Die Systolendauer wurde relativ verkürzt, die Anspannungszeit meist verlängert gefunden. Hämodynamisch handelt es sich wahrscheinlich um ein Versacken des Blutes im venösen Kreislauf mit mangelnder Rückkehr zum Herzen.

In einigen Fällen war ein Abfall sowohl des systolischen als auch des diastolischen Blutdruckes festzustellen. Entsprechend wurden die Werte der Gefäßwiderstände vermindert gefunden. Dieses Ergebnis weist zudem auf eine Störung bzw. Dysregulation des arteriellen Tonus hin. SCHELLONG bezeichnete diese Form als hypodynamen Symptomenkomplex. Nicht in allen Fällen, bei denen die hämodynamischen Meßergebnisse deutlich waren, konnten im Elektrokardiogramm (im Stehen) Veränderungen nachgewiesen werden. DELIUS und REINDELL, später auch SARRE, haben nachgewiesen, daß für die Veränderungen im Steh-EKG der im Stehen reflektorisch einsetzende überwiegende Sympathikotonus allein verantwortlich gemacht werden muß und wahrscheinlich nicht eine mangelhafte Durchblutung des Herzmuskels allein ursächlich verantwortlich zu machen ist.

Außer den beiden Formen der hypotonen und hypodynamen Form der orthostatischen Dysregulation werden im Steh-EKG viele Mischformen nachgewiesen. Die hämodynamischen Meßergebnisse der Ruheeinstellung und der Orthostase des Kreislaufs tragen sehr wesentlich dazu bei, die klinische Differentialdiagnose zwischen Herzschädigung und funktioneller Störung zu klären, vor allem wenn EKG-Veränderungen ihre klinische Deutung erfahren sollen. Wir glauben, daß sich damit der Prozentsatz der scheinbaren Myokardschädigungen vermindert.

IV. TEIL

FUNKTIONSPRÜFUNGEN IN DER TÄGLICHEN PRAXIS

Nachdem im Vorhergehenden unter bezug auf die physikalische Kreislaufgrößenbestimmung die hämodynamischen Grundlagen der Herz-Kreislaufstörungen besprochen wurden, sollen nun die Kreislaufregulationsprüfungen besprochen werden, die täglich am Krankenbett durchgeführt werden.

Die Funktionseinheit des Herz-Kreislaufsystems, die wir immer wieder betont haben, muß hierbei im Vordergrund stehen. Eine Trennung in eine Herzinsuffizienz und eine Kreislaufinsuffizienz kann nur bedingt und mit aller Vorsicht erfolgen. Die ausführliche Besprechung der physikalischen Kreislaufgrößenbestimmung und ihrer Meßwerte wird das deutlich gemacht haben. Die Gliederung in eine Funktionsdiagnostik des Herzens und in eine Funktionsdiagnostik des Kreislaufs, die wir für den Hauptteil unserer Arbeit gewählt haben, soll auch bei der nun folgenden Besprechung der einfachen Regulationsprüfungen aufrecht erhalten bleiben; denn der Sinn dieser einfachen Regulationsprüfungen kann nur der einer schnellen Überblicksorientierung sein, wobei die Fragestellung immer die sein wird:

a) Handelt es sich um organisch bedingte Störungen?
b) Handelt es sich um neurozirkulatorische Störungen?
c) Handelt es sich um Mischformen?

A. Kreislaufregulationsprüfung nach Schellong

Die von SCHELLONG angegebene Kreislaufregulationsprüfung wird heute in der klinischen Praxis nur bezüglich der Bestimmung der Blutdruckwerte und der Herzfrequenz in Ruhe, nach Belastung und im Stehen angewandt. Wir halten nach unseren Erfahrungen eine gleichzeitige Bestimmung der Atemfrequenz und die hierbei zu beobachtende Atemqualität für wertvoll. Der Versuch gliedert sich in 3 Abschnitte:

	RR	Puls	Atmung
I. Ruhe			
II. Stehen: sofort nach 10 Minuten			
III. Belastung: sofort nach 1 Minute nach 2 Minuten nach 3 Minuten (normalerweise Rückkehr zur Ausgangslage) wenn erforderlich, längere Beobachtungsdauer			

Methodik: Der 1. Abschnitt der Regulationsprüfung erfolgt am liegenden Patienten. Hierzu soll der Patient mindestens 10 Minuten in passiver Lage, d. h. also wirklich entspannt und ruhig auf dem Untersuchungsbett gelegen haben. Wichtig ist hierbei, daß eine seelische Entspannung stattgefunden hat, vor allem für die Ermittlung der individuellen Kreislaufausgangslage in Bezugsetzung zur Belastungsreaktion und zum Verhalten im Stehen. Der Ermittlung der Ruhewerte (*RR*, Puls, Atmung) soll wenigstens eine 2malige Messung zugrunde liegen, bei Differenzen muß 3mal gemessen und dann der Mittelwert eingesetzt werden. An die Ermittlung der Ruhewerte schließt sich der Stehversuch an. Der Patient muß zwanglos und frei stehen, wobei von ihm außer der aktiven Steharbeit nichts gefordert werden darf. Die Messungen erfolgen a) sofort, b) nach 10 min freiem Stehen.

Der 3. Abschnitt, die Belastung, erfordert eine konstante Belastung (am häufigsten geübt 20 Kniebeugen in bestimmter Zeiteinheit oder 25 Treppenstufen steigen). Hierbei bleibt die Blutdruckmanschette am Arm des Patienten liegen. Nach der Belastung legt der zu Untersuchende sich sofort wieder hin. Es erfolgen nun die Messungen (*RR*, Puls, Atmung) in minütlichen Abständen. Die Beurteilung der Pulsqualität, Auftreten von Rhythmusstörungen, Beurteilung der Atemqualität und andere Beobachtungen, wie Zyanose, Blässe, Schweißausbruch usw. sind u. U. wertvoll und werden ebenfalls in das vorliegende Schema eingetragen. Gemessen werden die Werte bis zur Rückkehr zur Ausgangslage (normalerweise nach 3 min), wenn notwendig über diese Zeit hinaus. Herzkranke mit wesentlicher Beeinträchtigung sowie Hypertoniker mit wesentlicher Blutdruckerhöhung dürfen nicht in dieser Art belastet werden.

1. Der Ruhe- und Belastungsversuch

Der Ruheversuch ergibt zunächst einen groben Überblick über die Kreislaufausgangslage. Es finden sich hier:

a) Die Gruppe der Leistungsstarken (ergotrope Gesamtsituation nach W. R. Hess)

Dieser Gruppe gehören die Konstitutionstypen des muskulären, athletischen Habitus, sowie ein Teil des pyknischen Habitus an. Das schließt nicht aus, daß wir auch Leptosome mit ergotroper Kreislaufausgangslage finden. Der systolische Blutdruck liegt meist über 130 mmHg, der diastolische Blutdruck selten unter 80 mmHg.

Eine Ausnahme bildet die sympathikotone Kreislaufausgangslage beim Effort- oder Da Costa-Syndrom, wobei ein erhöhter systolischer Blutdruck und meist ein herabgesetzter diastolischer Blutdruck (50 bis 70 mmHg) gefunden werden und somit eine hohe Blutdruckamplitude resultiert.

Die Pulsfrequenz ist meist normal oder etwas gesteigert, die Pulsqualität kräftig. Die Atmung ist in der Atemfrequenz und Qualität normal. Der Belastungsversuch zeigt einen deutlichen Anstieg des systolischen Blutdruckes, während der diastolische Blutdruck sich unterschiedlich verhält, oft sogar etwas absinkt, was zur Vergrößerung der Amplitude führt. Die Herzfrequenz wird mittelgradig beschleunigt. Die Puls wird härter, ist gut gefüllt, bleibt aber äqual und rhythmisch. Diese Veränderungen gehen nach 3 min wieder zur Ausgangslage zurück. Ist dies nicht der Fall, so ist entweder eine dystone Regulationsstörung anzunehmen, die dann meist im Stehversuch noch deutlicher wird, oder es liegt eine Herzkreislaufinsuffizienz vor, die sich dann aber auch in der anderen Symptomatik (EKG, Röntgen) feststellen lassen muß. Bei der dystonen Regulationsstörung finden sich im Stehversuch dann sowohl hypotone als auch hypodyname Regulationsstörungen, ebenfalls Mischformen.

Hämodynamisch kommt es durch die Belastung zu einer Erhöhung des Schlagvolumens durch Auswurf der Restblutmenge, weiter zu einer Frequenzsteigerung in physiologischem Ausmaß, zur Erhöhung der zirkulierenden Blutmenge und schließlich zu einem gesteigerten venösen Rückfluß. Das setzt voraus, daß die regulative Tonisierung der Gefäßperipherie regelrecht erfolgt. Dieses Reglersystem ist bei der Patientengruppe der ergotropen Gesamtsituation überschießend, was durch eine stärkere Erhöhung des systolischen Blutdrucks und mittlere Frequenzsteigerung beim Belastungsversuch zur Darstellung kommt. Es fehlt aber der SCHELLONGschen Funktionsprüfung der notwendige Rückschluß auf das Verhalten der Gefäßwiderstände, der nur durch die physikalische Kreislaufgrößenbestimmung ermöglicht wird.

b) Die Gruppe der Leistungsschwachen (histiotrope Gesamtsituation nach W. R. HESS)

Hier findet sich meist der systolische Blutdruck niedrig, der diastolische Blutdruck verhält sich unterschiedlich, die Blutdruckamplitude ist gering. Die Herzfrequenz ist oft schon in Ruhe gesteigert, findet sich in einigen Fällen dagegen sogar bradykard. Der vorherrschende Konstitutionstyp ist der leptosome. Der Puls ist nicht so gut gefüllt. In vielen Fällen findet sich eine respiratorische Arrhythmie.

Der Belastungsversuch zeigt eine im Vordergrund stehende Steigerung der Pulsfrequenz, wobei der Puls selbst stoßender wird. Der systolische Blutdruck steigt nur wenig, der diastolische Blutdruck bleibt unverändert oder zeigt einen geringen Anstieg. Die Blutdruckamplitude erfährt keine wesentliche Vergrößerung. In der Erholungsphase nach dem Belastungsversuch kehrt die Frequenzsteigerung meist nicht innerhalb von 3 min zur Norm zurück. Die Blutdruckwerte, sowohl systolisch als diastolisch, fallen oft unter die Ausgangswerte, um dann wieder anzusteigen. Hieraus wird bereits die Labilität der Regulationen sichtbar. Dies ist das Wesentliche, was der SCHELLONGsche Versuch in der Groborientierung bezüglich der neurozirkulatorischen Regulationsstörung aussagen kann. Weitere Rückschlüsse auf die hämodynamischen Verhältnisse sollen nicht gezogen werden, denn diese sind rein spekulativ und ohne Anwendung der physikalischen Kreislaufgrößenbestimmung niemals sicher festlegbar. Aus der Kenntnis der ermittelten hämodynamischen Meßgrößen mittels physikalischer Kreislaufgrößenbestimmung wissen wir, daß in der Gruppe der Leistungsschwachen die geforderte Mehrleistung bei Arbeitsbelastung nicht über eine Steigerung des Schlagvolumens, sondern ganz unphysiologisch über die Frequenzsteigerung erfolgt, wodurch eine notwendige Erhöhung des Minutenvolumens ebenfalls ausbleibt. Die Gefäßwiderstände vorwiegend im peripheren Abschnitt erfahren eine wesentliche Steigerung, was als sinnvolle regulative Tonisierung zur Aufrechterhaltung der notwendigen Kreislaufversorgung gedeutet werden muß. Im Stehversuch wird diese Regulationsart noch deutlicher.

c) Die Gruppe der Herzinsuffizienz

Hier muß besonders betont werden, daß die Regulationsprüfung nach SCHELLONG bei wesentlichen Herzerkrankungen unterbleiben muß. Die Gruppe der Herzinsuffizienz verlangt eine ganz vorsichtige Auswertung der vorliegenden Ergebnisse besonders deshalb, weil es einen typischen Ausfall der Kreislaufregulationsprüfung bei Herzinsuffizienz nicht gibt. Wir dürfen an dieser Stelle noch einmal auf den unbedingten Zusammenhang zwischen Herz- und Kreislaufsystem hinweisen. Die Ergebnisse der Kreislaufregulationsprüfung bei vorliegender Herzinsuffizienz sind denen der Leistungsschwachen fast identisch. Es fehlt der ausreichende Anstieg des systolischen Blutdruckes bei ganz im Vordergrund stehender Steigerung der Herzfrequenz. Oft wird der Puls nach Belastung inäqual, was einerseits durch eine unterschiedliche Auswurfleistung des Herzens bei mangelndem venösem Rückflußangebot und durch eine direkte Herzleistungsschwäche bedingt ist, andererseits aber auch regulatorisch erfolgt, da die Gefäßperipherie durch Konstriktion einem peripheren Versacken des Blutes entgegenwirkt. Die Steigerung der Herzfrequenz hält immer über 3 min hinaus an, wenn eine wesentliche Herzinsuffizienz vorliegt. Bei der Herzinsuffizienz sind gerade die Nebenbeobachtungen von großem Wert. Auftretende Zyanose, Dyspnoe oder anhaltende Tachypnoe, einfallende Extrasystolie oder venöse Einflußstauungen sind für die Beurteilung äußerst wichtig.

Der SCHELLONGsche Versuch sollte immer nur in Verbindung mit dem klinischen Gesamtbild gedeutet werden, da es sich um eine grobe Orientierung, und nicht mehr, handelt. Vor einer Überbewertung kann nicht streng genug gewarnt werden.

d) Andere klinische Symptomengruppen

Die Symptomengruppe der Hypertonie, die sehr uneinheitlich ist, kann durch den SCHELLONGschen Versuch nicht weiter differenziert werden. Es sind hier einfach nicht mehr die Voraussetzungen gegeben, eine Richtung des Reaktionsablaufes erkennen zu lassen, weder im Hinblick auf das Gefäßsystem noch im Hinblick auf die Herzdynamik. In diesen Fällen müssen längere Kontrollen mit Anfertigung von Tagesverlaufskurven der meßbaren hämodynamischen Größen angefertigt werden. Außerdem müssen alle differentialdiagnostischen Untersuchungsmethoden zur näheren Klärung der Hypertonie Anwendung finden, die wesentlich weiter führen als der SCHELLONGsche Versuch.

Die Gruppe der Hypotonie ist ebenfalls, wie bereits ausführlich dargestellt, uneinheitlich. Die Hypotonie ist nur ein Symptom. Bei Sportlern und Trainierten finden wir nach Belastung einen ausreichenden Anstieg des systolischen Blutdruckes bei fast gleichbleibendem diastolischem Blutdruck. Die meist in Ruhe festgestellte Bradykardie zeigt nach Belastung keine sehr wesentliche Frequenzsteigerung.

Die konstitutionelle Hypotonie und auch die sekundäre Hypotonie, postinfektiös und in Erschöpfungszuständen, gliedert sich in ihrer Regulationsart in die Gruppe der neurozirkulatorischen Dystonie ein und bedarf keiner besonderen Darstellung. kann auch durch den SCHELLONGschen Versuch nicht weiter geklärt werden.

2. *Der Stehversuch*

Der Stehversuch stellt in gewissem Maße die bestdosierte und physiologisch schonendste Belastung dar. Er erfordert durch den Wechsel der Körperlage eine aktive Arbeit und ferner eine Umstellungsreaktion des Körpers als Anpassungsvorgang an die Steharbeit. Versuche, die aktive Körperarbeit auszuschalten, in dem passive Änderungen der Körperlage gewählt wurden, haben in ihren Ergebnissen nicht wesentlich weiter geführt, jedenfalls nicht in dem Sinne, daß hierdurch die gewonnenen Ergebnisse, durch den Wegfall der aktiven Steharbeit, zur Differenzierung einer Herzleistungsinsuffizienz von einer orthostatischen Dysregulation besser herangezogen werden könnten, als die Ergebnisse des Stehversuches mit aktivem Stehen.

Die Körperarbeit durch aktives Stehen sowie die hierdurch erforderlich werdende hämodynamische Umstellung führt in physiologischen Fällen zu einer Abnahme des

Schlag- und Minutenvolumens von etwa 30%. Die Gefäßwiderstände werden gesteigert, die Herzfrequenz zeigt einen mäßigen Anstieg. Wir finden also bereits beim Kreislaufgesunden einen geringen Anstieg des systolischen und diastolischen Blutdrucks, eine mäßige Frequenzsteigerung, eine leichte Beschleunigung der Pulswellengeschwindigkeit, bezüglich der Herzdynamik verlängert sich die Anpassungszeit relativ, während die Austreibungszeit unbeeinflußt bleibt oder sich nur gering verkürzt. Die orthostatische Dysregulation zeigt vornehmlich 3 Reaktionsgruppen, die kurze Erwähnung finden sollen.

a) Hypotone Regulationsstörung nach Schellong (Abb. 30)

In der Gruppe der hypotonen Regulationsstörung finden wir vorwiegend eine Senkung des systolischen Blutdrucks bei ansteigendem diastolischem Blutdruck bei einer gleichzeitig wesentlichen Steigerung der Pulsfrequenz. Oft beobachten wir Akrozyanose, Hyperhidrosis, sogar eine direkte Kollapsneigung. Hämodynamisch droht das Blut (nach Wollheim die aktive Blutmenge) in der Peripherie zu versacken. Der venöse Rückfluß erfährt jedenfalls eine Verminderung. Der Versuch einer Einengung der Strombahn, was sich in einer Steigerung des peripheren Widerstandes ausdrückt, reicht regulatorisch zur Kompensation nicht aus (arterielle Zentralisation). Auch die Frequenzsteigerung kann bei Verminderung des Schlagvolumens kein ausreichendes Minutenvolumen zustande bringen.

Normales Kreislaufverhalten

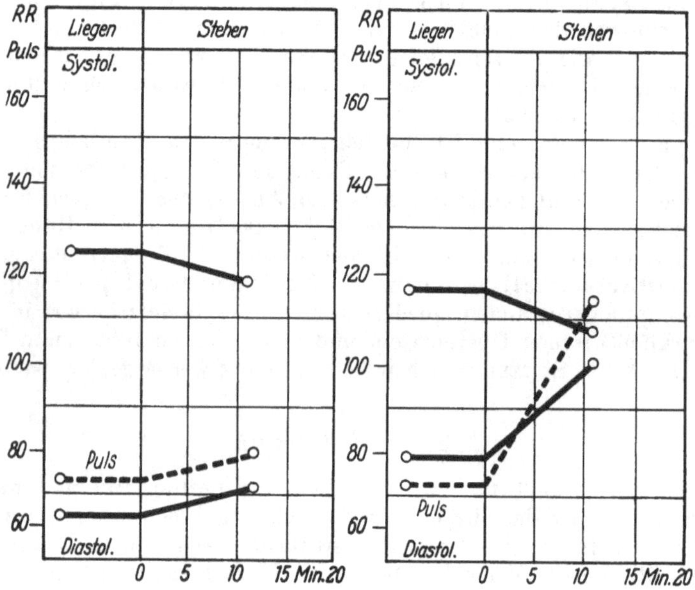

Hypotone Regulationsstörung

Abb. 30

b) Hypodyname Regulationsstörung nach Schellong (Abb. 31)

In dieser Gruppe finden wir ein Absinken sowohl des systolischen als auch des diastolischen Blutdrucks von oft erheblichen Ausmaßen. Hierbei kann eine stärkere Tachykardie beobachtet werden. Die Tonisierung der Gefäßperipherie bleibt hier

Normales Kreislaufverhalten

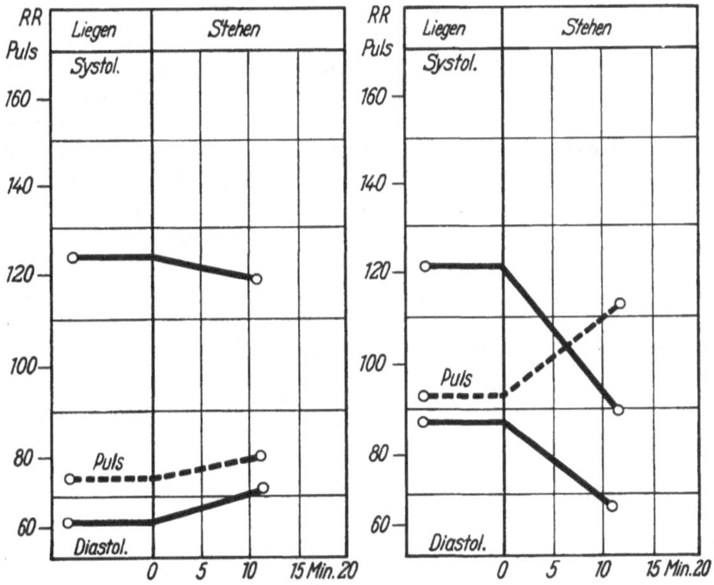

Hypodyname Regulationsstörung

Abb. 31

völlig aus, der venöse Rückfluß ist nicht garantiert, das Schlag- und Minutenvolumen sind deutlich herabgesetzt und die Pulswellengeschwindigkeit ist ebenfalls vermindert. In die Gruppe der hypodynamen Regulationsstörung gehören auch die Nebenniereninsuffizienz und die hypophysär ausgelösten Störungen. Es muß in diesen Fällen eine Hypadrenie vorausgesetzt werden. Diese Fälle zeigen meist eine hypotone Kreislaufausgangslage, wobei es im Stehversuch oft bis zum direkten Kollaps kommt. Im Gegensatz zu dem beschriebenen Regulationsablauf der hypodynamen Symptomengruppe findet sich bei einer weiteren Gruppe der primär-dystonen Regulationsstörung, die nach unseren Erfahrungen am häufigsten beobachtet wird, ein gesteigerter adrenaler Effekt, wie wir das durch die Ephetonin-Belastung nachweisen konnten. Näher wird hierauf im nächsten Abschnitt noch eingegangen werden.

Wird beim hypodynamen Symptomenkomplex ein Abfall des systolischen und diastolischen Blutdrucks beobachtet, tritt aber an Stelle der Tachykardie eine Bradykardie auf, dann ist die gegenregulatorische Funktion des parasympathischen Systems gesteigert.

c) Primär-dystone Regulationsstörung

In dieser Gruppe finden wir alle Mischformen. Die Patienten gehören allen Konstitutionstypen an, finden sich in allen Altersklassen und Berufsgruppen und bringen alle erhebliche Klageäußerungen vor. Es muß hier eine absolute Entgleisung der regulatorischen Fähigkeiten angenommen werden, wobei das physiologische Maß der Koordination und Korrelation verlorengegangen ist. Die charakteristische Kreislaufgrößen sind wechselnd und die periodischen Tagesschwankungen in ihren Richtungsänderungen uneinheitlich. Wir glauben hier der Ansicht von STURM beipflichten zu müssen, daß in dieser Gruppe eine absolute Regulationsstarre vorliegt. Eine Konstante wird jedoch immer gefunden, und zwar sind das sehr erheblich gesteigerte Gefäßwiderstände sowohl im zentral-elastischen als auch im peripheren Stromgebiet bei frequenter bis tachykarder Herzaktion. Dabei liegen die ermittelten Anspannungszeiten an der oberen Grenze der Norm. Die erhebliche Steigerung der Gefäßwiderstände kommt bei der Blutdruckmessung nicht zum Ausdruck. Eine charakteristische Reaktionsform im Stehversuch ist nicht festzustellen. Wir konnten aber durch die Ephetoninbelastung mit 0,05 g i. v., ähnlich wie beim Phäochromozytom, einen gesteigerten sympathiko-adrenalen Effekt bei dieser Reaktionsgruppe nachweisen. Es handelt sich hierbei um eine vegetativ-regulatorische Sympathikuswirkung, die bis zur vermehrten Adrenalinausschüttung gehen kann, vor allem hierdurch zur Beeinflussung des Muskelstoffwechsels des Herzens selbst führen kann, indem das Adrenalin einen Glykogensturz im Herzmuskel auslöst. Diese Tatsache dürfte nicht ohne Einfluß auf die später zu besprechenden EKG-Veränderungen sein.

Der SCHELLONGsche Versuch ist also zur näheren Differenzierung der primärdystonen Regulationsstörung ungeeignet. Wenn sich ein uncharakteristisches Bild ergibt, das weder der hypotonen noch hypodynamen Regulationsstörung zugeordnet werden kann, die Klageäußerungen des Patienten aber erheblich sind und gleichzeitig EKG-Veränderungen registriert werden, dann sollte auf jeden Fall die physikalische Kreislaufgrößenbestimmung durchgeführt werden, um einerseits die Fehldiagnose eines Myokardschadens zu vermeiden und andererseits dem Patienten kein Unrecht zu tun, indem die Klageäußerungen als Aggravation abgetan werden. Wir werden bei Besprechung der elektrokardiographischen Funktionsdiagnostik noch näher auf diese Problematik eingehen.

B. Die elektrokardiographische Funktionsdiagnostik

Das EKG vermittelt uns einen Einblick in das elektrophysiologische Geschehen des Herzmuskels. Bei der ausführlichen vorhandenen speziellen Literatur können hier nur die wesentlichsten Punkte der Funktionsdiagnostik besprochen werden.

1. Frequenz

Die normale Frequenz des Herzens, die vom Sinusknoten angegeben wird, beträgt 70 min. Von einer Sinustachykardie soll erst gesprochen werden, wenn bei völliger Ruhe eine Frequenz von 90 min und darüber vorliegt. Eine Sinusbradykardie wird angenommen, wenn die Frequenz bei völliger Ruhe unter 60 min liegt.

Sinustachykardien sind häufiger als Sinusbradykardien. Die Sinustachykardie ist weitaus häufiger Ausdruck einer funktionellen Beeinflussung als einer Herzmuskelerkrankung. Finden sich gleichzeitig spitz hohe (sogenannte vegetative) *T*-Zacken, dann kann bei sonst normalem Kurvenverlauf eine sympathikotone oder ergotrope Kreislaufausgangslage angenommen werden.

Sinusbradykardien bei sonst normalem Kurvenverlauf finden sich ebenfalls als Ausdruck der funktionellen Beeinflussung bei vagotoner Kreislaufausgangslage. Hierbei sind die *P*-Zacken oft klein oder angedeutet negativ, was als Vaguseinfluß gedeutet wird. Die Überleitungszeiten liegen oft an der oberen Grenze der Norm (0,20 sec), verkürzen sich meist nach Belastung, was dann als typisch für den vagotonen Charakter der Sinusbradykardie gelten kann. Häufig verlaufen die *T*-Zacken abgeflacht.

2. Die Bedeutung des QRS-Komplexes

Bereits von SCHELLONG wurde auf die Bedeutung des *QRS*-Komplexes hingewiesen, da gerade dieser Kammerkomplex vom Funktionszustand des Myokards abhängig ist. Hier soll nur die Bedeutung des *QRS*-Komplexes bezüglich der Funktionsdiagnostik Berücksichtigung finden (Abb. 32). Als oberster Grenzwert für die Gesamtbreite des *QRS*-Komplexes werden im Extremitäten-EKG als auch in den präkordialen Ableitungen 0,10 bis 0,11 sec angegeben. Die Ausmessung des *QRS*-Komplexes kann mit ausreichender Genauigkeit nur an einer mit einem Mehrfachschreiber geschriebenen Kurve erfolgen. Hierbei wird der *QRS*-Komplex nie an einer Ableitung gemessen, sondern vom frühesten Beginn einer nachweisbaren *Q*-Zacke in irgendeiner Ableitung bis zum Ende der *S*-Zacke in der Ableitung, wo sie am deutlichsten zur Darstellung kommt. Hierbei muß von dem Registrierinstrument eine genaue Synchronisation verlangt werden.

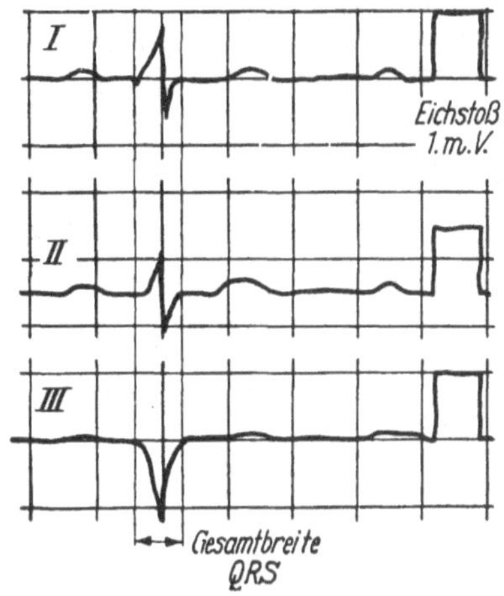

Abb. 32

Beim Herzgesunden findet sich nach Belastung eine mittelgradige Frequenzerhöhung, die mit einer Verkürzung des *QRS*-Komplexes einhergeht. Kommt es nach Belastung bei ausreichender Frequenzerhöhung nicht zu einer Verkürzung des Kammerkomplexes, ja sogar zu einer Verlängerung, dann muß der Verdacht einer organischen Herzmuskelstörung geäußert werden. Nach unseren eigenen Erfahrungen finden sich dann gleichzeitig Veränderungen im Bereich der Erregungsrückbildung vorwiegend über dem linken Präkordium (V 4 bis V 6), die bei fehlender Verkürzung des *QRS*-Komplexes oder sogar bei Verlängerung im Belastungs-EKG einen organischen Herzmuskelschaden annehmen lassen.Die Ausmessung der *QRS*-Gruppe muß sehr genau erfolgen, denn die Verkürzungen sind niemals sehr deutlich erkennbar.

Wenn eine Funktionsdiagnostik durch Ausmessung des *QRS*-Komplexes betrieben wird, muß mit möglichst großer Papiergeschwindigkeit gearbeitet werden. Am besten geeignet erscheint uns eine Papiergeschwindigkeit von 100 mm/sec. Die Genauigkeit der Synchronisation ist an den Eichzacken am besten zu kontrollieren.

Einen Ausnahmefall müssen wir an dieser Stelle kurz erwähnen. Es handelt sich um das WPW-Syndrom (WOLFF-PARKINSON-WHITE). Hierbei besteht eine Verlängerung des *QRS*-Komplexes über 0,12 sec, die auf Kosten der Überleitungszeit geht, die unter 0,1 sec gemessen wird. Näher können wir an dieser Stelle auf das WPW-Syndrom nicht eingehen.

3. Das Belastungs-EKG

Die Beobachtung des Kurvenablaufes nach gezielter Belastung kann oft eine latente Herzschädigung aufdecken. Grundsätzlich dürfen Patienten mit wesentlicher Herzschädigung nicht belastet werden. Die Art der gewählten Belastung ist in der Praxis die gleiche, wie auch bei der Kreislaufregulationsprüfung nach SCHELLONG. Unter der

Arbeitsbelastung kommt es zu einer erhöhten Arbeitsleistung des Herzmuskels, die heute durch das EKG in der praktischen Anwendung in der Arbeit selbst noch nicht erfaßt werden kann. Erfaßt wird das Stadium sofort nach der geleisteten Arbeit sowie die sich anschließende Erholungspause. Es werden demnach für die zu beurteilende Stoffwechsellage des Herzmuskels die Durchblutungsverhältnisse neben der Arbeitsgewohnheit (Training) sowie funktionell-regulatorische Momente die Hauptrolle spielen. Letztere können gerade bei der neurozirkulatorischen Dystonie Änderungen des Kurvenverlaufes herbeiführen, die von organischen Läsionen nicht einwandfrei zu trennen sind. Das bezieht sich vorwiegend auf die Störungen der Erregungsrückbildung, also auf die Veränderungen der *ST*-Strecke und der *T*-Zacken. Hieraus geht bereits hervor, daß die Beurteilung des Kurvenablaufes sehr vorsichtig und zurückhaltend erfolgen muß und eine Entscheidungssicherheit durch das EKG nicht gegeben ist. Es ist nur eine Teiluntersuchung, die sich in die übrige Diagnostik mit einzuordnen hat.

Wir fordern als Funktionsdiagnostik in jedem Falle die Durchführung des Ruhe-, Belastungs- und Steh-EKG mit präkordialen Ableitungen, wesentlich die Wiederholung der Belastungs- und Stehkurven nach 3 und 5 min. Hierbei ergibt sich die Möglichkeit, daß einem gestörten Kurvenablauf im Ruhe-EKG eine normale Arbeitsreaktion im Belastungs-EKG folgt, im Steh-EKG aber noch deutlicher als im Ruhe-EKG die neurozirkulatorisch bedingte Änderung des Kurvenverlaufes sichtbar wird. Nach Belastung werden oftmals höhere *P*-Zacken beobachtet, die noch als physiologische Reaktion zu beurteilen sind. Kommt es jedoch zur Ausbildung eines *P*-pulmonale, vielleicht mit negativen und verbreiterten *P*-Zacken im Anfangsteil in VR 3 und V 1, dann ist eine Widerstandserhöhung im kleinen Kreislauf und Rechtsherzbelastung anzunehmen.

Rhythmusstörungen, die nach Belastung auftreten, müssen auf längeren Streifen und über längere Zeit kontrolliert werden und dürfen dann ebenfalls nur im Rahmen des Gesamtbildes beurteilt werden. Auf nähere Einzelheiten können wir hier nicht eingehen. Die Überleitungszeit wird nach Belastung nicht wesentlich verändert, es sei denn, sie erfährt eine Verkürzung vorwiegend bei vagotoner Ausgangslage. Verlängerungen der Überleitungszeit nach Belastung bis zum Extrem der partiellen oder totalen Blockierung sind immer pathologisch. Die Beurteilung der Störungen der Erregungsrückbildung nach Belastung kann nur im Zusammenhang mit dem Ruhe- und Steh-EKG erfolgen. Der Begriff der Anoxämiereaktion, d. h. der deutlichen bogenförmigen *ST*-Senkung nach Belastung bei schon im Ruhe-EKG gesenkten Zwischenstrecken und die gleichlaufende Abflachung der *T*-Zacken bis zur Diskordanz oder Negativität, kann nicht generell angewandt werden, wenn diese Änderungen zur Darstellung kommen. Man sollte ihn nur gebrauchen, wenn gleichzeitig andere Zeichen einer Linksherzschädigung, wie z. B. ein pathologischer Hypertrophietyp, die besprochenen *QRS*-Veränderungen und vor allem im klinischen Gesamtbild Anhaltspunkte für eine Herzschädigung bestehen. Wir konnten schwerste *ST*- und *T*-Veränderungen als Ausdruck einer gestörten Tonuslage nachweisen und haben darüber an anderer Stelle schon berichtet. Den Veränderungen der Zwischenstrecken und Nachschwankungen liegt ein komplexes und bisher noch keinesfalls geklärtes Korrelationsgeschehen elektro-physiologischer Vorgänge des Muskelstoffwechsels zugrunde. Zweifelsohne spielt hier der Adrenalinstoffwechsel gerade bei neurozirkulatorisch bedingten Veränderungen der *ST*-Strecke und *T*-Zacken eine entscheidende Rolle. Wir konnten durch Anwendung von *Reserpin* (*Serpasil* der Fa. CIBA), das auch nach Untersuchungen von U. Köhler eine Schutzwirkung gegenüber dem Adrenalin ausübt, in dem der Glykogensturz im Herzmuskel weitgehend aufgehalten wird, schon nach wenigen Tagen einen völligen Ausgleich der teilweise erheblichen Kurvenveränderungen erzielen. Wir fanden eine Beseitigung der Tachykardie, Normalisierung der deutlich gesenkten Zwischenstrecken, Normalisierung der abgeflachten bzw. diskordanten oder negativen *T*-Zacken. Hierbei ist es wesentlich, daß diese Normalisierungen schon nach wenigen Tagen eintreten und dann nicht nur im Ruhe-EKG, sondern auch im Belastungs- und Steh-EKG anhalten. In keinem Falle einer organischen Herzschädigung konnten wir mit Reserpin den erwähnten Ausgleich erzielen.

Hier muß die Frage der Testuntersuchungen angeschnitten werden. Alle Testuntersuchungen, das beweist schon die Fülle der in der Literatur angegebenen Teste, sind unzuverlässig. Wir betrachten die *Reserpin*-Medikation auch nicht als Test im üblichen Sinne, sondern als eine Ausschlußmöglichkeit im Sinne einer gezielten Therapie bei neurozirkulatorischer Dystonie, wobei es wesentlich ist, daß der Kurvenausgleich bereits nach wenigen Tagen sichtbar wird. Kommt es nach *Reserpin* zu einem schnellen und völligen Ausgleich, dann können die anfänglich registrierten Veränderungen des Kurvenverlaufes vor allem bei vorhandener Tachykardie, nicht als organisch angesprochen werden. Tritt ein Ausgleich der Kurvenveränderungen nicht ein, dann darf allerdings noch kein organischer Schaden angenommen werden. Es muß hier das Gesamtbild entscheiden, worauf bei der EKG-Beurteilung nicht oft genug hingewiesen werden kann. Es war gerade dies die Veranlassung, diesen Leitfaden der Herzfunktionsprüfungen zu schreiben, die oft vernachlässigten hämodynamischen Gesamtbetrachtungen wieder in den Vordergrund der klinischen Entscheidungen zu bringen. Nach unseren eigenen Erfahrungen in der Beurteilung der Erregungsrückbildungsstörungen (*ST*-Senkung und *T*-Abflachung bis zur Negativität) kann die heute noch weitverbreitete Auffassung nicht mehr aufrechterhalten bleiben, wonach das Ausmaß der Veränderungen als entscheidend für die Frage — organische Schädigung oder rein funktionelle Störung — angesehen wurde. Funktionelle Störungen rufen oftmals deutlichere *ST*-Senkungen und sogar eine Negativität der *T*-Zacken hervor, als dies bei organischen Myokardläsionen der Fall ist. Den Veränderungen der Zwischenstrecken und Nachschwankungen liegt eine Ermüdung des Muskelstoffwechsels zugrunde. Die organische Schädigung wird aber, wenn überhaupt, nicht in dem Maße reversibel sein, wie es die temporäre neurozirkulatorisch bedingte Stoffwechselstörung sein muß, solange sie noch in einer regulativen Phase ist. Diese Auffassung wird dadurch bewiesen, daß nach der *Reserpin*-Medikation der schnelle und völlige Ausgleich des Kurvenbildes eintritt, was bei organischen Schädigungen nie der Fall ist. Wir möchten nochmals davor warnen, das Ausmaß der *ST*-Senkung und der *T*-Abflachung bzw. Negativität als entscheidend dafür anzusehen, ob die Störungen organischer oder funktioneller Natur sind. Diese Tatsache wird jeder selbst erleben, der nach *Serpasil*-Medikation einen völligen Kurvenausgleich von vorher ausgedehnten Veränderungen schon nach wenigen Tagen erlebt.

4. Das Steh-EKG

Bei kreislaufstabilen Personen tritt außer einer Frequenzzunahme im Kurvenverlauf des EKG keine wesentliche Änderung auf. Auf Grund eigener Untersuchungen sind nicht in allen Fällen einer neurozirkulatorischen Dystonie Veränderungen im Steh-EKG zu erwarten. Delius, Reindell, Sarre, Gadermann u. a. haben nachgewiesen, daß für die Veränderungen des Kurvenverlaufes im Stehen der reflektorisch einsetzende überwiegende Sympathikotonus verantwortlich zu machen ist und kein direkter Zusammenhang der Veränderungen mit der Koronardurchblutung besteht.

Die beobachteten Veränderungen betreffen vorwiegend die Frequenz (im Sinne der Steigerung) sowie wiederum die Erregungsrückbildung (*ST*-Senkung, *T*-Abflachung bis zur Negativität). Das Steh-EKG kann nur im Zusammenhang mit dem Ruhe-EKG und Belastungs-EKG gedeutet werden. Liegen ein normales Ruhe- und Belastungs-EKG vor und treten die beschriebenen Veränderungen nur im Steh-EKG auf, dann ist die Entscheidung einfach. In diesem Falle wird es sich um eine funktionelle Störung handeln. Ist aber das Ruhe- oder Belastungs-EKG verändert, dann wird auch das Steh-EKG verändert sein. Hier ist die Entscheidung, ob organisch oder funktionell, nicht mit Sicherheit möglich.

Die Registrierung von ausgesprochen sympathikotonen Veränderungen wie z. B. Höhertreten der Vorhofsschwankungen, spitz-hohe vegetative *T*-Zacken und bogenförmige Anhebung der Zwischenstrecken, können für die Deutung wichtig und richtungweisend sein. Es empfiehlt sich, die Funktionsbeurteilung mit aller Vorsicht vorzunehmen und im Zweifelsfalle mehrere Kontrollen zu machen, da gewisse Schwankungen im Tagesrhythmus schon erhebliche Veränderungen des Kurvenverlaufes herbeiführen können. Näher können wir im Rahmen dieser kurzen Darstellung auf diese Problematik nicht eingehen.

C. Die Bestimmung der Blutströmungsgeschwindigkeit

Die Blutströmungsgeschwindigkeit hängt von der Herzleistung, der Blutbeschaffenheit (Viskosität) sowie von der Beschaffenheit der Gefäße ab. Es handelt sich also um einen materiebehafteten Vorgang im Sinne einer *Transportfunktion.* Das Strömungsgesetz wurde bereits besprochen. Ausgehend von der Transportfunktion der Blutströmung ist es möglich, das Blut mit einer chemischen Substanz zu belasten, die an sich unschädlich ist, keine eigene Kreislaufwirksamkeit besitzt und nach einer zurückgelegten Wegstrecke, die bekannt sein muß, wieder einfach und sicher nachzuweisen ist. Wir möchten uns auf 2 Methoden beschränken.

1. Die Decholin-Methode

Verabreicht man Decholin als 20%ige Lösung i. v., dann gibt der Patient einen bitteren Geschmack auf der Zunge an, der durch eine Reizung der Geschmacksorgane zustande kommt. Diese Beobachtung führte Winternitz dazu, Decholin zur Bestimmung der Blutströmungsgeschwindigkeit zu benutzen.

Methodik: 4 ccm einer 20%igen Decholin-Lösung werden dem liegenden Patienten in die Kubitalvene injiziert. Der Einstich bei venöser Stauung erfolgt mit aufgesetzter Kochsalzspritze (physiologische NaCl-Lösung). Erst nach normalisierten Verhältnissen wird die Spritze mit der Decholin-Lösung aufgesetzt und sofort und schnell eingespritzt. Der Eintritt des Decholins wird mit der Stoppuhr festgehalten, die dann bei der Angabe des Patienten „bitter" wieder abgestoppt wird. Es muß dem Patienten vorher genau erklärt werden, daß er sofort, wenn er den bitteren Geschmack auf der Zunge verspürt, das Wort bitter angibt, denn in dieser Angabe liegt die größte Fehlerquelle der Methodik. Das Decholin durchläuft nach der Injektion in die Kubitalvene das rechte Herz, die Lungenstrombahn, das linke Herz und wird von hier in die Aorta ausgeworfen, gelangt dann über die A. carotis und die A. lingualis in die Zungenkapillaren, wo es zur Reizung der Geschmacksorgane führt. Dieser Weg wird normalerweise in 10 bis 15 sec zurückgelegt.

Auswertung: Die Auswertung der Methode muß mit aller Vorsicht erfolgen, da die Ankunft des Decholins in den Zungenkapillaren und an den Geschmacksorganen vom Untersuchten durch eine Geschmacksempfindung angegeben wird. Die Zuverlässigkeit des Patienten hängt z. T. auch von einer richtigen Belehrung ab. Bei der Rechtsinsuffizienz kommt es bei venöser Rückflußstauung zu einer Verlängerung der Decholin-Zeit über 16 sec. Die gleiche Verlängerung findet sich auch bei Veränderungen der intrapulmonalen Strömungsverhältnisse verschiedener Genese sowie bei der Linksinsuffizienz. Hierauf wird später noch eingegangen werden. Eine klassische Indikation besitzt die Decholin-Probe bei der Diagnostik von Shunt-Vitien. Es kommt hier durch Übertritt des Blutes innerhalb der Herzkammer zu einer Durchmischung und damit zu einer teilweisen Umgehung des Lungenkreislaufes. Somit gelangt ein gewisser Anteil des Decholins sofort in den arteriellen Kreislauf, was eine Verkürzung der Strombahn bedeutet und daher die Decholin-Umlaufzeit abkürzt. Entscheidend ist hierbei der Grad des Shunt-Vitiums, von dem das Durchmischungsverhältnis abhängt. Erwähnt werden sollen noch die Verlängerungen der Decholin-Zeit bei der Polyzythämie, sowie beim Myxödem, obwohl bei diesen Krankheitsbildern die Decholin-Zeitbestimmung nicht unbedingt zum diagnostischen Repertoire gehört.

2. Die Decholin-Äther-Methode

Gibt man dem Decholin noch Äther hinzu, so wird durch das Abrauchen des Äthers in der Ausatmungsluft der Zeitpunkt zu bestimmen sein, wann die Blutströmung die Lungenkapillaren durchläuft und fernerhin der Zeitpunkt, wann die Blutströmung durch den bitteren Geschmack des Decholins an den Zungenkapillaren ankommt. Hierüber wurde von Bock und Fink eingehend berichtet. Die Kenntnis dieses Intervalls ist differentialdiagnostisch von Wichtigkeit. Die Methode ist die gleiche wie bei der Decholin-Methode und bedarf keiner besonderen Besprechung. Der zu Untersuchende wird angehalten, zunächst bei Wahrnehmung des Äthergeruches das Wort „Äther" und bei Wahrnehmung des bitteren Geschmacks das Wort „bitter" anzugeben. Eine Kontrolluntersuchung muß immer gefordert werden, da nach übereinstimmenden Literaturangaben beim gleichen Patienten unter gleichen Bedingungen bei verschiedenen Untersuchungen die Zeitintervalle konstant bleiben. Hierdurch können mögliche Fehler aufgedeckt und ausgeschlossen werden. Oft wird dann zur klaren Beurteilung eine 3. Untersuchung notwendig. Bei Tachykardien über 100 min sowie bei Bradykardien unter 50 min ist die Streuungsbreite der Normalwertzeiten sowohl für die Decholin-Zeit als auch für die Äther-Zeit größer. Diese Tatsache muß bei der Auswertung der Ergebnisse besonders berücksichtigt werden.

Als Injektionslösungen können gewöhnlich verwendet werden:

1. Fertigampullen Decholin-Äther (3 ccm Decholin 20%ig und 0,2 ccm Äther), Fa. Riedel-De Haen,
2. kann die Injektionslösung in gleicher Zusammensetzung selbst hergestellt werden.

Ergebnisse und ihre Auswertungen

Die normalen Durchschnittswerte Herzgesunder betragen:

Äther-Zeit:	4 bis 10 sec (Ä-Z)
Decholin-Zeit:	9 bis 12 sec (D-Z)
Decholin-Ätherzeit:	4 bis 10 sec (D-Z minus Ä-Z).

Hieraus ergibt sich bereits, daß durchschnittlich die Ätherzeit = der halben Decholin-Zeit ist und die Decholin-Äther-Zeit = der Differenz Decholin-Zeit minus Äther-Zeit ist. Hierauf werden wir noch näher eingehen.

Linksinsuffizienz:

Über die hämodynamischen Veränderungen bei der Linksinsuffizienz haben wir bereits im ersten Kapitel der physikalischen Kreislaufgrößenbestimmung eingehend gesprochen. Die Decholin-Äther-Zeitbestimmung kann diese Ergebnisse unterstützen. Das linksinsuffiziente Herz ist nicht in der Lage, das Blutangebot der venösen Seite in dem Umfange, wie es ihm angeboten wird, weiterzubefördern. Dieses Grundgesetz macht die Veränderungen der gemessenen Kreislaufzeitwerte verständlich. Die Erfassung der Äther-Zeit spiegelt die zeitlichen Strömungsverhältnisse der venösen Abschnitte wider. Die Erfassung der Decholin-Zeit schließt sowohl die Verhältnisse der venösen Seite als auch die des linken Herzens ein, so daß dann die Differenz zwischen der Decholin-Zeit und der Äther-Zeit (D-Z minus Ä-Z) ganz besonders auf das linke Herz hinweist. Bei der Linksinsuffizienz findet sich daher die Äther-Zeit normal, höchstens geringfügig verlängert. Die Decholin-Zeit dagegen erfährt eine deutliche Verlängerung, wodurch entsprechend die Differenz D-Z minus Ä-Z größer wird. Finden sich diese Ergebnisse bereits in Ruhe, dann sprechen wir von einer *Ruheinsuffizienz.* Diese Veränderungen stellen sich oft schon vor der klinisch faßbaren Insuffizienz ein. Zur Erfassung der in Ruhe noch nicht faßbaren Linksinsuffizienz wurde von SCHARF die Bestimmung der Kreislaufzeiten im Arbeitsversuch angegeben.

3. Der Arbeitsversuch nach SCHARF

Nach Bestimmung der Ruhewerte bleibt der zu Untersuchende weiter liegen. Als Arbeitsbelastung wird von ihm eine aktive Muskelarbeit gefordert, was durch Beugen-Anheben und Strecken der Beine, etwa 20- bis 30mal, geschieht. Sofort nach Belastung erfolgt bei liegender Kanüle die Injektion in vorgeschriebener Weise. Die gleiche Injektion erfolgt dann nochmals nach 3 und 5 min. Beim gesunden Herzen kommt es zu einer Steigerung des Schlag- und Minutenvolumens bei mäßigem Frequenzanstieg und einer Steigerung der aktiven Blutmenge. Es werden sich also alle Kreislaufzeiten verkürzen bzw. konstant bleiben oder nur leicht verlängern. Vor allem bleibt das Verhältnis D-Z minus Ä-Z gleich. Beim linksinsuffizienten Herzen kommt es dagegen zur deutlichen Verlängerung der D-Z bei normaler oder nur gering erhöhter Ä-Z und damit zur Vergrößerung der Differenz D-Z minus Ä-Z. Dies ist die Erfassung der Belastungsinsuffizienz.

Merksatz: Linksinsuffizienz: *In Ruhe* normale oder geringfügig verlängerte Ä-Z, dagegen D-Z und Differenz D-Z minus Ä-Z eindeutig verlängert. *Nach Belastung* weitere Verlängerung der D-Z und damit Vergrößerung der Differenz D-Z minus Ä-Z.

Rechtsinsuffizienz — pulmonale Insuffizienz:

Das Problem der Rechtsherzschädigung und der pulmonalen Insuffizienz soll an dieser Stelle eingehender erörtert werden. Wir haben im ersten Kapitel betont, daß die physikalische Kreislaufgrößenbestimmung allein nicht in der Lage ist, den Funktionszustand des rechten Herzens zu ermitteln. Ebenso ist die alleinige Bestimmung der Decholin-Äther-Zeit zur Erfassung der Rechtsherzbelastung bzw. der pulmonalen Insuffizienz zu unzuverlässig. Verbindet man die Decholin-Äther-Methode mit der Erfassung der hämodynamischen Größen nach WEZLER-BÖGER und der Erfassung der Herzdynamik nach BLUMBERGER, dann erscheinen uns Rückschlüsse auf die Leistungsfähigkeit auch des rechten Herzens möglich. Diese Tatsache ist besonders wichtig im Hinblick auf die nachfolgend beschriebene Spiroergometrie. Die Spiroergometrie erfaßt die respiratorische Leistung und deckt Störungen im Gasstoffwechsel der Lungen auf, die aber zwangsläufig Veränderungen der Lungenstrombahn mitbedingen, denn die Wechselbeziehungen zwischen dem respiratorischen System und dem pulmonalen Kreislauf resultieren aus den gleichen anatomischen und funktionellen Gegebenheiten. Es kann also durch die Erfassung der Hämodynamik des Lungenkreislaufs und damit auch der Belastung des rechten Herzens ein gültiger Rückschluß auch auf die Einschränkung der respiratorischen Leistungsbreite möglich werden. Diese Fragestellung interessiert besonders, wenn vor Lungenoperationen ein Überblick über die hämodynamischen und respiratorischen Verhältnisse ermöglicht werden soll. Hierbei kommen oft im Ruheversuch Insuffizienzen nicht zur Darstellung, weshalb ein Arbeitsversuch in der bereits geschilderten Weise gefordert werden muß.

Die *Rechtsinsuffizienz* ist gekennzeichnet durch eine Verlängerung der A-Z, wobei die Differenz D-Z minus A-Z normal bleibt. Das Schlagvolumen wie auch das Minutenvolumen sind vermindert trotz manchmal beträchtlicher Frequenzsteigerung. Dies ist nicht auf eine Linksinsuffizienz zurückzuführen, sondern beruht auf der Tatsache, daß durch die vorliegende Rechtsinsuffizienz das Blutangebot an das linke Herz zu gering ist und somit das linke Herz kein ausreichendes Schlag- und Minutenvolumen zustande bringt. Daß die Verminderung des Fördervolumens wirklich nicht auf einer Linksinsuffizienz beruht, wird dadurch unterstrichen, daß bei Erfassung der Herzdynamik nach BLUMBERGER die Anspannungs- und Austreibungszeiten nicht wesentlich verändert sind, allenfalls die Anspannungszeit relativ verlängert erscheint.

Der *Arbeitsversuch* bringt eine weitere sehr deutliche Verlängerung der Ä-Z bei relativer Verlängerung der D-Z, womit die Differenz D-Z minus Ä-Z kleiner wird. Das Schlagvolumen läßt die normalerweise stattfindende Steigerung vermissen, und die Frequenzsteigerung ist nicht in der Lage, eine Steigerung des Minutenvolumens herbeizuführen. Die Erfassung der Herzdynamik zeigt verlängerte Anspannungszeiten oder obere Grenzwerte. Ergänzend kann der Venendruck gemessen werden, der im vorliegenden Falle erhöht ist.

Die *pulmonale Insuffizienz* ohne wesentliche Rechtsherzbeteiligung zeigt in Ruhe eine mäßige Verlängerung der Ä-Z, wobei das Schlag- und Minutenvolumen im Bereich der Norm liegen und auch die Herzdynamik keine Besonderheiten ergibt. Nach Belastung kommt es zu einer Verkürzung der Ä-Z und notwendigerweise auch der D-Z, wodurch die Differenz D-Z minus Ä-Z gleich bleibt. Das Schlag- und Minutenvolumen steigen an, die Herzdynamik bleibt unauffällig.

Kombinierte pulmonale und kardiale Insuffizienz:

Die kausalgenetische Frage nach der kombinierten pulmonalen und kardialen Insuffizienz kann durch die hier besprochenen Funktionsprüfungen nicht entschieden werden. Es werden sowohl die primär zirkulatorischen Rechtsinsuffizienzen erfaßt, die dann zur respiratorischen Insuffizienz führen, als auch die zunächst respiratorischen Insuffizienzen auf Grund pulmonaler Veränderungen, die dann zur hämodynamischen Insuffizienz des pulmonalen Kreislaufs führen. Hier spielt vorwiegend das Problem des chronischen Cor pulmonale eine Rolle.

Bei der kombinierten pulmonalen und kardialen Insuffizienz handelt es sich immer um einen Dekompensationszustand. Im EKG sind die Zeichen der Widerstandserhöhung im kleinen Kreislauf (*P*-pulmonale) sichtbar. Meist finden sich Senkungen der Zwischenstrecken in Ableitung II und III, sowie Abflachungen der Nachschwankungen in diesen Ableitungen. Zu beachten sind die Veränderungen der Brustwandableitungen über dem rechten Präkordium. Der Äther-Decholin-Test ergibt schon in Ruhe deutlich verlängerte Äther-Zeiten bei mäßiger Verlängerung der Decholin-Zeiten. Nach Belastung wird die Ä-Z noch länger, während sich die Decholin-Zeit nur mäßig verlängert. In manchen Fällen wird sogar die Äther-Zeit absolut länger als die Decholin-Zeit, worauf später noch eingegangen wird. Das Schlagvolumen ist vermindert, die Frequenz meist gesteigert, trotzdem kommt kein ausreichendes Minutenvolumen zustande. Nach Belastung findet keine Steigerung des Schlagvolumens statt, oft wird sogar eine Verminderung des Schlagvolumens festgestellt. Die Anspannungszeiten liegen an der oberen Grenze oder sind oft verlängert. In diesen Fällen sind die Austreibungszeiten relativ verkürzt.

Merksatz der kombinierten pulmonalen und kardialen Insufffzienz: *In Ruhe* deutlich verlängerte Ä-Z, nur leichte Verlängerung der D-Z. Hierdurch ist die Differenz D-Z minus Ä-Z klein oder ganz aufgehoben, in extremen Fällen negativ. *Nach Belastung* deutlicher Anstieg der Ä-Z, nur mäßige Verlängerung der D-Z. Hierdurch wird oft die Differenz D-Z minus Ä-Z negativ.

Die Ursache der extrem verlängerten Ä-Z bei Lungenkrankheiten ist mannigfaltig. Die wesentlichsten Faktoren sind: herabgesetzte Atemexkursionen, Bronchiolenspasmus, Stauungen des Bronchialsekretes und Störungen im Gasaustausch der Alveolarkapillaren. Außerdem wird die Verlangsamung der intrapulmonalen Blutstromgeschwindigkeit bei pulmonalen Affektionen verantwortlich zu machen sein. Näher können wir an dieser Stelle auf den vorliegenden Fragekomplex nicht eingehen.

V. TEIL

DIE SPIROERGOMETRIE

A. Der Universal-Spirometer „Godart“ (USG)

1. Beschreibung des Gerätes

Es ist fast überflüssig, zu erwähnen, daß im Rahmen einer funktionellen Bewertung des Herz-Kreislaufsystems der Lungenfunktion die gleiche Bedeutung beizumessen ist oder, besser gesagt, mit der Lungenfunktion der Funktionskreis geschlossen ist. Zweck dieser Einheit Lunge-Herz-Kreislauf ist bekanntlich die Versorgung der Zellen mit Sauerstoff und der Abtransport der Kohlensäure. Treten in diesem Funktionskreis Störungen auf, so sind Kompensationsmechanismen vorhanden, die allgemein bekannt sind und die in weitem Umfang den normalen Gasaustausch gewährleisten (Schlagvolumenerhöhung usw.). Wenn wir uns in den vorhergehenden Kapiteln ausschließlich mit den Funktionseinheiten Herz-Kreislauf beschäftigten, quantitative Leistungsdaten bestimmten, soll jetzt noch die Bewertung der Lungenfunktion und die daraus zu ziehenden Schlüsse auf die Herzleistung Erwähnung finden. Es braucht nur an die verschiedenen Formen der Dyspnoe erinnert zu werden, damit die Notwendigkeit zwischen kardialen und pulmonalen Affektionen unterscheiden zu müssen. Wir müssen also in dem geschlossenen Funktionskreis Lunge-Herz-Kreislauf den Grad der Leistungsfähigkeit bzw. -minderung jedes dieser Organe festzustellen versuchen. Ausgehend von der notwendigen Sauerstoffaufnahme der Gewebe ist eine Beeinflussung möglich durch die Gasaustauschbedingungen der Lunge, die Leistungsfähigkeit des Herzens, die Transportkapazität des Blutes, die Leistungsfähigkeit der Skelettmuskulatur, die Utilisation des Blutes in der Peripherie bzw. den Kapillaren.

Es ist ein besonderes Verdienst von Knipping und seiner Schule, mittels der Spiroergometrie die Leistungsbreite des Herzens zu bestimmen und bezugnehmend auf das soeben Gesagte eine ventilatorische von einer kardialen Insuffizienz zu trennen, vor allem jedoch, um es nochmals zu wiederholen, quantitativ die Leistungsgrenze des Herzens festzulegen. Nehmen wir bei einer kardialen Insuffizienz eine Streubreite zwischen Ruhe- und Arbeitsinsuffizienz an, versuchen wir durch eine dosierte Belastung diese Streuung mehr und mehr einzuengen bis zur Festlegung der Leistungsgrenze. Knipping und seine Schule haben uns hier die exakten Unterlagen für diese Messung gegeben, und gestatten uns eine quantitative Leistungsanalyse in dem weiten Bereich zwischen den Extremen der Vita minima (absolute Ruhe) und der Vita maxima (Belastung bis zur Erschöpfung). Daß es sich hier um eine echte Herzleistungsprüfung handelt, geht schon aus der Zielrichtung hervor, nämlich die maximale Sauerstoffaufnahme zu erfassen, welche Herz und Kreislauf der Peripherie zur Verfügung stellen können. Die Bedeutung der Spiroergometrie liegt damit in der exakten Festlegung der zumutbaren Belastung des Patienten im Beruf bzw. bei der Berufsberatung, damit auch in der Gutachtertätigkeit, in der Sportberatung und -ausübung, schließlich in der Indikationsstellung bei Herz- und Lungenoperationen. Durch die klinische Funktionsdiagnostik der Atmung bei Herzkranken wird damit die somatische Diagnostik ergänzt. Einerseits werden funktionelle Störungen erfaßt, andererseits wird nach dem soeben Gesagten der Umfang vorhandener Leistungsminderungen bestimmt.

Es wurde bereits auf die Notwendigkeit der Unterscheidung zwischen kardialen und pulmonalen Erkrankungen bei dem Symptom der Dyspnoe hingewiesen. Erkrankungen der Lunge können zu den gleichen Erscheinungen wie Herzerkrankungen führen, es muß damit eine Lungenfunktionsprüfung der Belastungsuntersuchung vorausgehen. Das Prinzip der Bestimmung der Herzleistungsbreite (Leistungsgrenz-

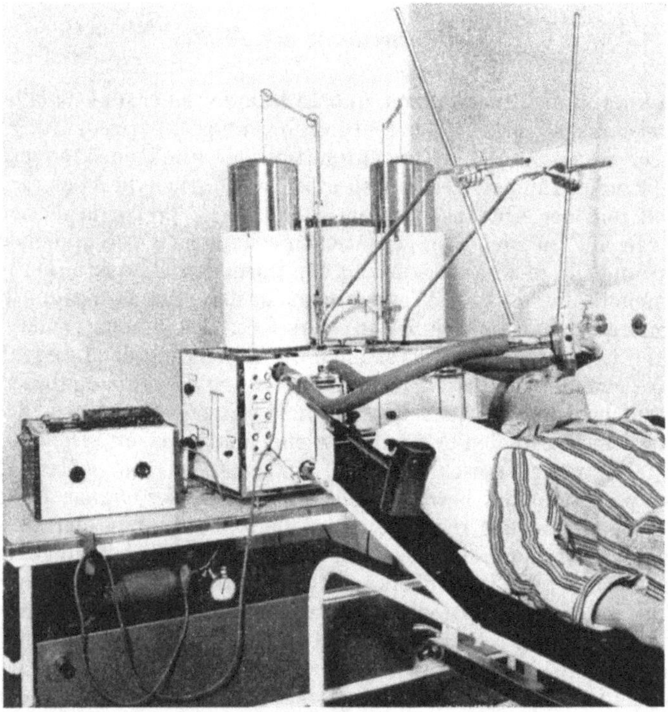

Abb. 33. Universal-Spirometer „*Godart*" mit angeschlossen liegendem Patienten; daneben Pulmo-Analysator „*Godart*"

wert nach KNIPPING) beruht auf der Erfassung der Kompensationsmechanismen, die für das Herz bei Überschreiten seiner Leistungsgrenze eintreten u. a. in der Atmung, den Lungenfunktionswerten und der Sauerstoffaufnahme zum Ausdruck kommen. Die Untersuchung der Lunge in Ruhe, um pulmonal bedingte Störungen zu eliminieren, ist die Voraussetzung für den weiteren Untersuchungsgang. Die Belastungsversuche werden unter Sauerstoffatmung durchgeführt, damit werden intrapulmonale Störungen praktisch ausgeschaltet.

Bevor wir die einzelnen Untersuchungsgänge anführen, muß die für die Praxis wichtige Methodik bzw. Apparatur zuerst Erwähnung finden. Wie schon früher in anderen Kapiteln betont, würde es dem Sinne dieses Arbeitsbuches widersprechen, eine ausführliche Darstellung der einzelnen Untersuchungsverfahren und Funktionsprüfungen bringen zu wollen. Hier kann bezogen auf die Ergospirographie nur auf die nicht zu übertreffenden Arbeiten von KNIPPING und seiner Schule hingewiesen werden. Hier wollen wir nur die bei uns übliche und für die Praxis sich bewährte Methodik und Apparatur schildern und beziehen uns bei der Besprechung der theoretischen Voraussetzungen auf die umfangreiche Literatur des genannten Arbeitskreises sowie die Monographie von LANDEN.

Für unsere Untersuchungen verwenden wir den Universal-Spirometer „GODART“, *Vertrieb: Fa. Erich Jaeger, Würzburg*, der sich durch die Einfachheit der Bedienung auszeichnet, so daß wir die spirographischen Ruheuntersuchungen meistens einer geschulten technischen Assistentin überlassen können. Belastungsuntersuchungen werden dagegen nur unter ärztlicher Kontrolle durchgeführt.

Der Universal-Spirometer Godart (USG) besteht aus zwei Spirometersystemen mit Wasserabschluß, die beide mit Pumpe und Adsorber zu einem vollständigen Kreislauf ausgebaut sind. Die Bewegung der beiden Spirometerglocken wird gleichzeitig mit einem 3-Gang-Kymographion registriert (Abb. 33).

Bei der *Ruhe-Spirographie* wird das rechte System als Nachfüllspirometer benutzt. Man erhält dabei durch die eingebaute Stabilisationseinrichtung eine horizontale Atemkurve, d. h. das Volumen und damit die Sauerstoffkonzentration im Atemspirometer bleiben konstant. Dadurch und durch den geringen Totraum von etwa 5 l ist es besonders gut möglich, Residualluftbestimmungen nach der Luftmischungsmethode durchzuführen. Mit einem Doppelweghahn kann momentan von Luft- auf Sauerstoffatmung umgeschaltet werden. Das vorherige Nachfüll- wird dabei ebenfalls zum Atemspirometer. Da die Residualluftbestimmung aus methodischen Gründen nur mit Mundstück durchgeführt werden kann, sollte zweckmäßigerweise bei der gesamten Ruhespirometrie auf Maskenatmung verzichtet werden.

Bei stärkeren *Belastungsuntersuchungen* werden die Absorber durch größere, wassergekühlte ersetzt, um die durch die Absorption der beträchtlichen CO_2-Mengen entstehende Wärme abzuführen und ein vorzeitiges Verbrauchen des Natronkalkes zu vermeiden. Hierzu kann außerdem an Stelle des sonst verwendeten Mundstücks mit Nasenklemme eine Atemmaske mit Mehrwegehahn angeschlossen werden.

Mit dem USG können somit alle erforderlichen spirographischen Untersuchungen in Verbindungen mit Belastungsuntersuchungen durchgeführt werden.

Beschreibung

a) *Spirometersystem*

Jedes System besteht aus dem Spirometergefäß (18), der Glocke (19) mit Aufhängung, Gewichtsausgleich und Schreibhebel (20), einer Pumpe und einem Absorber (21). Die Glocken haben ein Fassungsvermögen von 9 l; diesem entspricht eine registrierte Ordinate von 30 cm, d. h. 1 mm auf dem Kymographion entspricht 30 ccm. Die Pumpen sind einzeln einschaltbar (4) und werden mit (12) gleichzeitig geregelt, damit bei der Bronchospirographie der erforderliche Gleichlauf gewährleistet ist. Wie schon vorher erwähnt verzichten wir hier auf eine Beschreibung der Bronchospirographie. Die Leistungen der Pumpen (maximal 300 l/min) kann am Manometer (13) abgelesen werden, das man mit (7) wahlweise an das linke oder rechte System anschließen kann. Der Nullpunkt des Manometers wird mit (14) bei ausgeschalteten Pumpen eingestellt.

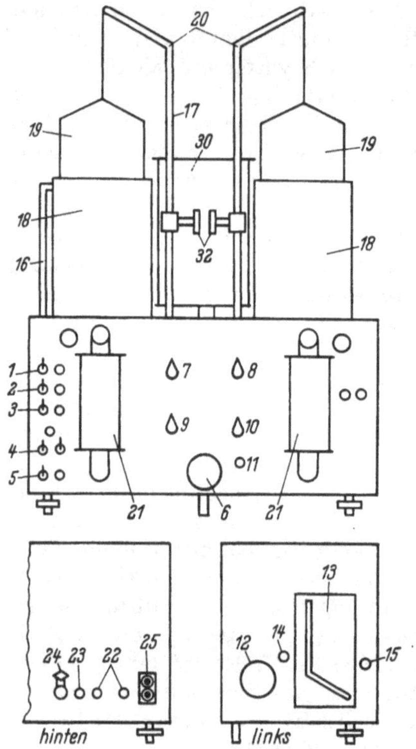

Abb. 34

Als Abschluß der Spirometersysteme verwendet man aqua bidest. Der Wasserstand (gleichzeitig für beide Systeme) kann am Wasserstandsanzeiger (16) kontrolliert werden und soll zwischen den beiden oben angebrachten roten Marken liegen. Bei erforderlicher Erneuerung des Wassers (Transport, Verschmutzung) können die Spirometersysteme über den Ablaßhahn (24) an der Rückseite entleert werden. Über den Stutzen (23) an der Rückseite können die Systeme mit Sauerstoff oder jedem gewünschten Gasgemisch gefüllt werden. Mit dem Hahn (8) kann dieser Stutzen an das linke oder rechte System angeschlossen werden.

b) Kymographion

Das Kymographion besteht aus der Schreibtrommel (30), der Vorratstrommel (31), den an den Schreibhebeln der Spirometer angebrachten Tintenschreibern (Schreibkapseln) (32) und dem Antriebsaggregat. Mit dem Schalter (3) wird der Motor eingeschaltet, mit dem Knopf (6) einmal die gewünschte Geschwindigkeit eingestellt, zum anderen die Schreibtrommel durch Herausziehen des Knopfes an die Schreiber angedrückt. Man kann so mit einem Griff das Getriebe ausschalten und die Schreibtrommel von den Schreibern entfernen, um ein Verkleben der Schreiber in den Registrierpausen zu verhindern. Zwischen den Stellungen für die drei Geschwindigkeiten (30, 60, 1200 mm/min) ist jeweils ein Leerlaufgang. Soll die Trommel von Hand gedreht werden, so ist hier unbedingt auf Leerlauf zu schalten. Mit dem Knopf (11) kann die Geschwindigkeit des Kymographions justiert werden. Dieser Knopf darf nur bei laufender Schreibtrommel bedient werden.

c) Stabilisation

Zur Erhaltung eines konstanten Volumens und damit konstanter Sauerstoffkonzentration im Atemspirometer kann das rechte System als Nachfüllspirometer dienen. Um das für den Überlauf von Sauerstoff erforderliche Druckgefälle zu erzielen, muß dabei die Pumpe des rechten Systems ausgeschaltet sein.

Der am Gegengewicht des linken Spirometers angebrachte Kontakt öffnet einen elektrisch gesteuerten Hahn zwischen den beiden Systemen, solange er sich auf dem (oberen) metallischen Teil der Kontaktstange (17) befindet. Diese kann mit dem Knopf (15) der Ausgangslage angepaßt werden. Die Menge des bei geöffnetem elektrischem Hahn überfließenden Sauerstoffs ist abhängig von der eingestellten Pumpenleistung und kann außerdem mit dem Ventil (10) geregelt werden. Sie soll etwa der doppelten, durchschnittlichen Sauerstoffaufnahme entsprechen, also etwa 450 bis 600 ccm/min betragen. Das zugehörige Relais wird mit dem Schalter (5) eingeschaltet. Der Stabilisationsweg kann mit dem Hahn (9) völlig unterbrochen werden. Dies ist bei längerem Verweilen im Inspirium notwendig (Vitalkapazität, apnoische Pause, Tiffeneau-Test), da sonst während dieser Zeit dauernd Sauerstoff überfließen würde.

Stellt man zu Beginn die Kontaktstange (17) so ein, daß der Kontakt am Gegengewicht sich gerade noch auf dem isolierten (gelben) Teil befindet und schließt nun genau nach einer Exspiration den Patienten an das System an, so wird während des oberen Teiles der Atemkurve (Inspirium) der Kontakt geschlossen und es fließt Sauerstoff über, während im Exspirium der Hahn geschlossen bleibt. Verschiebt sich die Atemkurve durch größeren Sauerstoffverbrauch nach oben, so wird die Zeit, während der Hahn geöffnet ist, länger werden und es fließt insgesamt mehr Sauerstoff über und umgekehrt. So stellt sich automatisch eine horizontale Atemkurve ein, ohne daß nach dem Anschalten des Patienten an das System die Stellung der Kontaktstange verschoben wird. Diese Stabilisation arbeitet automatisch, solange der Sauerstoffverbrauch nicht größer ist als die bei dauernd geöffnetem Hahn überfließende Menge. Im anderen Fall würde der Kontakt auch in den Exspirationsspitzen den isolierten Teil der Kontaktstange nicht mehr erreichen und die Atemkurve trotz dauernden Sauerstoffüberlaufs ansteigen. Ein Nachdrehen der Kontaktstange würde keine Abhilfe schaffen, vielmehr müßte durch Änderung der Ventileinstellung (10) oder Erhöhen der Pumpgeschwindigkeit (12) der Sauerstoffüberlauf vergrößert werden.

d) Sonstiges

Mit dem Hauptschalter (1) kann die gesamte elektrische Ausrüstung des Gerätes abgeschaltet werden. Mit dem Schalter (2) wird der Ventilator, der für den Temperaturausgleich im Innern des Gerätes sorgt, eingeschaltet. Die beiden Stutzen (22) an der Rückseite sind zum Anschluß des Gasanalysegerätes (Pulmo-Analysor Godart) an das linke Spirometersystem bestimmt. Anderenfalls werden die beiden Stutzen mit einem kurzen Schlauchstück verbunden. Zwischen den beiden Anschlüssen besteht eine von der eingestellten Pumpenleistung abhängige Druckdifferenz.

2. *Inbetriebnahme*

Der *Universal-Spirometer Godart* wird auf einem zugehörigen Gerätetisch mittels Rändelschrauben und Libelle streng horizontal aufgestellt. Die Aufhängearme (20) werden so gedreht, daß die Spirometerglocken (19) völlig frei hängen. Dann werden die Spirometersysteme (18) mit aqua bidest. gefüllt, bis der Wasserstand im Anzeigerohr zwischen den beiden roten Marken steht. Die Absorber werden mit grobkörnigem Indikatorkalk gefüllt. An den Stutzen (23), der sich an der Rückseite des Gerätes befindet, wird über einen Druckminderer eine Sauerstofflasche angeschlossen.

Das rechte System ist bei allen Untersuchungen mit Sauerstoff gefüllt. Dazu wird bei laufender (rechter) Pumpe der Hahn (8) auf rechts gestellt und das Ventil an der Sauerstofflasche so lange geöffnet, bis die Spirometerglocke oben ist. Nun wird nach Öffnen des Zweiwegehahns durch leichten Druck auf die Glocke mit der flachen Hand das System wieder entleert. Der Zweiwegehahn wird dann wieder geschlossen und das System erneut mit Sauerstoff gefüllt. War vorher Luft im System, so ist dieser Vorgang etwa 5- bis 10mal zu wiederholen. Später kann verbrauchter Sauerstoff durch einfaches Nachfüllen ersetzt werden.

Eine halbe Stunde vor Beginn jeder Messung soll das Gerät (1) (2) eingeschaltet werden. Die linke Pumpe (4) läßt man mit etwa 75 l/min laufen. Das rechte System wird mit Sauerstoff gefüllt (s. vorher). Das linke System wird etwa zur Hälfte mit Luft gefüllt. Dazu öffnet man den Zweiwegehahn und bringt die Glocke durch leichten Druck auf das Gegengewicht in die richtige Stellung.

Mit dem Knopf (15) wird die Kontaktstange so eingestellt, daß sich der Kontakt am Gegengewicht gerade noch auf dem isolierten Teil befindet und dann der Stab.-Hahn (5) geöffnet. Der Zweiwegehahn wird nach Lösen der Halterungsschrauben so an den Patienten herangeführt, daß dieser das Mundstück bequem in den Mund nehmen kann und die Bedienung des Hahnes nicht behindert ist. Dann werden die Halterungsschrauben fixiert. Die Nase wird durch eine Nasenklemme verschlossen. Der Patient atmet zunächst am offenen System. Durch kurzes Zuhalten der seitlichen Bohrung am Hahn überzeugt man sich von dem einwandfreien Sitz des Mundstücks und der Nasenklemme. Nun kann das Kymo mit einer Geschwindigkeit von 30 mm/min in Gang gesetzt (6) und an die Schreiber herangezogen werden.

Sobald der Patient sich an die Mundstückatmung gewöhnt hat, wird er, genau nach einer Exspiration, durch Umschalten des Hahns an das System angeschlossen. Man registriert zunächst einige Minuten *normale Atmung.* Auf den weiteren Untersuchungsgang kommen wir nachher zu sprechen, nur das technische Vorgehen bei der Bestimmung der nachfolgenden Atemgrößen soll erwähnt werden.

Vitalkapazität: Vor Beginn der Inspiration muß der Stab.-Hahn (5) geschlossen werden. Er wird sofort nach Beendigung der Bestimmung wieder geöffnet. Die Wiederholung der Vitalkapazitätbestimmung soll erst erfolgen, wenn die normale Atemmittellage wieder erreicht ist.

Atemstoß (TIFFENEAU-Test): Vor Beginn der Inspiration muß der Stab.-Hahn (5) geschlossen. Das Kymo läßt man hierbei mit der maximalen Geschwindigkeit von 1200 mm/min laufen. Um unnötigen Verbrauch von Registrierpapier zu vermeiden, schaltet man erst kurz vor dem Kommando zur forcierten Exspiration auf die höhere Geschwindigkeit.

Atemgrenzwert: Der Atemgrenzwert wird mit einer Papiergeschwindigkeit von 60 mm/min registriert. Bei Patienten mit großem Atemgrenzwert muß man die Pumpenleistung auf 100 bis 150 l/min erhöhen.

Im gleichen Zusammenhang ist bei der Spiroergometrie das Ventil (10) entsprechend weiter zu öffnen. Man wähle auch hier die Einstellung so, daß bei der (entsprechend höheren) Pumpgeschwindigkeit etwa die doppelte Sauerstoffmenge überfließt wie verbraucht wird.

Vor Beginn sowie am Schluß der Untersuchung wird die Gastemperatur des Spirometers abgelesen, um die erhaltenen Werte auf Normalbedingungen korrigieren zu können (nachfolgend).

Zur Auswertung der Spirogramme sei noch einmal zusammengefaßt:
1 mm der Ordinate entspricht einem Volumen von 30 ccm.

Auf der Abszisse beträgt der Maßstab bei einer Papiergeschwindigkeit von

30 mm/sec	1 cm = 20 sec
60 mm/sec	1 cm = 10 sec
1200 mm/sec	2 cm = 1 sec

Wir erwähnten bereits, daß wir vor der eigentlichen Funktionsprüfung des Herzens die Funktionsprüfung der Lungen durchführen müssen. Beide Prüfungen werden kontinuierlich durchgeführt, der Übersicht halber soll jedoch zunächst die normale Lungenfunktionsprüfung erwähnt werden, ohne daß wir uns jedoch allzu sehr ins

Detail verlieren wollen. Da die Bestimmung der Einzelfunktionen sich nach dem Baukastenprinzip aneinanderreihen, steht es in dem Belieben des Untersuchers, den Untersuchungsgang ausführlich zu gestalten oder sich auf die notwendigsten Funktionen zu beschränken.

B. Die statischen und dynamischen Atemgrößen

Zunächst wollen wir die für die Bewertung maßgeblichen statischen (ohne Zeitbeziehung) und dynamischen Atemgrößen anführen.

Statische Volumengrößen: Atemvolumen, Vitalkapazität, inspiratorische Reservevolumen (Komplementärluft), exspiratorische Reservevolumen (Reserveluft), Residualvolumen, funktionelles Residualvolumen, Totalkapazität (Abb. 35).

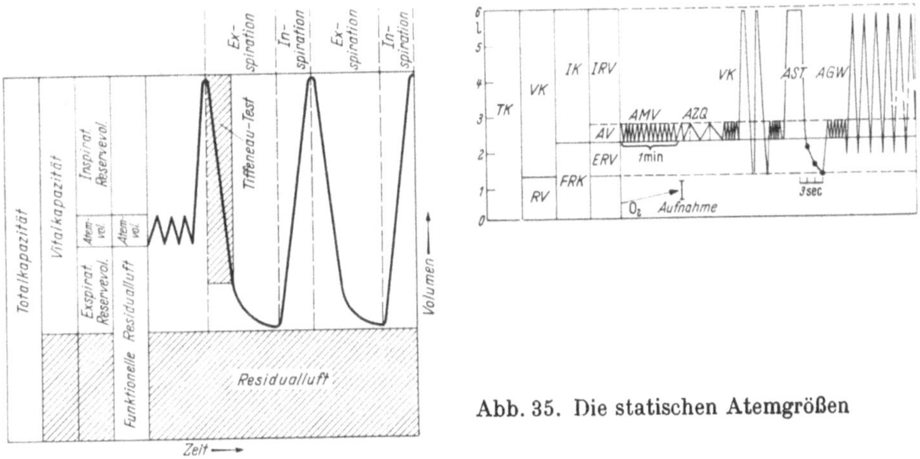

Abb. 35. Die statischen Atemgrößen

Dynamische Funktionsgrößen: Atemminutenvolumen, Atemgrenzwert, Atemstoß/sec (Tiffeneau), Atemaequivalent, Atemreserve, Fremdgasmischzeit, Atemzeitquotient, Ventilationsleistungsquotient, Herzleistungsquotient, alveoläre Ventilation, Totraumventilation (Abb. 36).

Es ist zweckmäßig und korrekt, die Lungenvolumina auf 37° atmosphärischen Barometerdruck und Wasserdampfsättigung (BTPS = Body temperature, pressure, soft), Sauerstoffaufnahme und CO_2-Abgabe auf 0°, 760 mm Hg trocken (STPD = standard temperature, pressure, dry) umzurechnen und werden im Anhang die leicht zu handhabenden Umrechungstabellen gebracht (s. oben).

1. Allgemeine Definition und Synonyma

Nachfolgend die Definition der Lungenvolumina, wegen der ausgedehnten angelsächsischen Literatur zum Teil mit ihren englischen Synonyma.

Atemvolumen (AV) — Tidal Volume

Volumen begrenzt durch inspiratorische Endlage und exspiratorische Atemruhelage (Resting Respiratory Level, Pulmonary Mid Position). In der Mitte zwischen beiden Atemlagen liegt die *Atemmittellage*, relatives Maß für den Entfaltungsgrad der Lungen.

Vitalkapazität (VK) — Vital Capacity
Nach tiefstmöglichster Inspiration ausgeatmetes maximales Luftvolumen = Atemvolumen + inspiratorisches Reservevolumen + exspiratorisches Reservevolumen.

Inspiratorisches Reservevolumen ($\text{Res-Vol}_{\text{insp.}}$) (Komplementärluft) — Inspiratory Reserve Volume, Complementary Air
Luftvolumen, das nach einer gewöhnlichen Inspiration noch eingeatmet werden kann.

Exspiratorisches Reservevolumen ($\text{Res-Vol}_{\text{exsp.}}$) (Reserveluft) — -Exspiratory Reserve Volume, Supplemental Air
Luftvolumen, das nach einer gewöhnlichen Exspiration bei forcierter Exspiration noch abgegeben werden kann.

Residualvolumen (Resid-Vol) — Residual Air, Residual Capacity, Residual Volume
Luftvolumen, das nach maximaler Ausatmung der Vitalkapazität noch in der Lunge zurückbleibt. Messung indirekt durch Zumischung eines indifferenten Gases, das nicht in den Lungenkreislauf übertritt (He, H_2, N_2).

Funktionelles Residualvolumen — Functional Residual Capacity, Midcapacity
Luftvolumen, das sich nach einer ruhigen gewöhnlichen Ausatmung noch in der Lunge befindet. Dieses Volumen mischt sich mit der Inspirationsluft und garantiert ein konstantbleibendes Verdünnungsverhältnis der Alveolarluft = Residualluft + Reserveluft.

Totalkapazität (TK) — Total Lung Capacity
Totales Lungenvolumen = Vitalkapazität + Residualluft.

Atemminutenvolumen (AMV) — Minute Volume of Ventilation
Atemvolumen X Frequenz pro min.

Atemgrenzwert (AGW) — Maximum Breathing Capacity
Maximal ventilierbares Luftvolumen pro min.

Atemstoß (Tiffeneau-Test) (ASt) — Timed Vital Capacity
Prozentwert der Vitalkapazität, der in 1 sec ausgeatmet werden kann.

Atemäquivalent (Atem-Aequ) — Ventilation Equivalent
Verhältnis von Atemminutenvolumen in ccm: O_2-Aufnahme in ccm.

Atemreserve (Atem-Res) — $\dfrac{\text{Atemgrenzwert} = \text{Ruheatemminutenvolumen}}{\text{Atemgrenzwert}} \cdot 100$

Die in Prozenten des AGW ausgedrückte Differenz zwischen AGW und Ruhe-AMV (evtl. AGW—AMV in Liter)

Fremdgasmischzeit (*MZ*)
Durchmischungszeit bis zum Erreichen eines Spannungsgleichgewichtes zwischen Thoraxluft und Systemluft (Bestimmung des Residualvolumens).

Atemzeitquotient (AZQ)
Verhältnis von Inspirations- zu Exspirationszeit.

Ventilationsleistungsquotient (VLQ)
Verhältnis von Atemgrenzwert (Prozentwert des Soll-AGW) zu Vitalkapazität (Prozentwert der Soll-VK).

Herzleistungsquotient (HLQ)

$$\text{HLQ} = \frac{O_2\text{-Aufn. in 5 min Arbeitsanlaufzeit}}{O_2\text{-Aufn. in 5 min Arbeits- + 8 min Erholungszeit}}$$

Alveoläre Ventilation (Liter/min BTPS) — (alv-Ventilation)

$$= \frac{0{,}864 \cdot CO_2\text{-exsp. (ccm/min, STPD)}}{\text{alveoläre } CO_2\text{-Spannung in mm Hg}}$$

= derjenige Teil des Atemminutenvolumens, der in den Lungenkapillaren unmittelbar mit dem Blut ausgetauscht wird.

Totraumventilation (funktioneller Totraum) — (Tr-Ventilation)

$$= \frac{\text{AMV — alv-Ventilation}}{\text{Atemfrequenz}}$$

Die nachfolgend angeführten Sollwerte, entnommen den Arbeiten von KNIPPING und BOLT nehmen Bezug auf den Soll-Grundumsatz oder auf die Körperoberfläche. Der Sollgrundumsatz wird ermittelt aus Alter, Größe, Gewicht und Geschlecht nach den Tabellen von KESTNER und KNIPPING (Anhang). Die Körperoberfläche bestimmt man nach dem Nomogramm aufgestellt nach der Formel von DU BOIS (Anhang).

2. Regressionsformeln zur Ermittlung der Sollwerte

$$\text{Soll-}O_2\text{-Aufnahme} = \frac{\text{Soll-Grundumsatz}}{7{,}07}$$

Soll-AMV = Soll-Grundumsatz · 4,73 (KNIPPING)
Soll-VK = Soll-Grundumsatz · 2,3 (GAUBATZ)

Soll-VK (CARA)
(15—17 Jahre) = Körperoberfläche · 2,4
(18—29 Jahre) = Körperoberfläche · 2,5
(30—39 Jahre) = Körperoberfläche · 2,4
(40—49 Jahre) = Körperoberfläche · 2,2
(50—70 Jahre) = Körperoberfläche · 2,0

Soll-TK = Soll-VK · 1,31
Soll-AGW = Soll-VK · 22 (bei Patienten bis zu 45 Jahren)
Soll-AGW = Soll-VK · 17 (bei Patienten über 45 Jahren)

Soll-AGW (CARA)
(15—17 Jahre) = Körperoberfläche · 55
(18—29 Jahre) = Körperoberfläche · 60
(30—39 Jahre) = Körperoberfläche · 55
(40—49 Jahre) = Körperoberfläche · 50
(50—59 Jahre) = Körperoberfläche · 40
(60—70 Jahre) = Körperoberfläche · 35

$$\text{Soll-Atem-Aequ} = \frac{\text{Soll-AMV} \cdot 100}{\text{Soll-}O_2\text{-Aufn.}}$$

Soll-Resid-Vol (15—25 Jahre) = 19,3% der TK
(25—35 Jahre) = 20,8% der TK
(35—45 Jahre) = 23,5% der TK
(45—55 Jahre) = 25,3% der TK
(55—65 Jahre) = 30,8% der TK

3. Normalwerte (Ruhe)

O_2-Aufnahme	180—230 ccm/min
CO_2-Ausscheidung	145—230 ccm/min
Respiratorischer Quotient (RQ)	0,8—1,0
AV (10—15% der VK). . . .	ca. 500—800 ccm
VK	3,5—5,0 Liter

Res-Vol$_{insp.}$ (35—40% der VK)	ca. 1500—2000 ccm
Res-Vol$_{exsp.}$ (20—35% der VK)	ca. 800—1500 ccm
Resid-Vol	ca. 1000—1400 ccm
TK	ca. 4500—6500 ccm
AMV	6,0—8,0 Liter/min
AGW	ca. 80—150 Liter/min
ASt	75—83% der VK
Atem-Aequ.	2,3—3,6 Liter/min
Atem-Res	ca. 90% des AGW
AZQ	1,0:1,0—1,0:1,5
VLQ.	1,0
HLQ.	0,3—0,5
alv-Ventilation	3,5—5,0 Liter/min
Tr.-Ventilation	130—200 ccm
MZ	120—180 sec (He)

C. Der spiroergometrische Untersuchungsgang

Der Untersuchungsgang gliedert sich in:

1. Die Bestimmung des Residualvolumens, der statischen und dynamischen Atemgrößen,
2. Belastungsuntersuchungen,
3. Oxymetrische Untersuchungen.

D. Bestimmung des Residualvolumens

1. Beschreibung des Pulmo-Analysor „Godart" (PAG)

Diese Untersuchung bedarf einer besonderen Erwähnung, einmal wegen der Eleganz der Methode, zum anderen sie im allgemeinen der Ausgangspunkt unserer spiroergographischen Untersuchungen ist.

Bei der Atmung an einem geschlossenen System mischt sich die Alveolarluft nach kurzer Zeit (einige Minuten) mit der Systemluft. Gibt man eine kleine Menge eines indifferenten Gases (Helium) in das System, dann wird seine Konzentration nach der Mischung kleiner, weil die gleiche Menge des Heliums sich auf ein größeres Volumen verteilt. Zur Vermeidung eines Volumenverlustes muß die Kohlensäure der Exspirationsluft vollständig absorbiert und durch genau die gleiche Menge Sauerstoff ersetzt werden (Volumenstabilisation, s. vorher). Die Atemkurve muß also bei konstanter Atemmittellage horizontal verlaufen. Zur Bestimmung des Residualvolumens muß man also das Volumen des Spirometers und die Heliumkonzentration vor und nach der Mischung bestimmen. Benötigt wird damit ein volumenstabilisierter Spirograph (USG) und ein kontinuierlich anzeigendes Meßinstrument für die laufende Bestimmung der Heliumkonzentration. Der USG wurde bereits ausführlich geschildert, als Meßinstrument für die Heliumkonzentration benutzen wir den Pulmo-Analysor-Godart (PAG), nachfolgend die Beschreibung des Gerätes (Abb. 37 u. 38).

Meßprinzip. Der PAG arbeitet nach der Wärmeleitfähigkeitsmethode. Ein durch einen konstanten, elektrischen Strom geheizter Platindraht nimmt eine Temperatur an, die abhängig ist von der Wärmeleitfähigkeit des ihn umgebenden Gases. Die Temperatur bestimmt den Widerstand des Drahtes, der in einer Brückenschaltung gemessen wird. Die Brücke besteht aus vier Meßkammern. Zwei werden von Meßgas, die beiden anderen von Vergleichsgas durchströmt oder enthalten es fest eingeschlossen. Eine eingebaute Membranpumpe saugt das Meßgas durch die Apparatur.

Aufbau des Gerätes (schematische Abb. 37)

Auf der Oberseite befinden sich:

1 Hauptschalter mit Kontrollampe
2 Pumpenschalter mit Kontrollampe
3 Heizstromregler
4 Nullpunktregler
5 Meßinstrument für Heizstrom
6 Analyseninstrument

Auf der rechten Seite befinden sich:

7 zwei Trockenröhren mit $CaCl_2$
8 zwei Absorptionsröhren mit Natronkalk
9 drei Schlauchstutzen Ein +
Ein
Aus-

Auf der Vorderseite befinden sich:

10 Betriebsartenschalter
11 Empfindlichkeitsstecker

Auf der Rückseite befinden sich:

12 Stecker für Netzkabel
13 Abgleichschraube für Pumpe

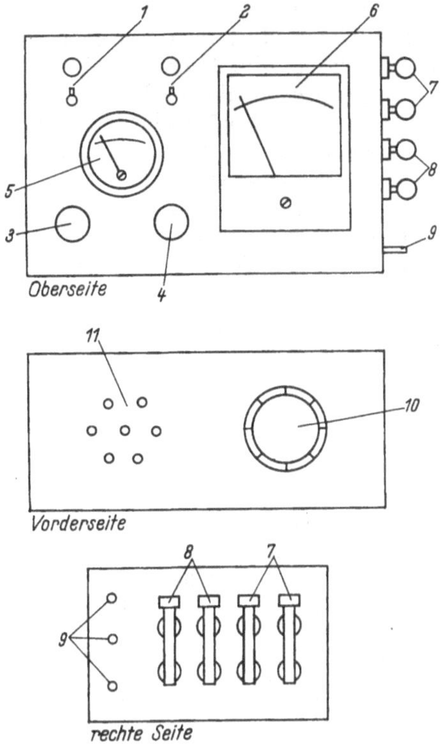

Abb. 37. Pulmo-Analysor-*Godart*

2. *Durchführung der Messung*

Eine halbe Stunde vor Beginn der Messung werden USG und PAG eingeschaltet. Vorbereitung des USG wie zur normalen Spirographie (s. d.). Stabilisation (9) zunächst ausgeschaltet. PAG, Betriebsartenschalter (10) auf geschl. System, Heizstrom 125 mA, Empfindlichkeitsstecker (11) auf 0. Nach einer halben Stunde wird der Empfindlichkeitsstecker (11) auf 0,3, 0,5 oder 1,0 gesteckt und der Nullpunkt des Analyseninstrumentes (6) mit dem Nullpunktregler (4) eingeregelt. Nach einigen Minuten darf sich der Nullpunkt nicht mehr verändern.

a) Bestimmung des Spirometervolumens (Totraum)

Das Volumen des geschlossenen Systems bei tiefstem Spirometerstand ist abhängig von der Füllung der Absorber, vom Wasserstand im Spirometer, von Sitz und Länge der Schläuche sowie von der Temperatur. Der genaue Wert muß daher jeweils experimentell bestimmt werden.

Im USG wird nach Öffnen des Zweiwegehahns die Glocke des linken Spirometers mit der flachen Hand ganz nach unten gedrückt bis nur noch das Totraumvolumen im System ist, dann wird der Hahn wieder geschlossen. Darnach gibt man eine kleine Menge Helium in das System (150 bis 300 ccm). (Über das Einfüllen von Helium siehe unter *c.*) Nach der Einstellzeit von einer knappen Minute wird der Ausschlag des Analysators abgelesen und der Wert als G_1 notiert. Den Spirometerstand markiert

man durch einen kurzen Strich bei schnell laufendem Kymographion. Jetzt wird die Pumpe abgestellt. Auf das Gegengewicht der Spirometerglocke wird mit der Hand leicht gedrückt, der Zweiwegehahn zur Außenluft geöffnet, durch weiteren Druck auf das Gegengewicht die Glocke etwa zur Hälfte mit Zimmerluft gefüllt. Der Druck auf das Gegengewicht erfolgt bewußt schon vor Öffnen des Hahns, um jeglichen Austritt des Helium-Luft-Gemisches während der Öffnung des Hahns zu verhindern. Die Pumpe wird wieder eingeschaltet, der Spirometerstand wie vorher durch einen kurzen Strich auf dem Kymographion registriert. Die eingefüllte Luftmenge (V_z) kann jetzt dort abgelesen werden. Nach der Einstellzeit liest man am PAG ab und notiert den Wert als G_2. Der Totraum (V_t) läßt sich nun berechnen als

(1) $$V_t = V_z \cdot \frac{G_2}{G_1 - G_2}.$$

b) Berechnung des Residualvolumens

Ohne an der Einstellung des PAG etwas zu ändern, wird nun die Stabilisation (15) (17) am USG so eingestellt, daß der Kontakt am Gegengewicht sich gerade auf dem isolierten Teil der Kontaktstange (17) befindet. Der Stabilisationshahn kann nun geöffnet werden (s. hierzu die Anleitung zur normalen Spirographie). Durch Umschalten des Zweiwegehahns wird nun, *ganz am Ende einer Exspiration*, der Patient angeschlossen. Der PAG wird alle halbe oder ganze Minute abgelesen und die Werte als Mischungskurve (Abb. 38) über der Zeit aufgetragen. Nach beendeter Mischung (2 bis 3 min) läßt man noch eine Vitalkapazität atmen und kann dann den Patienten vom System trennen. Den ganzen Vorgang veranschaulicht nochmals die Abbildung 39.

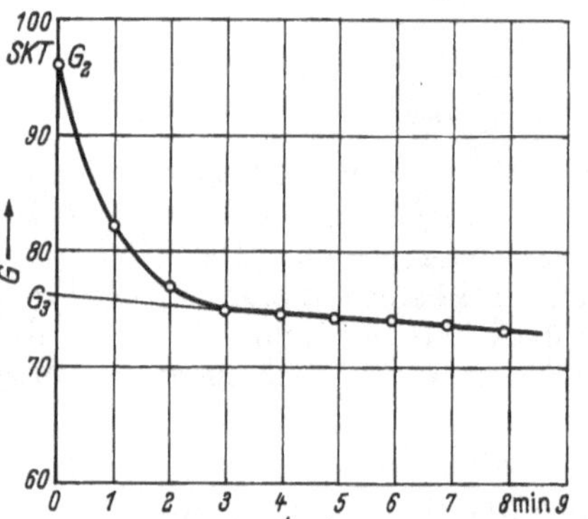

Abb. 38. Mischungskurve

Da zu Beginn einer neuen Bestimmung kein Helium mehr im System sein darf, wird der Schlauch am Absorber bei laufender Pumpe abgezogen und das System gut durchlüftet. Der PAG muß jetzt wieder seinen Nullwert erreichen.

Die Mischung der Alveolarluft mit der Systemluft verläuft etwa exponentiell. Nach beendeter Mischung sollte die Mischungskurve eine horizontale Gerade darstellen. Man wird aber im allgemeinen weiterhin eine kleine Abnahme der Heliumkonzentration feststellen. Dies rührt daher, daß der zum Nachfüllen benutzte Sauerstoff nicht 100% rein ist. Außerdem spielt eine geringe Heliumaufnahme durch Blut und Gewebe eine Rolle. Diese Abnahme ist aber konstant und man kann daher den wahren Mischungsendwert durch Extrapolation der Geraden auf die Zeit $t = 0$ (Beginn der Mischung) bestimmen. Der konstante Abfall sollte pro Minute 1 bis 2% des Gesamtausschlages nicht überschreiten. Anderenfalls muß vermutet werden, daß der Patient Nebenluft bekommt oder die Apparatur undicht ist. Man achte daher bei der Residualluftbestimmung ganz besonders auf guten Sitz von Mundstück und Nasenklemme und vor Beginn der Messung auf die Dichtigkeit der Apparatur-Erfahrungen aus vielen Bestimmungen des Residualvolumens zeigen eine gewisse Konstanz des Neigungswinkels (s. Abbildung 38 u. 39), der bei Größerwerden

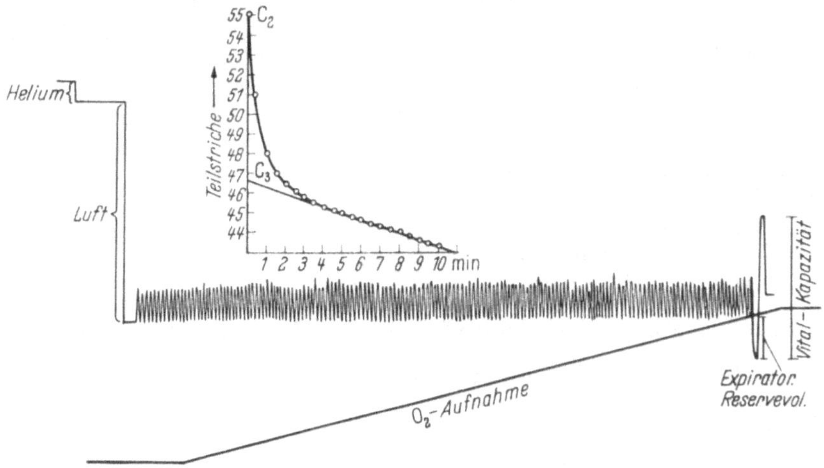

Abb. 39. Schematische Darstellung der Bestimmung des Residualvolumens (Helium). Oben Mischungskurve. Nach BARTELS, BÜCHERL, HERTZ, RODEWALD, SCHWAB

an die genannte Undichtigkeit denken lassen muß. Verlängert man eine Gerade, gezogen durch die konstant abfallenden Meßpunkte nach links bis sie die Ordinate schneidet, erhält man den aus der Mischungskurve ermittelten Wert G_3 und kann nun das Volumen der funktionellen Residualluft (V_f) ermitteln aus:

(2) $$V_f = (V_t + V_z) \cdot \frac{G_2 - G_3}{G_3}$$

Da man das Totraumvolumen nicht explicite zu kennen braucht, kann man die Formeln (1) und (2) zusammenfassen und erhält das Volumen der funktionellen Residualluft aus:

(3) $$V_f = V_z \cdot \frac{G_1}{G_3} \cdot \frac{G_2 - G_3}{G_1 - G_2}$$

Hiervon ist noch die Reserveluft und das Volumen des Zweiwegehahns mit Mundstückstutzen (25 ccm) abzuziehen, wenn man das Residualvolumen erhalten will.

$$\text{Residualvolumen} = V_f - \text{exspiratorisches Reservevolumen}$$

Das exspiratorische Reservevolumen ist aus der am Schluß der Bestimmung geatmeten Vitalkapazität zu entnehmen. Es ist zu beachten, daß V_f und exspiratorisches Reservevolumen auf BTPS umzurechen sind (Anhang).

$$\text{Totalkapazität} = \text{Residualvolumen} + \text{Vitalkapazität}$$

c) Einfüllen von Helium in den USG

Das dosierte Einfüllen von Helium in den USG geschieht zweckmäßig folgenderweise:

Das Zwischenstück am linken Schlauch des USG wird durch einen nicht zu langen Schlauch mit dem Reduzierventil der Heliumflasche verbunden und möglichst nahe am Zwischenstück mit einer Schlauchklemme verschlossen. Bei geschlossenem Reduzierventil wird nun das Hauptventil der Flasche kurz geöffnet und wieder fest verschlossen. Das Manometer zeigt jetzt den Flaschendruck in atm. (und bei einer 1-Liter-Flasche gleichzeitig den Flascheninhalt in Litern) an. Nach Öffnen der Schlauchklemme wird jetzt langsam das Reduzierventil geöffnet. Das Einströmen von Helium in das System kann jetzt am Manometer verfolgt und dosiert werden. Beim ersten Einlassen von Helium wird man allerdings etwas mehr Helium benötigen, da die im Schlauch befindliche Luft erst verdrängt werden muß. Nach dem Einfüllen des Helium wird die Schlauchklemme wieder verschlossen.

Nochmals eine *Kurzanleitung* für die Bestimmung des Residualvolumens (Abb. 39).

1. USG und PAG einschalten. PAG auf „geschl. System", Heizstrom 125 mA, Empfindlichkeit 0.
2. Nach einer halben Stunde Glocke des USG herunterdrücken, Empfindlichkeit des PAG auf 0,3, 0,5 oder 1,0.
3. Helium einfüllen, Spirometerstand markieren. PAG ablesen (G_1).
4. Spirometer etwa zur Hälfte mit Luft füllen, Spirometerstand markieren, Differenz der Marken (V_z) ablesen. PAG ablesen (G_2).
5. O_2-Stabilisation einschalten, Kymographion mit 30 mm/min laufen lassen, nach Exspiration Pat. anschließen. Alle halbe oder ganze Minute PAG ablesen und Mischungskurve aufzeichnen.
6. Nach 5 bis 10 min Vitalkapazität atmen lassen, Patient vom System trennen. Wert für G_3 aus der Mischungskurve entnehmen.
7. Schlauch am Absorber abziehen und System bei laufender Pumpe durchlüften lassen.
8. Residualvolumen berechnen.

$$V_{\text{Resid.}} = V_z \cdot \frac{G_2 - G_3}{G_1 - G_2} - (V_{\text{Reserveluft}} + 25 \text{ ccm})$$

E. Belastungsuntersuchungen

1. Grundsätzliches

Hier beginnen wir mit der eigentlichen quantitativen Beurteilung der Herz-Kreislauffunktion und kommen damit zur Bestimmung der Herzleistungsbreite. Es ist in den meisten Fällen einfach ein Vitium zu erkennen, bestehende Dekompensationszeichen sind nicht zu übersehen, zusätzliche Untersuchungen wie Elektrokardiogramm, Phonokardiogramm, Röntgenuntersuchung helfen mit, in etwa den Schweregrad eines bestehenden Herzschadens festzulegen. Aussagen über die noch bestehende Gesamtleistungsbreite lassen sich daraus nicht, allenfalls aproximativ in Grenzfällen, ableiten. Auf das im Vorwort Gesagte zurückkommend soll die durch die somatische Untersuchung festgelegte Diagnose eines Herzschadens durch die Belastungsuntersuchungen zu einer mehrdimensionalen funktionellen Beurteilung erweitert werden. Auch auf die Gefahr einer Wiederholung einiger Grundbegriffe stellen wir wesentliche theoretische Voraussetzungen vor die Besprechung des Untersuchungsganges.

Bei einer geminderten Herzleistung ist die Sauerstoffaufnahmefähigkeit herabgesetzt, damit ist die Messung des maximalen Sauerstoffaufnahmevermögens für die Beurteilung der Leistungsfähigkeit des Herzens die Grundlage der angeführten Untersuchungen. Zwar ist auch der Herzkranke unter Umständen bei kleinen

Belastungsstufen in der Lage, durch Steigerung seines Minutenvolumens einen fast normalen Arbeitssauerstoffwert zu erreichen, andererseits wird bei höheren Belastungsstufen und längerer Belastungsdauer das Sauerstoffdefizit offensichtlich wie die nachfolgenden Kurven nach LANDEN zeigen (Abb. 40).

Die maximale Sauerstoffaufnahme eines Menschen steht in direkt proportionaler Beziehung zu seiner körperlichen Leistungsfähigkeit und ist damit ein Leistungsmaß des Herzens, abhängig wiederum von der Größe des Minutenvolumens. Registrierungen der Atmung und der Sauerstoffaufnahme in einzelnen Belastungsstufen sollen uns Hinweise für die Beurteilung dieses Leistungsmaßes des Herzens geben.

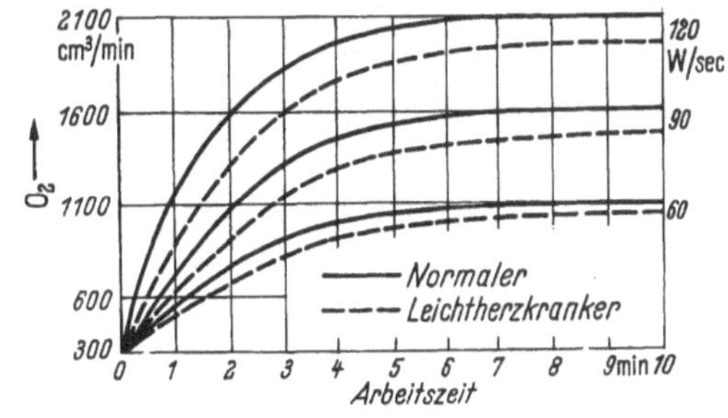

Abb. 40.

Normalerweise steigt die Atmung erst bei schwerster Arbeit prozentual höher an als die Sauerstoffaufnahme, bei den üblichen mittleren Belastungen wird sie nach einer kurzen Anlaufzeit (siehe auch unter steady state) konstant. Der Herzkranke zeigt eine größere Arbeitsatmung, zur Erreichung einer Konstanz ist die Anlaufzeit verlängert oder es wird überhaupt keine Konstanz erreicht. Abweichungen der Arbeitsatmung von der Norm lassen damit schon Schlüsse auf die Leistungsfähigkeit eines Herzens zu, nach LANDEN wenn z. B. bei einer geringen Belastung eine Steigerung von 50%, bei einer mittleren Belastung eine Steigerung von 60% bis fast 100% eintritt.

Wir sind ferner in der Lage, mit Hilfe der Spiroergometrie sowohl die Insuffizienz des linken wie des rechten Herzens voneinander zu trennen, schließlich auch die Entscheidung zu treffen, ob eine Doppelinsuffizienz vorliegt.

Bei einem Mitralvitium werden bei Belastung Atemgrenzwert und Vitalkapazität wegen der sich entwickelnden Lungenstauung absinken. Bei älteren Menschen, die schon in Ruhe einen kleinen Atemgrenzwert und eine herabgesetzte Vitalkapazität haben, werden sich die Werte bei Belastung nicht ändern. Andererseits ist bei pulmonaler Hypertonie und Insuffizienz des rechten Herzens die Vitalkapazität unverändert und der Atemgrenzwert nur gering erniedrigt. Das Atemminutenvolumen steigt jedoch weit über den Sollwert der Belastungsstufe an.

Besonders anschaulich zeigt LANDEN in der nachfolgenden Tabelle (Tabelle III) die nach Belastung zum Ausdruck kommende Rechtsinsuffizienz. Die Normwerte des AMV bei verschiedenen Wattstufen sind in einer weiteren Darstellung von LANDEN kurvenmäßig registriert (Abb. 41).

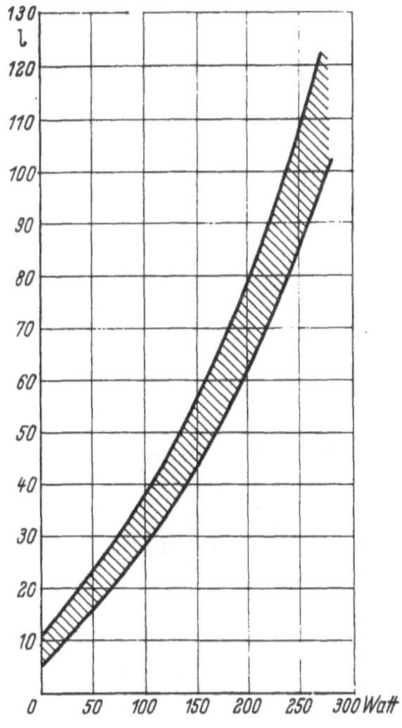

Abb. 41. Normwerte des AMV bei verschiedenen Wattstufen

Tab. III.

Name	Alter	VK (Liter)	AGW (Liter)	Watt-Stufe	Spirogr. O_2-Defizit ccm/min	Klin. Diagnose
We.	17	—	—	Ruhe	30	Pulmonalstenose
Ku.	61	2,2	46,8	Ruhe 60 Watt	∅ 180	Emphysem
Ste.	—	3,1	52,4	Ruhe 60 Watt 90 Watt	∅ ∅ 150	Asthma bronch.

Wir können also über die Lungenfunktion die für die Hämodynamik wichtigen Formen der Klappenfehler objektivieren, auf die Erkennung der Doppelinsuffizienz kommen wir nachher noch zu sprechen. Nach dem Gesagten soll normalerweise die Sauerstoffaufnahme mit zunehmender Belastung ansteigen. Bei Herzkranken erreicht der Sauerstoffverbrauch bei gleicher Belastung nicht die Werte der Gesunden (N) (Abb. 42). Es muß also der Belastungsversuch, auf technische Einzelheiten kommen wir noch zurück, die Belastungsgröße, entsprechend der Wattzahl, ermitteln, die die Minderung gegenüber dem Normalwert anzeigt. Man steigert also die Belastung bis zur Manifestation der Arbeitsinsuffizienz. Die Kurven der Arbeitsatmung und der Sauerstoff aufnahme (siehe auch Abb. 49 und 50) werden mit Normalwerten Gesunder verglichen und ergeben für uns genaue Kriterien der funktionellen Beurteilung.

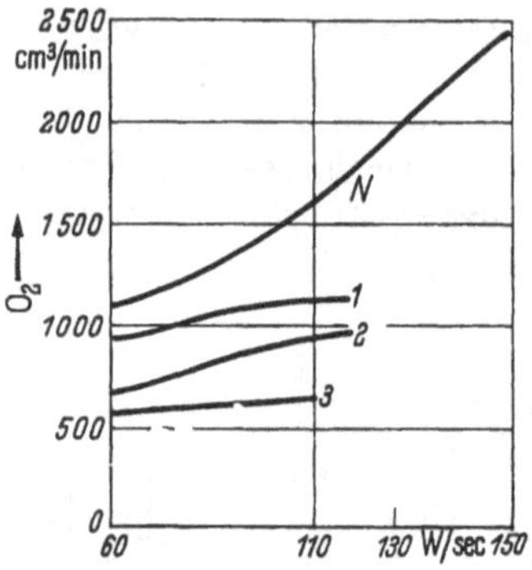

Abb. 42. O_2-Aufnahme unter ansteigender Belastung bei verschiedenen Herzkranken nach Landen. N = Normal

2. *Der Universal-Ergometer „Ergotest"*

Für Untersuchungen unter körperlicher Belastung benutzen wir das Universal-Ergometer „Ergotest"*. Es gestattet Belastungen im Liegen, Stehen und Sitzen. Das Prinzip ist die Erzeugung von Strom durch Bewegen eines Dynamos mittels Kurbel. Der erzeugte Strom wird in einem Belastungswiderstand vernichtet. Die Leistungsstufe wird in Watt oder in mkg/sec angegeben. Dabei entspricht 1 mkg/sec = 9,81 (etwa 10) Watt. Die Belastung kann drehzahlunabhängig und drehzahlabhängig erfolgen. Die nachfolgenden Abbildungen zeigen das Universal-Ergometer „Ergotest", mit liegendem Patienten bei Tretkurbelarbeit, sowie eine Übersicht über die gesamte Apparatur (Abb. 43, 44, 45).

Hersteller: Fa. Erich Jaeger, Würzburg

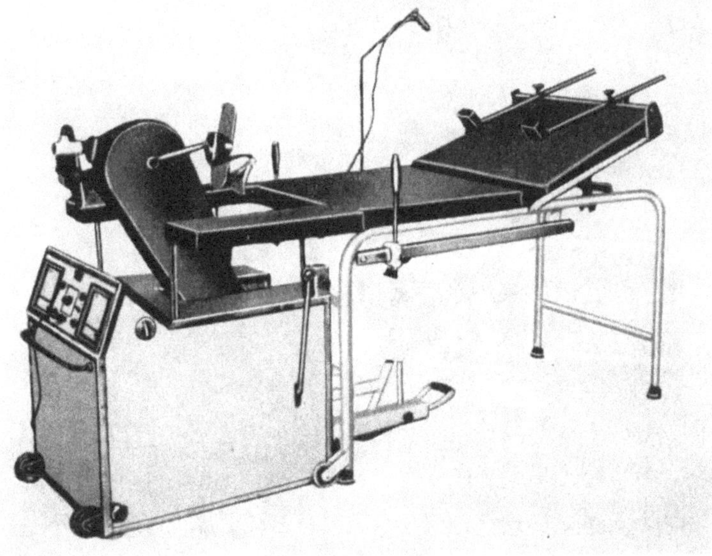

Abb. 43. Universal-Ergometer „*Ergotest*“

3. *Bewertung der Belastungsuntersuchungen*

Für die Bewertung der Belastungsuntersuchungen müssen zwei Begriffe, die bereits vorher in anderer Form Erwähnung fanden, nochmals hervorgehoben werden:

a) Das spirographische Sauerstoffdefizit

Es bezeichnet die Sauerstoffmehraufnahme/min nach dem Übergang von Luft- auf Sauerstoffatmung, in Ruhe oder bei Arbeit.

Normalerweise ist die Sauerstoffaufnahme unter Luft- und Sauerstoffatmung gleich groß und wird damit eine nahezu 100prozentige O_2 Sättigung (95 bis 98%) des Blutes in der Lunge erreicht. Die Sauerstoffaufnahmewerte können allerdings auch physiologisch etwas variieren (emotionell), sicherheitshalber wurde deshalb festgelegt, daß die Ruhedifferenz mindestens 40 ccm/min, die Belastungsdifferenz mindestens 100 ccm/min betragen soll.

Die Beziehungen zwischen spirographischem Sauerstoffdefizit und arterieller O_2-Untersättigung werden später besprochen.

Diese Defizitbestimmungen beziehen sich auf den Gleichgewichtszustand von O_2-Aufnahme und Atemminutenvolumen, damit kommen wir zu dem zweiten Begriff.

b) Der steady state

Man versteht also darunter die Stabilisierung und Konstanz der Atem- und Kreislaufgrößen im Verlauf einer Arbeitsleistung. Bei Arbeitsbelastungen braucht der Organismus Zeit, die Anlaufzeit, bis zur Erreichung des steady state. Während der Anlaufzeit steigen Atmung und Sauerstoffaufnahme langsam an bis sie ihre end-

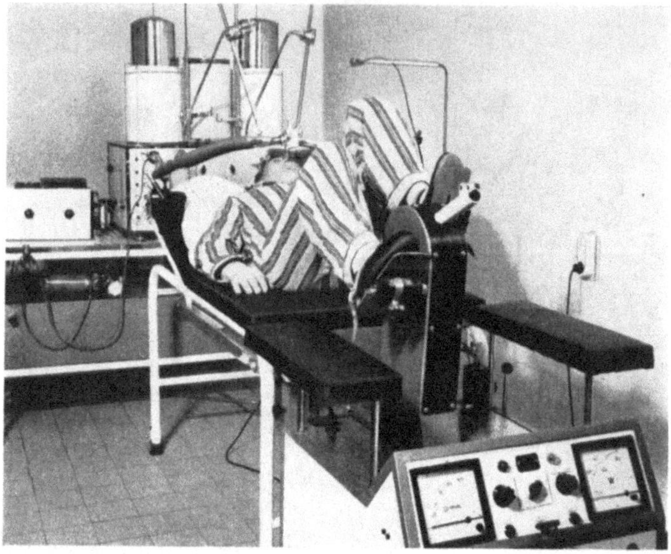

Abb. 44. Universal-Ergometer „*Ergotest*“ mit liegendem Patienten bei Tretkurbelarbeit

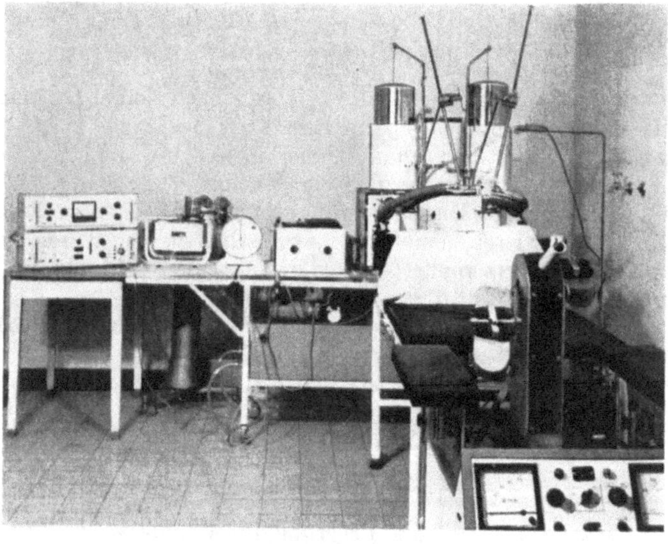

Abb. 45. Teilübersicht des Herz-Labors, im Vordergrund rechts *Ergotest*, dahinter Liegebank und Spirometer, daneben Pulmo-Analysator, links *Uras M* zur CO_2-Messung der Atemluft

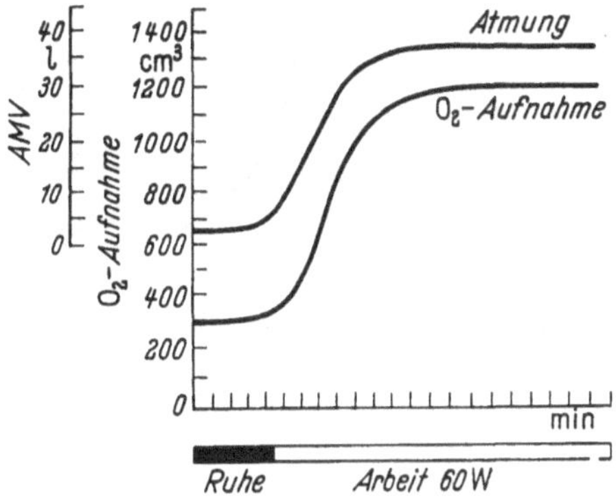

Abb. 46. Atmung und Sauerstoffaufnahme bei körperlicher Belastung nach LANDEN

gültige Höhe für die betreffende Arbeitsstufe erreicht haben (Abb. 46). Bei Gesunden wird der steady state nach 3 bis 5 Minuten erreicht. Schon aus den Anlaufwerten können wesentliche Schlußfolgerungen gezogen werden. Da bei Herzkranken die Anlaufzeit häufig verlängert ist, damit der steady state später erreicht wird, soll die Mindestbelastungsdauer für jede Belastungsstufe 10 Minuten betragen. Nach der Belastung wird die Erholungszeit registriert, die uns die Erreichung des Ruhewertes anzeigt. Eine Verlängerung der Erholungszeit besteht, wenn während der Belastung eine Sauerstoffschuld eintritt, die in der Erholungszeit eingelöst werden muß (Abb.47). Wir wiederholen nochmals, bei schweren kardialen Störungen benötigt der Kranke zur Erreichung seines steady state eine längere Anlaufzeit als der Gesunde (Abb. 48). Wenn er während der Belastung eine Sauerstoffschuld eingeht, ist auch die Erholungszeit verlängert. Die nachfolgende Tabelle nach LANDEN zeigt die Arbeitssauerstoffwerte bei Gesunden, Leicht- und Schwerkranken (Tabelle IV). LANDEN

Tab. IV.

	O_2-Aufnahme in der Anlaufszeit im Min.-Durchschnitt ccm	O_2-Aufnahme im steady state ccm/min	AMV im steady state Liter	Watt-stufe
Gesunde	924,2	1198,2	28,76	60
Leicht Herzkranke . .	828,7	997,4	19,95	60
Schwerer Herzkranke	565,2	927,5	20,18	60

weist damit nach, daß im steady state auch die schwerer Herzkranken noch den Durchschnitt aller Herzkranken in der Nähe der Gesunden erreichen. In der Anlaufzeit zeigt sich jedoch bei den schwerer Herzkranken eine wesentlich verminderte Sauerstoffaufnahme. In der Erholungszeit gleicht sich das Sauerstoffdefizit wieder aus. Besonders bemerkenswert ein geringeres Arbeitsminutenvolumen bei Herzkranken. Die Summe aller Arbeitsminutenvolumina, bezogen auf den ganzen Arbeitsversuch, einschließlich Erholungszeit, ist jedoch im allgemeinen höher, da die größere Sauerstoffschuld in der Erholungszeit abgetragen wird.

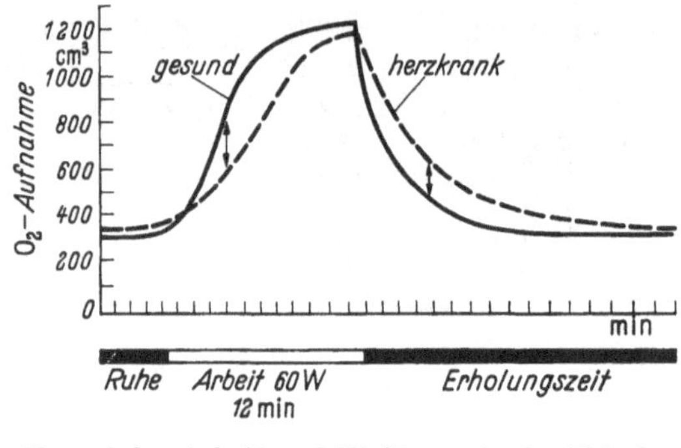

Abb. 47. O_2-Schuld während der Arbeit und Einlösung in der Erholungszeit nach LANDEN

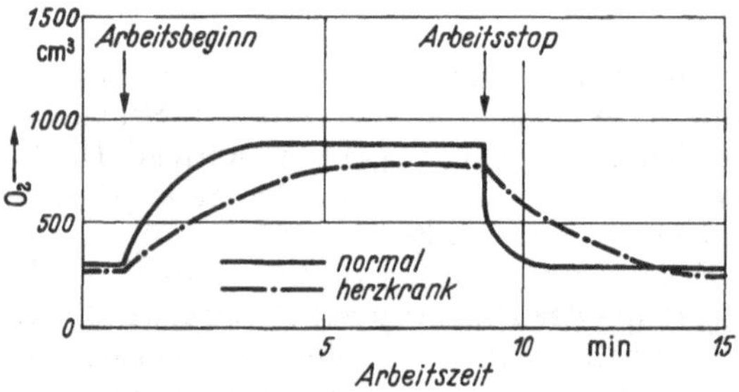

Abb. 48. O_2-Aufnahme in der Anlaufs- und Erholungszeit nach LANDEN

4. *Das kaschierte oder kompensierte Defizit nach* KNIPPING

In diesem Zusammenhang ist die von KNIPPING beschriebene Erscheinung erwähnenswert, die Atemberuhigung beim Übergang von Luft- auf Sauerstoffatmung im steady state einer Belastung. Sie wird, wenn sie nicht mit einem spirographischen Sauerstoffdefizit verbunden ist, und wenn die Atmungsberuhigung wenigstens 20 bis 25% beträgt, als „kaschiertes oder kompensiertes Defizit" bezeichnet. Das kaschierte Defizit und das spirographische Sauerstoffdefizit finden sich bei kardialer Linksinsuffizienz und bei primär pulmonaler respiratorischer Insuffizienz. Andererseits finden sich bei der Rechtsinsuffizienz und der Doppelinsuffizienz des Herzens eine Überhöhung der Atmung unabhängig von der Sauerstoffatmung und eine Verringerung der Sauerstoffaufnahme bei Arbeit gegenüber der Norm. Bei der Doppelinsuffizienz ist die Sauerstoffaufnahme in der Anlaufzeit der Belastung vermindert mit Erhöhung und Verlängerung der Erholungszeit. Die Normalwerte der Sauerstoffaufnahme und der Atemminutenvolumina gehen aus den nachfolgenden Abbildungen (Abb. 49, 50) und der Tabelle (Tab. V) n. BOLT hervor.

Tabelle V.

	20 W	40 W	60 W	80 W	100 Watt
Arbeitsatmung . .	12—20	17—30	20—40	40—50	40—60 Liter/min
O_2-Aufnahme . . .	670—1060	940—1340	1200—1600	1480—1670	1750—2130 ccm/min

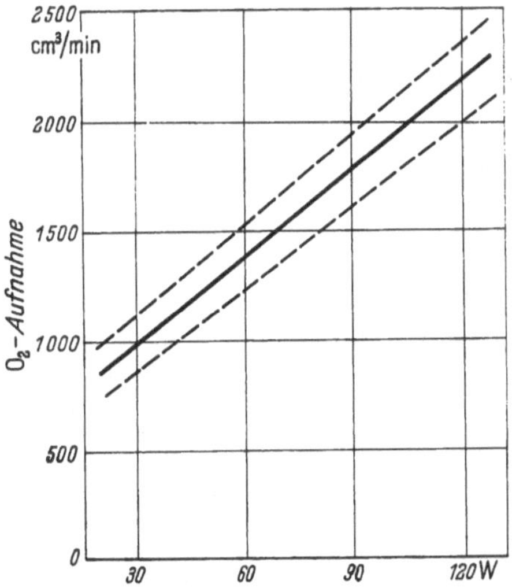

Abb. 49.

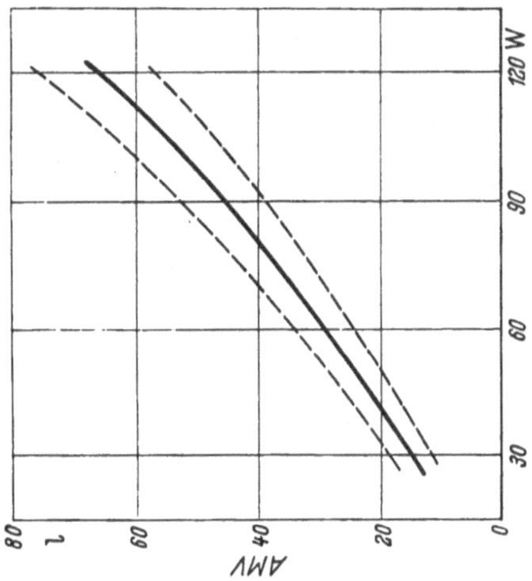

Abb. 50.

Abb. 49. Normalwerte der O_2-Aufnahme bei Arbeitsbelastung am Drehkurbelergometer während Luftatmung nach Knipping, Bolt, Valentin, Venrath

Abb. 50. Normalwerte des AMV bei Arbeitsbelastungen am Drehkurbelergometer während Luftatmung nach Knipping, Bolt, Valentin, Venrath

5. Der Untersuchungsgang bei Belastung

Wir beginnen mit geringer (50) Wattzahl, eingeleitet mit Luftatmung. Nach Registrierung der Anlaufzeit (3 bis 5 min), nach welcher der steady state erreicht wird, werden die Atemgrößen mindestens 3 min registriert. Anschließend erfolgt die Umschaltung auf Sauerstoffatmung. Sauerstoffaufnahme und Arbeitsatemminutenvolumen werden fortlaufend registriert. Nach der Belastung werden Vitalkapazität, Atemstoß und Atemgrenzwert erneut registriert, da sie wie schon erwähnt bei kardialer oder pulmonaler Insuffizienz charakteristische Veränderungen zeigen. In der Erholungszeit (8 min) werden Sauerstoffaufnahme und Atmung registriert. Mitunter bestimmen wir zum Abschluß noch einmal die Ventilationsgrößen (VK, ASt, AGW).

Besteht bei der gewählten Wattstufe keine respiratorische Insuffizienz, gehen wir auf eine Belastung in einer höheren Wattstufe über. Im Interesse einer ausreichenden Erholung des Probanden jedoch meistens am nächsten Tag, bei Zeitmangel, wie bei sportärztlichen Untersuchungen nicht vor Ablauf einer Stunde. Wir steigern damit die Belastung bis zur Leistungsgrenze, d. h. bis zum Auftreten eines spirographischen Defizits bzw. wenn die Sauerstoffaufnahme trotz ansteigender Belastung nicht weiter zunimmt.

Auf das technische Vorgehen bei stärkeren Belastungen (Maskenatmung usw.) braucht hier nicht eingegangen zu werden, da die Betriebsanleitungen hierfür ausreichend sind.

6. Die Vita-maxima-Untersuchung nach Knipping

Für spezielle Untersuchungen erfolgt die *Vita-maxima*-Untersuchung nach Knipping, dabei soll bei kontinuierlich ansteigenden Wattstufen der maximale Sauerstoffverbrauch bestimmt werden. Es wird der Organismus bis an die äußerste

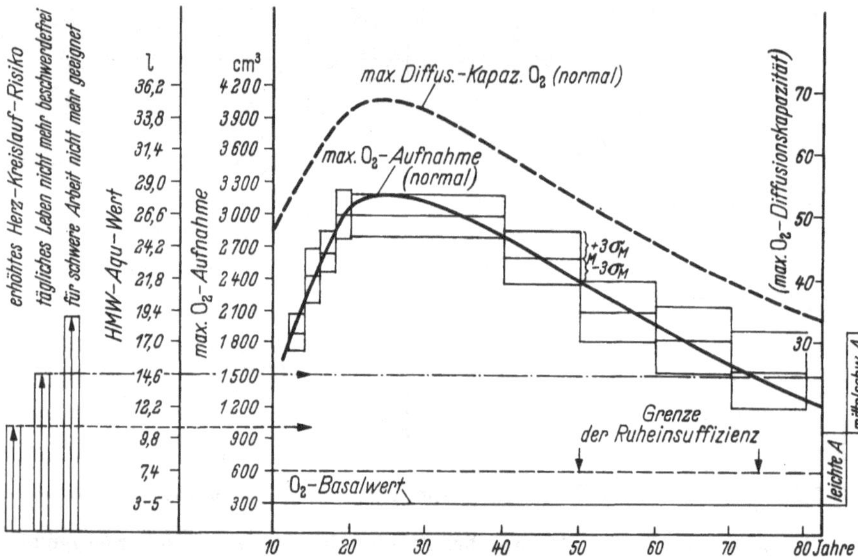

Abb. 51. Maximale O_2-Aufnahme und Diffusionskapazität bei Gesunden verschiedenen Alters nach Knipping, Bolt, Valentin, Venrath

Grenze seiner körperlichen Leistungsfähigkeit belastet. Man geht hierbei bis an die höchste noch eben zu bewältigende Leistung. Sie erfolgt in der Form, daß mit geringen Belastungen begonnen wird, minütlich die Belastungshöhe um 30 Watt gesteigert wird. Ein steady state (Sauerstoffaufnahme und Atmung) wird wegen der kurzen Anlaufzeit nicht erreicht. Die wichtigste Funktionsgröße zur Beurteilung der Vita maxima ist die maximale Sauerstoffaufnahme. Die Sauerstoffaufnahme und die Arbeitsatmung steigen mit der Arbeitsbelastung nahezu linear an. Wird die kritische Belastungsstufe erreicht, nimmt die Atmung weiter zu, die Sauerstoffaufnahme bleibt jedoch konstant. Der empirisch gefundene Mindestwert des maximalen Sauerstoffverbrauchs liegt um 1500 ccm/min. Die nachfolgende Abbildung (Abb. 51) zeigt die maximale Sauerstoffaufnahme in den einzelnen Dezenien.

F. Oxymetrische Untersuchungen

1. *Nachweis von Diffusionsstörungen*

Wie wir bereits vorher erwähnten, steigern wir bei der Bestimmung der maximalen Sauerstoffaufnahme die Wattstufen kontinuierlich bis zur Erschöpfung des Probanden. Die Untersuchungen werden unter Sauerstoffatmung durchgeführt, damit werden intrapulmonale Störungen (ventilatorisch oder diffusionsbedingt) ausgeschaltet. Diffusionsstörungen lassen sich durch eine von Rink u. a., Venrath, Hollmann entwickelte Kombination von Spirographie und Oxymetrie nachweisen. Benutzt wird das *Universal-Oxymeter* der *Atlas-Werke, Bremen.* (Vertrieb: Fa. *Erich Jaeger, Würzburg*). Das Gerät arbeitet nach der spektralphotometrischen Durchleuchtungsmethode und dient wahlweise zur blutigen oder unblutigen Bestimmung des Sauerstoffgehaltes des Blutes und zur Bestimmung des Totalhämoglobingehaltes von Blutproben. Die Messungen lassen sich durch fortlaufende Registrierung über Elektrokardiographen festhalten.

2. *Vergleich zwischen spirographischem O_2-Defizit und arterieller O_2-Untersättigung*

Bei der oben genannten Methode der Bestimmung von Diffusionsstörungen (primär pulmonal oder sekundär kardial bei kardialer Linksinsuffizienz und Mitralstenose) ergibt sich im Vergleich zu den Werten Gesunder eine niedrigere O_2-Sättigung des Arterienblutes bei gleichem O_2-Gehalt in der Einatmungsluft. Vor dem Untersuchungsgang wird eine spirographische Lungenfunktionsprüfung mit Bestimmung von Residualluft und Mischzeit durchgeführt, um Ventilationsstörungen auszuschließen. Der Patient atmet an einem Spirographen, der ein bekanntes Volumen Außenluft enthält. Das ausgeatmete CO_2 wird wie üblich an Natronkalk gebunden, während der aufgenommene Sauerstoff nicht nachgefüllt wird (im Gegensatz zur stabilisierten Atmung bei Messung der maximalen Sauerstoffaufnahme). Durch die zunehmende Verringerung des O_2-Gehaltes in der Einatmungsluft sinkt der O_2-Partialdruck im System. Der Abfall der Oxymeterwerte in der histaminisierten Kapillare wird automatisch registriert. Bei regelrechter Diffusion ergibt sich eine typische Abfallkurve (Abb. 52). Bei gestörter Diffusion sinkt die O_2-Sättigung vorzeitig ab. Beträgt die O_2-Sättigung 85 bis 90%, wird bei Umschaltung auf Außenluft die Zeit bestimmt, die bis zum Wiederanstieg der arteriellen Sauerstoffsättigung vergeht (Lungen-Kapillarzeit). Sie ist verlängert bei intrapulmonalen Durchmischungsstörungen und bei der Mitralstenose, andererseits bei Diffusionsstörungen bei Lungenfibrose normal. Weiterhin wird die Zeit registriert, die vergeht bis der Ausgangswert wieder erreicht ist (Gesamtaufsättigungszeit). Diese Untersuchung ergibt damit eine differenzierte Beurteilung zwischen primär-pulmonaler und primär kardialer Diffusionsstörung.

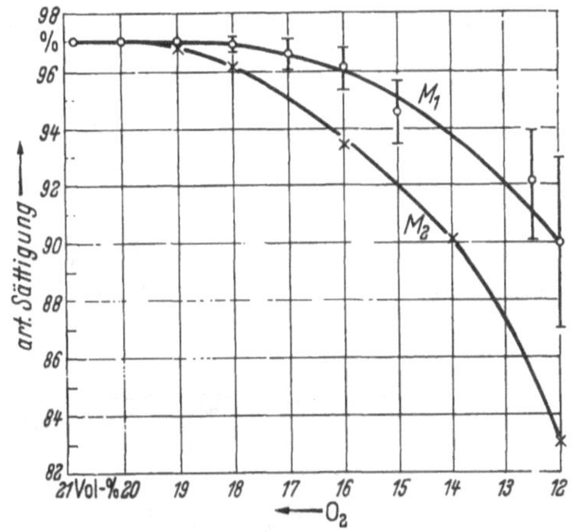

Abb. 52. Verhalten der arteriellen Sauerstoffsättigung bei zunehmendem Sauerstoffmangel in der Einatmungsluft bei Gesunden (M_1) und bei Patienten mit Diffusionsstörungen in den Lungen (M_2). Mittelwertkurven. Nach KNIPPING, BOLT, VALENTIN, VENRATH

Mit Hilfe oxymetrischer Untersuchungen lassen sich vergleichende Schlüsse zwischen spirographischem O_2-Defizit und arterieller O_2-Untersättigung ziehen. Wenn auch das spirographische O_2-Defizit eine arterielle O_2-Untersättigung nach sich zieht, so braucht umgekehrt die arterielle O_2-Untersättigung nicht mit einem spirographischen Defizit verbunden zu sein. Das spirographische Defizit erfaßt die gesamte O_2-Schuld, die arterielle O_2-Untersättigung ist lediglich ein Querschnittswert. Also können spirographische O_2-Defizite und arterielle O_2-Defizite quantitativ nicht übereinstimmen und kann damit die Spirographie die Arterienpunktion bzw. die Oxymetrie nicht ersetzen. Mittels der Oxymetrie läßt sich der CO_2-Gehalt des Blutes nicht bestimmen und wird damit die manometrische Methode nach VAN SLYKE nicht ersetzt. Der Blutgasanalysenapparat nach VAN SLYKE gehört in jedes Herzlabor, auf Einzelheiten dieser Standardmethode braucht an dieser Stelle nicht eingegangen zu werden. Nachfolgend noch die Normalwerte des arteriellen Blutes.

3. *Normalwerte des arteriellen Blutes*

O_2-Kapazität (Vol.-%) = maximales Fixationsvermögen für Sauerstoff bei vollständiger Sauerstoffsättigung (indirekte Hämoglobinbestimmung) = 19,5—20,5 Vol.-%.

O_2-Sättigung (%) = prozentualer Anteil des Oxyhämoglobins am Gesamthämoglobin bei bestimmter Temperatur und Kohlensäurespannung (absolute Werte: Gasanalyse des arteriellen Blutes; relative Werte: Oxymeter) = 95—97%.

O_2-Partialdruck (mm Hg) = Druck, unter dem Sauerstoff im Blut physikalisch gelöst ist = 92—98 mm Hg.

CO_2-Spannung (mm Hg) = Kohlensäurespannung im art. Blut = Kohlensäurespannung in den Alveolen = 40 mm Hg

CO_2-Gehalt im Plasma (Vol.-%) = 54—57 Vol.-%.
pH (Plasma) = 7,38—7,41.

G. Bestimmung der CO_2 der Atemluft mit dem Uras M

Bei allen spiroergometrischen Untersuchungen, speziell bei Diffusionsstörungen und alveolärer Hypoventilation bestimmen wir den Gehalt der Atemluft an Kohlendioxyd mittels des *Uras M* (*Ultra-Rot-Absorptions-Schreiber*), hergestellt von HARTMANN und BRAUN (Vertrieb: Fa. Erich Jaeger, Würzburg), wie wir ihn bereits auf der Übersichtsaufnahme (Abb. 45) zeigten. Ohne auf das Prinzip näher einzu-

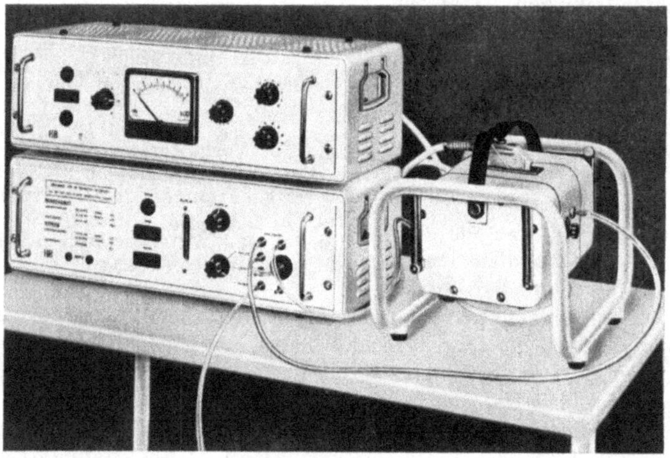

Abb. 53. *Uras M* zur schnellen CO_2-Messung (Werkbild Hartmann & Braun)

gehen, handelt es sich allgemein um die Schwächung eines Infrarotstrahles durch CO_2-Moleküle und Berechnung der Konzentration aus der Abnahme der Strahlungsintensität. Zwei Infrarot-Strahlenbündel werden miteinander verglichen, ähnlich dem PAG. Auch hier eine Meßküvette, durchströmt von dem zu analysierenden Gas. Eine andere Vergleichsküvette enthält ein Infrarot nicht absorbierendes Füllgas. Beide Strahlen werden in Empfängerkammern geleitet, die CO_2 enthalten. Diese Kammern sind durch eine elastische Metallmembran getrennt, die mit einer starren und durchbrochenen Metallwand einen Kondensator bildet. Die Kapazität des Kondensators ändert sich der Größe der Durchbiegung der Membran entspechend. Schließlich ist im Aufbau des Gerätes noch ein Blendenrad zu erwähnen, das beide Strahlengänge unterbricht (Frequenz = 25 Hz), dadurch erübrigt sich die Verwendung eines Gleichstromverstärkers.

Um nun die durch CO_2 bewirkte Bandenschwächung des Infrarotstrahles und damit die CO_2-Konzentration zu bestimmen, bedient man sich des Absorptionseffektes und der Expansion des CO_2 in den Empfängerkammern. Bei ungeschwächten Infrarotstrahlen hebt sich der Druck auf die erwähnte Membran zwischen den Kammern auf. Bei einer Schwächung des Meßstrahles durch CO_2 treten Kapazitätsänderungen auf, die elektronisch verstärkt und als Spannungsänderung meßbar und direkt ablesbar gemacht werden. Nachfolgend nochmals die vergrößerte Abbildung des Gerätes (Abb. 53), die die drei Einzelgeräte des Uras M zeigt: Analysator, Verstärker, Anschlußgerät.

Hervorzuheben ist vor allem die schnelle Bestimmung, die uns bereits bei der künstlichen Beatmung (Respirator) wertvollen Dienst für die Einstellung der Ventilationsgrößen leistete. Bei Lungenfunktionsprüfungen ist gleichfalls die ständige Überprüfung der CO_2 mittels Nebenschluß laufend möglich.

Wir wollen dieses Kapitel nicht beschließen, ohne nochmals auf die Arbeiten von Knipping und seines Arbeitskreises mit Bolt, Valentin, Venrath, ferner die ausgezeichnete Monographie von Landen zu verweisen, die als echte Pionierarbeiten für die angeführte Funktionsdiagnostik zu würdigen sind.

VI. TEIL

PHONOKARDIOGRAPHIE

A. Grundlagen

Die Anfertigung von technisch einwandfreien Schallkurven darf heute mit Recht zu den wichtigsten Funktionsprüfungen des Herzens zählen, da die graphische Darstellung des Gehörbildes in ihren einzelnen Anteilen charakteristische Komponenten aufzeigt, die bestimmten funktionellen Abhängigkeiten zugeordnet werden können. Die physikalischen Gesetzmäßigkeiten müssen im Rahmen unserer Darstellung als bekannt vorausgesetzt werden.

Der uns interessierende Frequenzbereich für den Herzschall reicht von 20 bis 1000 Hz. Die uns zur Verfügung stehenden Mehrfach-Registriereinrichtungen als Direktschreiber besitzen eingebaute Herzschallapparaturen, bei denen Verstärkung und Registrierung mit der EKG-Aufzeichnung kombiniert sind. Der Vorteil der Simultanschreibung ist beim Mehrfachschreiber gegeben. Der gesamte Frequenzumfang des praktisch wichtigen Schallbereiches wird durch Filterung in selektive Teilbereiche zerlegt, wobei für jedes Teilspektrum die Einstellung des Verstärkers geregelt werden kann und somit eine geeignete Amplitudengröße aufgezeichnet wird. Nach Mannheimer und Elmquvist sowie nach Maas, Weber und Leatham werden angenäherte Oktavfiltersysteme verwandt. Für die klinisch wichtige Diagnostik werden vier Oktavfilter angewandt, deren Nennfrequenzen und Bezeichnungen kurz angegeben werden.

1. 35 = t
2. 70 = m 1
3. 140 = m 2
4. 250 = h 1

Bei diesen Angaben handelt es sich zunächst um die Nennfrequenzen und deren Bezeichnung, wobei die Abkürzungen t = tief, m1 = mittel 1, m2 = mittel 2, h1 = hoch 1 zu verstehen sind. Bei der Registrierung wird die übliche Papiergeschwindigkeit von 100 mm/sec als unbedingt einzuhalten empfohlen. Das Mikrophon ist im Gegensatz zu der Elektrodenanlage bei den Brustwandableitungen der EKG-Ableitung nicht an absolut feste Auflagepunkte gebunden. Jeder Herzschallschreibung muß eine Auskultation vorausgehen, wobei das Punktum maximum des hörbaren Geräuschphänomens zu bestimmen und aufzuzeichnen ist. Es wird wohl hierbei im Großen die Spitzengegend von der Basisgegend unterschieden. Der Auflagepunkt wird weiter entsprechend dem jeweiligen Interkostalraum und Medianabstand angegeben und auch in dieser Weise bezeichnet. Es darf also als grober Leitsatz im Gegensatz zu den Brustwandableitungen des EKG's bei der Herzschallschreibung der Satz gelten, das Mikrophon wird da aufgesetzt, wo etwas zu hören ist. Die Aufnahme selbst erfolgt im exspiratorischen Atemstillstand bei vollkommen entspannter Körperlage. Die meisten Mehrfachschreiber besitzen leider einen festen Programmwähler, bei dem freie Kombinationen nur erschwert möglich sind, dafür aber den Vorteil aufweisen, daß eine EKG-Ableitung, meist Ableitung II, sowie die Zeitschreibung in der Kombination enthalten sind, woran bei freier Kombination unbedingt gedacht werden muß. Gleichzeitige Auskultation mittels Kopfhörer ist in jedem Falle wünschenswert. Wir möchten besonders darauf hinweisen, daß die gleichzeitige Registrierung der Karotispulskurve und der EKG-Kurve viel eher die Möglichkeit bietet, Aussagen über die zeitlichen Zusammenhänge der registrierten Schallphänomene mit den einzelnen Herzphasen zu machen. Dies geht bereits aus den vorhergehenden Kapiteln des vorliegenden Buches eindeutig hervor und veranlaßt uns, das Wesentliche über die Phonokardiographie als kurzgefaßte Zusammenstellung unseren bisher geschilderten Funktionsprüfungen anzuschließen, und damit zu unterbauen, daß die Phonokardiographie heute aus der Skala der Funktionsprüfungen des Herz-Kreislaufsystems nicht mehr wegzudenken ist.

B. Normales Schallbild

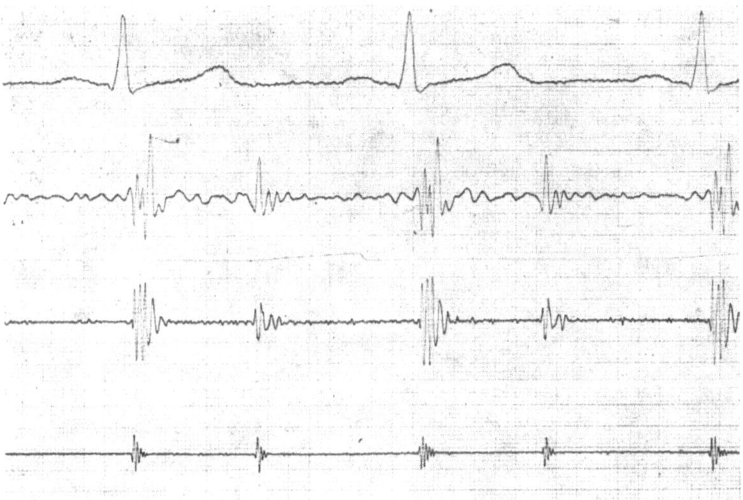

Abb. 54. Normales Herzschallbild
Registrierverfahren: Direktschreiber
Papiergeschwindigkeit: 100 mm/sec
EKG: Ableitung II
Kurven: t, m1, m2
Es finden sich der 1. sowie der 2. Ton normal scharf abgesetzt. Sowohl die Amplitude als auch die Frequenz erscheinen regelrecht

1. Der 1. Herzton

In den verschiedenen Frequenzgängen kommt der 1. Herzton entsprechend seiner vorwiegend niedrigen Frequenzanteile am deutlichsten in den Abstimmungen t, m1 und m2 zur Darstellung. Er setzt sich wie folgt zusammen:

1. Vorsegment (niederfrequent)
2. Hauptsegment (höherfrequent)
3. Nachsegment (niederfrequent)

Die Maximalfrequenz des 1. Herztones wird mit 150 bis 160 Hz angegeben. Hieraus geht hervor, daß der 1. Ton bei den höheren Frequenzen z. B. h1, fehlen kann. Nach SCHÜTZ kann eine Spaltung des 1. Tones bei hoher Abstimmung vorkommen und wird dann mit seinem zweiten Anteil als physiologischer Austreibungsteil bezeichnet. Die größte Amplitude des 1. Tones wird gewöhnlich über der Spitze registriert, während der 2. Ton seine größte Amplitude gewöhnlich über der Basis hat.

2. Der 2. Herzton

Während die Entstehung des 1. Herztones kompliziert ist und an dieser Stelle auf die mehrfachen Theorien nicht näher eingegangen werden kann, kann die Entstehung des 2. Herztones durch den ruckartigen Schluß der Aorten- und Pulmonalklappen sehr einfach erklärt werden. Von diesen beiden Anteilen des 2. Tones ist der Aortenanteil sowohl in der Frequenz als auch in der Amplitude höher als im Pulmonalanteil.

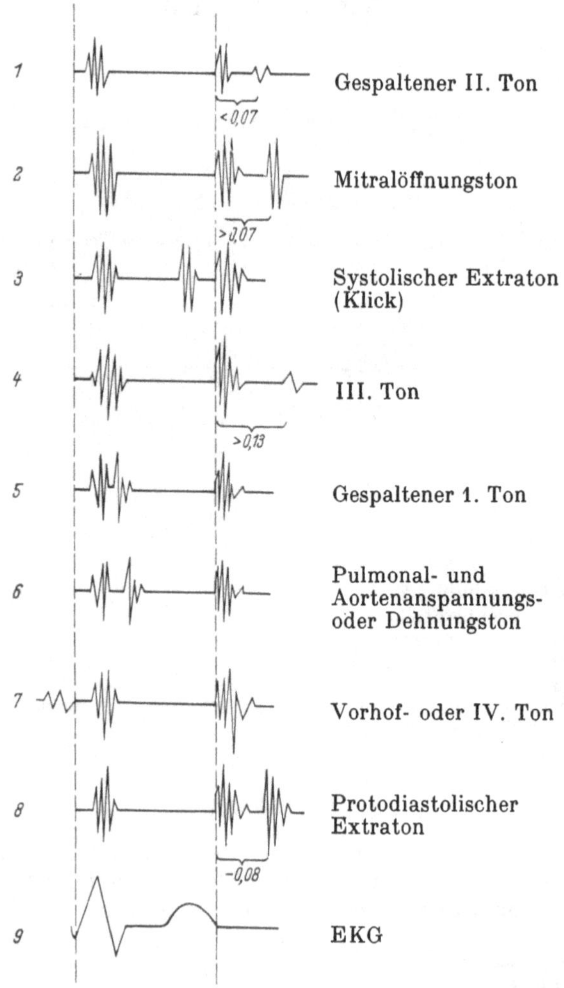

Abb. 55. Extratöne. Schema nach HOLLDACK und WOLF

Der Aortenanteil wird vor dem Pulmonalanteil registriert. Eine Spaltung des 2. Tones mit einem Intervall bis zu 0,06 sec wird noch als physiologisch angesehen. Bei Kindern beträgt das Intervall maximal 0,03 sec. Hierbei ist es wichtig, im exspiratorischen Atemstillstand zu schreiben, da bei der inspiratorischen Schlagvolumenzunahme des Herzens das Intervall der Spaltung größer werden kann.

C. Spaltungen und Extratöne

1. Gespaltener 1. Herzton

Bei der Besprechung des 1. Herztones ist bereits darauf hingewiesen, daß schon physiologisch eine Spaltung des 1. Tones registriert werden kann. Es handelt sich hier um einen Anspannungsteil und um einen Austreibungsteil. Die zeitliche Zuordnung zur jeweiligen Herzphase kann nur erfolgen, wenn die Registrierung neben der Schallkurve gleichzeitig auch die Registrierung der EKG-Kurve und der Karotispulskurve umfaßt. Hierauf wurde besonders auch von HOLLDACK hingewiesen. Die Methodik sowohl der Herztonabnahme als auch der Pulsabnahme braucht an dieser Stelle nicht mehr wiederholt zu werden. Zur Ausmessung der Kurve sei folgendes Beispiel angegeben.

Die nebenstehende Kurvenkombination ermöglicht eine zeitlich genaue Festlegungdes Auftretens zusätzlicher Herztöne und Geräusche. Ausgangspunkt ist der Beginn des *QRS*-Komplexes in der EKG-Ableitung II. Der Abstand von hier bis zum Beginn des 1. Herztones ist

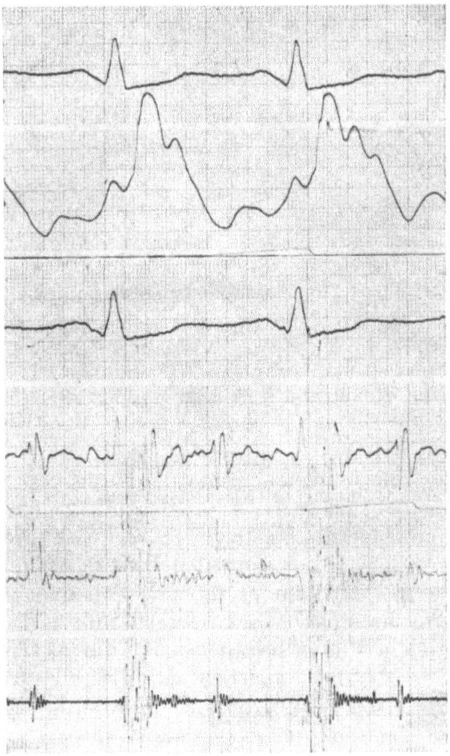

Abb. 56. Gespaltener 1. Ton. Registrierverfahren: Direktschreiber. Papiergeschwindigkeit: 100 mm/sec. Kurvenkombination EKG II. Karotiskurve, EKG III, Herzschall t, m1, m2.

Der Herzschall zeigt in allen Frequenzgängen eine deutliche Spaltung des 1. Tones, wobei der Frequenzgehalt sowohl des ersten als auch des zweiten Anteiles des 1. Tones in allen Frequenzgängen gleich ist.

Die EKG-Ableitung zeigt keinerlei Blockform, wohl eine Beeinträchtigung im Bereich der Erregungsrückbildung. Ebenfalls ist in der EKG-Kurve die Vorhofkammerüberleitung pathologisch. DerQRS-Komplex stellt einen oberen Grenzwert dar. Es findet sich im Phonokardiogramm außerdem im Anschluß an den zweiten Anteil des gespaltenen 1. Tones ein Systolikum, das bis über die Mitte der Systole andauert. Die Karotispulskurve ist durch eine nicht exakte Lage des Pulsrezeptors deformiert.

Die Registrierung der Phonokardiographie erfolgte mit dem Multiscriptor der Firma Hellige. Dies trifft zu für die Abbildungen 56, 58 bis 69 und 71 bis 79.

gleichbedeutend mit der *Umformungszeit*, die normalerweise den Wert von 0,05 sec nicht überschreitet. Ebenfalls wird der Wert von 0,04 bei der Bestimmung der Umformungszeit nicht unterschritten. Früher auftretende Schwingungen gehören meist Vorhofstönen, z. B. bei pathologischer Rechtsbelastung, an. Sowohl bei der Herztonkurve als auch bei der EKG-Kurve werden Phänomene des Herzens selbst ohne Zeitverspätung registriert. Sollen diese beiden Kurven zur Karotispulskurve in Beziehung gesetzt werden, haben wir bei letzterer mit der Zeitverspätung zu tun, die die zentrale Pulswelle benötigt, um von der Aortenklappe bis zur Abnahmestelle des Karotispulses zu gelangen.

Diese Verspätungszeit der Karotispulskurve wird als *zentrale Pulswellenlaufzeit* bezeichnet. Der Schluß der Aortenklappe stellt sich zeitlich exakt mit dem Beginn des 2. Tones dar und zeigt in der Karotispulskurve den Beginn des Steilabfalles zur Inzisur. Die Zeit vom Beginn des 2. Herztones bis zur Inzisur der Karotispulskurve gibt uns die gesuchte Verspätungszeit zwischen den registrierten Vorgängen des Herzens selbst und denen der Arteria carotis an und ist die *zentrale Pulswellenlaufzeit*.

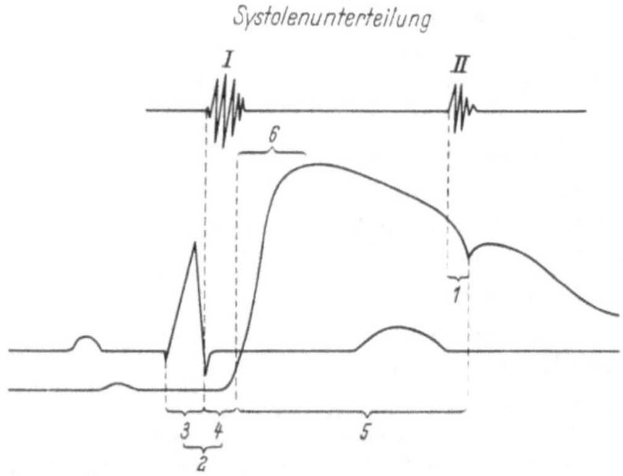

Abb. 57. Schema Unterteilung der Systole nach HOLLDACK und WOLF.
I 1. Ton — II 2. Ton — 1 zentrale Pulwellenlaufzeit gleich Verspätung der Karotispulskurve gegenüber den Vorgängen am Herzen — 2 Q-EKG-Pulskurvensteilanstieg minus Pulswellenlaufzeit gleich Anspannungszeit — 3 Q-EKG bis Beginn des I. Tonsegmentes gleich Umformungszeit — 4 Anspannungszeit minus Umformungszeit gleich Druckanstiegszeit — 5 Pulskurvensteilanstieg bis Inzisur gleich Austreibungszeit — 6 Pulskurvenanstiegszeit

Um die gleiche Zeitverspätung gegenüber den Vorgängen am Herzen selbst, um die die Inzisur der Arteria carotis gegenüber dem 2. Herzton registriert wird, beginnt auch der Steilanstieg der Karotiskurve verspätet. Wird also die gemessene Zeitverspätung der zentralen Pulswellenlaufzeit dem Steilanstieg der Karotispulskurve vorgelegt, dann ergibt sich von der *Q*-Zacke des EKGs bis zu diesem Punkt die Anspannungszeit des Herzens, die normalerweise bis zu 0,09 sec betragen darf. An diesem Punkt beginnt exakt die Austreibungsphase des Herzens. Aus dem bisher Gesagten wird deutlich, daß dieser Zeitpunkt für das Auftreten von Extratönen und Geräuschen außerordentlich wichtig ist. Auf diese Weise kann genau festgestellt werden, daß der zweite Anteil des gespaltenen 1. Tones ein Austreibungston ist und noch als physiologisch bezeichnet wird, wenn sein Abstand vom 1. Tonsegment nicht größer als 0,1 sec ist. Die vorstehende Methodik der Kurvenausmessung zur Ermittlung der Umformungs- bzw. Anspannungszeit, sowie der Druckanstiegszeit, die sich aus der Anspannungszeit minus der Umformungszeit ergibt, wird besonders wichtig bei der Beurteilung der Mitralstenose und der hierbei wichtigen Indikationsstellung zur Operation. Hierauf wird im einzelnen noch im Kapitel des Mitralöffnungstones und der Funktionsdiagnose der Mitralstenose eingegangen werden. Deutliche Spaltungen des 1. Tones werden bei Schenkelblockformen registriert und kommen durch die zeitlich verschiedene Ventrikeltätigkeit zustande. Zur Unterscheidung von einem Austreibungston kann die vorstehend angegebene Ausmessung der Kurvenkombination Anwendung finden.

2. Der gespaltene 2. Herzton

Die Registrierung des 2. Tones erfolgt am besten im 2. ICR li. parasternal. Hier ist auch in den Abstimmungen m1, m2 und h1 die Spaltung am deutlichsten zu erkennen.

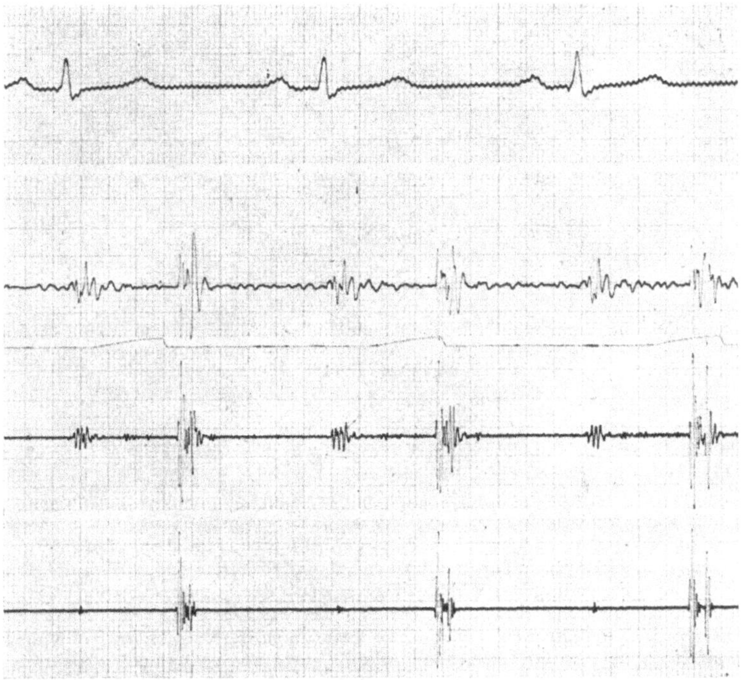

Abb. 58. Gespaltener 2. Ton. Registrierverfahren: Direktschreiber. Papiergeschwindigkeit: 100 mm/sec. Kurvenkombination: EKG-Ableitung II. Herzschall t, m1, m2.

Der 1. Ton ist von ausgesprochen kleiner Amplitude, der 2. Ton zeigt vorwiegend in den Abstimmungen m1 und m2 eine Spaltung mit höherem Frequenzanteil der ersten Schwingungsgruppe. Ohne daß in der vorliegenden Kurvenkombination eine Schenkelblockform nachweisbar ist, findet sich hier eine Spaltung, wobei die erste Schwingungsgruppe den Pulmonalanteil darstellt. Das Spaltungsintervall liegt bei 0,04 sec. Der vorstehend aufgezeichneten Spaltung kam klinisch keinerlei pathologische Bedeutung zu.

Der Wilson-Block zeigt oft eine deutliche Spaltung sowohl des 1. als auch des 2. Tones, wobei der erste Anteil des 2. Tonsegmentes dem Aortenanteil, der zweite Anteil des 2. Tonsegmentes dem Pulmonalanteil entspricht. Die gleichen Verhältnisse gelten für die ventrikulären Extrasystolen.

Der Linksschenkelblock sowie die links-ventrikulären Extrasystolen zeigen meist vorangehend einen niederfrequenten *P*-Anteil, der dann von einem höherfrequenten Aortenanteil gefolgt ist.

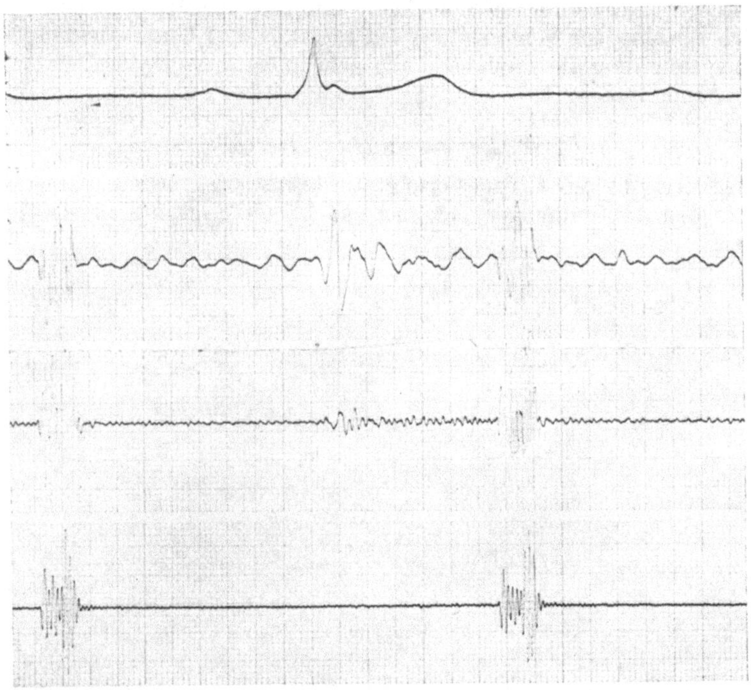

Abb. 59. Spaltung des 2. Tones. Registrierverfahren: Direktschreiber. Papiergeschwindigkeit: 100 mm/sec. Kurvenkombination: EKG II, Herzschall t, m1, m2

Die vorliegende Kurvenkombination zeigt in der EKG-Kurve im Kammerkomplex eine nachgeknotete R-Zacke, die jedoch nicht als sichere Schenkelblockform anzusprechen ist. Der 1. Ton wird in t und m1 abgrenzbar, dabei von kleiner Amplitude, bei m1 findet sich ein leises Systolicum. Der 2. Ton ist in m1 und m2 deutlich gespalten, wobei die Schwingungsgruppen in m1 eine Betonung der 2. Schwingungsgruppen zeigen, während in m2 der Anteil der beiden Frequenzen sehr deutlich unterschieden werden kann. Es findet sich die erste Schwingungsgruppe niederfrequent von einer zweiten höherfrequenten Schwingungsgruppe gefolgt. Zweifelsohne ist im vorliegenden Falle die erste Schwingungsgruppe dem Pulmonalanteil, die zweite Schwingungsgruppe dem Aortenanteil zuzuordnen. Obwohl die EKG-Kurve im vorliegenden Falle nicht das Vollbild des Linksschenkelblocks zeigt, ist es durch die Registrierung des Herzschalls wahrscheinlich, daß trotzdem bei nur angedeuteter Nachknotung einer R-Zacke im QRS-Komplex eine Erregungsausbreitungsstörung mit unterschiedlicher Ventrikeltätigkeit vorliegt. Wir haben eben aus diesem Grunde die Abbildung der vorliegenden Kurvenkombination gewählt. Bei dieser Kurvenkombination wird die fruchtbare Ergänzung zwischen EKG-Ableitung und Phonokardiographie bezüglich der mechano-graphischen Vorgänge sehr deutlich.

3. Der 3. Herzton

Der 3. Herzton wird bei Jugendlichen oft als physiologisch gefunden und auf vermehrte Schwingungen der Kammerwand zurückgeführt, die bei beschleunigter Ventrikelfüllung auftreten. Er wird am deutlichsten nach Belastung registriert.

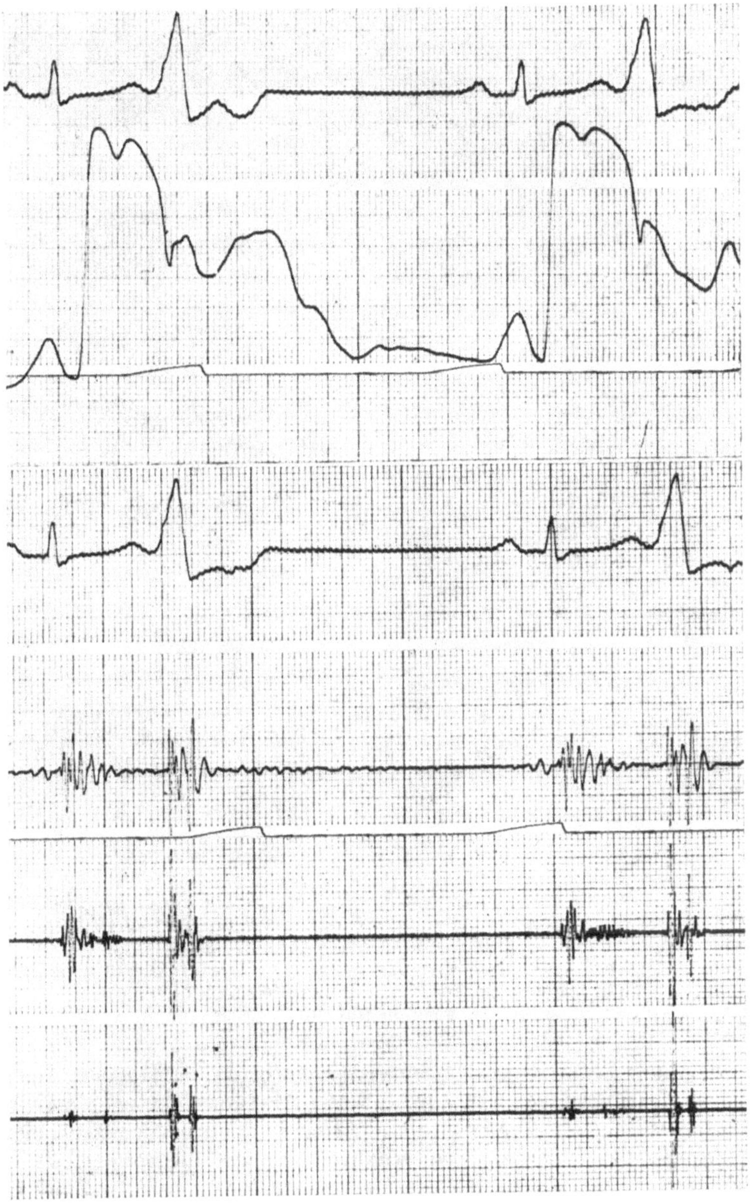

Abb. 60. Bigeminus. Registrierverfahren: Direktschreiber. Papiergeschwindigkeit: 100 mm/sec. Kurvenkombination: EKG II, A. carotis, EKG III, Herzschall m1, m2, h1.

Die vorliegende Kurvenkombination zeigt einen Bigeminus, der auskultatorisch nicht sicher abgrenzbar war und von einer Spaltung des 2. Tones nicht sicher abgegrenzt werden konnte.

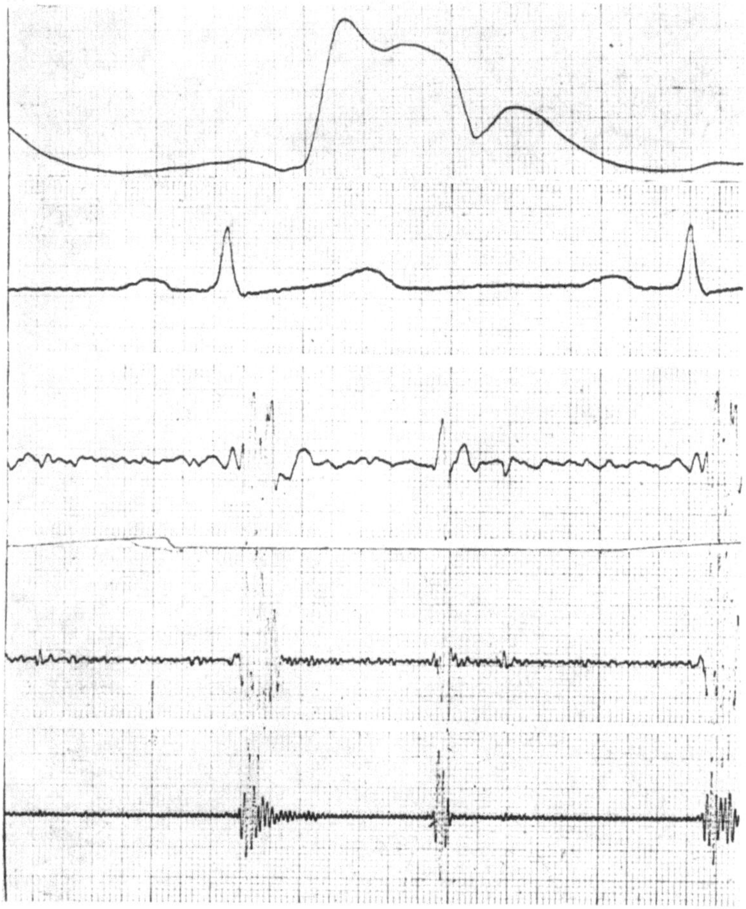

Abb. 61. Dritter Herzton. Registrierverfahren: Direktschreiber. Papiergeschwindigkeit: 100 mm/sec. Kurvenkombination: A. carotis. EKG II, Herzschall t, m 1, m 2.
Die Kurvenkombination ist bei einem 16jährigen gesunden Patienten aufgenommen. In den Frequenzgängen t und m1 zeigt sich ein abgegrenzter 3. Herzton, der in dem Frequenzgang m 2 nur noch ganz leicht angedeutet erscheint. Es handelt sich hier nicht um einen pathologischen Befund.

Das Punktum maximum liegt über der Spitzenregion des Herzens. Die Ableitung erfolgt in den Abstimmungen t und m1. In den Abstimmungen m 2 und h 1 kommt der 3. Herzton nicht mehr zur Darstellung. Hier handelt es sich dann meistens um pathologische Befunde, bei denen ein erhöhtes Druckgefälle vom linken Vorhof zur linken Kammer besteht, wie es eingehend beim Mitralöffnungston und der Funktionsdiagnostik der Mitralstenose besprochen wird.

Auch der *protodiastolische Extraton* muß vom 3. Herzton unterschieden werden. Er kann nur rein vom klinischen her bezogen werden, da er sich in seiner gesamten Charakteristik nicht vom Mitralöffnungston unterscheidet. Im Gegensatz zum 3. Herzton wird er am deutlichsten in der Abstimmung m 2 registriert und stellt sich oft auch in h 1 dar. Klinisch handelt es sich meist um perikardiale Veränderungen.

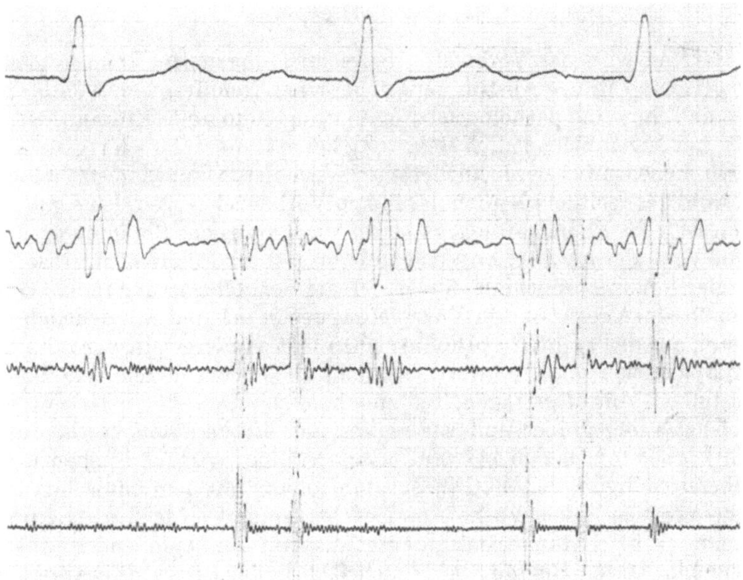

Abb. 62. Protodiastolischer Extraton. Registrierverfahren: Direktschreiber. Papiergeschwindigkeit: 100 mm/sec. Kurvenkombination: EKG II. Herzschall t, m2, h1.
Im Gegensatz zur Abbildung 61, wo ein 3. Herzton registriert wird, stellt diese Kurvenkombination den protodiastolischen Extraton dar, der in den Frequenzgängen t, m1 und m2 deutlich registriert wird, eine sehr große Amplitude bei hochfrequenter Schwingungsgruppe zeigt. Eine Verwechslung mit einem Vorhofston ist nicht möglich, da der Abstand des protodiastolischen Extratones von der P-Zacke im EKG bereits sicheren Aufschluß darüber gibt, daß eine zeitliche Zuordnung zum Vorhofston nicht möglich ist. Außerdem spricht der Frequenzcharakter des protodiastolischen Extratons gegen einen Vorhofston

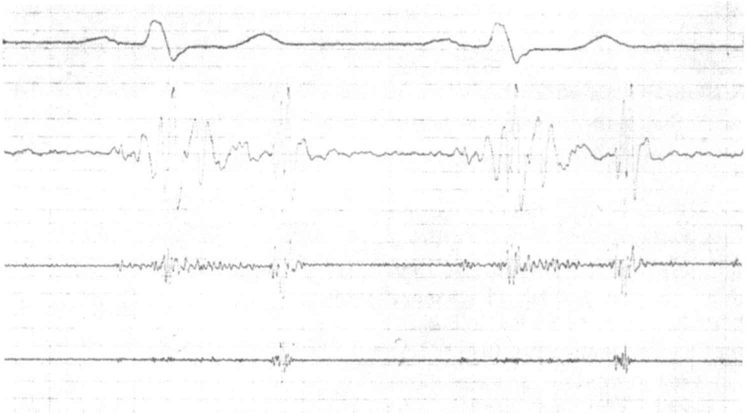

Abb. 63. Vierter Herzton oder Vorhofston. Registrierverfahren: Direktschreiber. Papiergeschwindigkeit: 100 mm/sec. Kurvenkombination: EKG-Ableitung II, Herzschall t, m1, m2.
Es finden sich in der Herzschallregistrierung in den Frequenzgängen t und m1 ein deutlich abgegrenzter Vorhofston, der in m2 nur noch angedeutet registriert wird, der 1. Ton ist vor allen Dingen im tiefen und mittleren Frequenzgang deutlich, im tiefen Frequenzgang verbreitert, im mittleren Frequenzgang m1 ein anhaltendes Systolicum, in m1 und m2 eine Spaltung auch des 2. Tones, die auf die dargestellte Blockform des EKGs bezogen werden kann.

4. Der 4. Herzton

Als 4. Herzton wird der Vorhofston bezeichnet, der normalerweise niedrige Frequenz aufweist und in der Abstimmung t bei einer Nennfrequenz von 75 registriert wird, ohne daß ihm eine pathologische Bedeutung zukommt. Er kann, wie auch der 3. Herzton, bei Jugendlichen nach Belastung bei m1 und m2 noch registriert werden. Im späteren Lebensalter wird ein betonter Vorhofston auf eine pathologische Belastung sowohl des rechten als auch des linken Vorhofes bezogen. Eine genaue Seitenlokalisation ist vom Phonokardiogramm her nicht möglich. Bei höhergradigem Emphysem mit Veränderung der Lungenstrombahn, bei der Pulmonalsklerose, bei Folgezuständen des Asthma bronchiale, findet sich die Vorhofbelastung im EKG nachweisbar, was dann einen registrierten Vorhofston, der in m1 und m2 deutlich registriert werden kann, auf den rechten Vorhof beziehen läßt. Andererseits wird die chronische Linksdekompensation ja bekannterweise nicht allein vom linken Ventrikel, sondern auch vom linken Vorhof getragen. Bei zunehmender Linksherzbelastung wird auch die Vorhofsbelastung größer und wir registrieren oft im Phonokardiogramm einen deutlichen Vorhofston, der in m1 und m2 darstellbar wird und neben den Zeichen der Linksherzschädigung im EKG in Zusammenhang mit dem klinischen Befund für einen pathologischen linken Vorhofston spricht. Kommt seine Registrierung auch in der Abstimmung h1 zustande, dann deutet dies auf ein beginnendes Linksversagen des Herzens hin. Dieser Befund wurde mehrfach in der Literatur erwähnt und kann auch nach unseren Untersuchungen heute als vollgültig bestätigt werden.

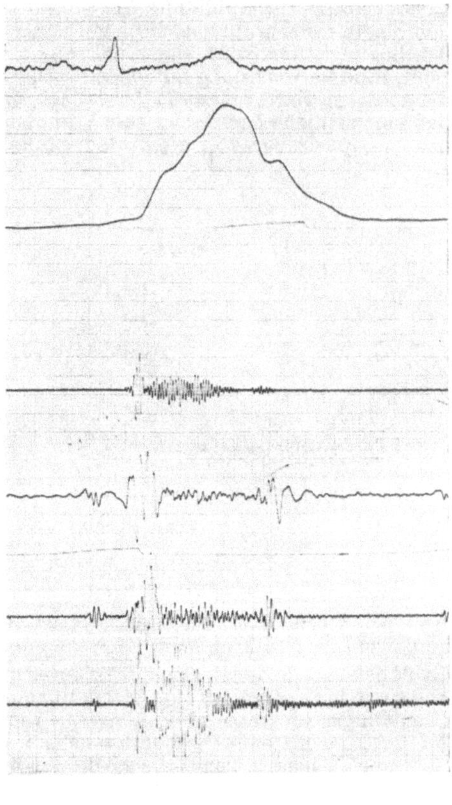

Abb. 64. Aortenstenose mit Vorhofston. Registrierverfahren: Direktschreiber. Papiergeschwindigkeit: 100 mm/sec. Kurvenkombination: EKG II, Arteria carotis, Herzschall m2, m1, h1.
In der vorstehenden Kurvenkombination zeigt die Karotispulskurve den typisch trägen und verspäteten Anstieg, der bei Aortenstenose registriert wird, gleichzeitig vor allem deutlich in m2 und h1, den spindelförmigen Charakter des Systolicums mit sehr hohem Frequenzanteil. Es wird hier, bis h1 nachweisbar, ein deutlicher Vorhofston registriert, Die unter schiedlichen Frequenzanteile des 1. Tones werden in den verschiedenen Frequenzgängen deutlich. Der vorstehend registrierte Vorhofston zeigt die außerordentliche Belastung bereits auch des linken Vorhofes an

5. Mitralöffnungston und Funktionsdiagnostik der Mitralstenose

Der Mitralöffnungston entsteht protodiastolisch bei beginnender Ventrikelfüllung aus dem linken Vorhof. Hierbei werden die Segelflächen des Mitralsegels angespannt. Eine besondere Bedeutung kommt dem Mitralöffnungston bei der Mitralstenose zu. So wurde von SCHÖLMERICH beschrieben, daß der Abstand des Mitralöffnungstones vom 2. Herzton vom jeweiligen Druck im linken Vorhof abhängt. Je höher der Druck im linken Vorhof, desto geringer das Intervall vom 2. Herzton zum Mitralöffnungston und umgekehrt. SCHUMANN konnte nachweisen, daß Reserpin in der Lage ist, den Druck im kleinen Kreislauf und damit auch den erhöhten linksseitigen Vorhofsdruck zu senken und fand als Kriterium hierfür, daß das Intervall vom 2. Herzton zum Mitralöffnungston größer wurde, nachdem er Reserpin verabreicht hatte. Dabei ist aber zu beachten, beträgt das Intervall bereits 0,1 sec, dann ist die Druckerhöhung nicht sehr groß und eine Drucksenkung durch Reserpin ist hierbei nicht zu erwarten.

Der Reserpinversuch

Nach den Angaben von SCHUMANN und anderen sowie nach eigenen Erfahrungen verwenden wir Reserpin 0,15 mg i. m. Nachdem der Patient 15 min ruhig liegt, erfolgt zunächst die Aufnahme der nachfolgenden Kurvenkombination (Abb. 65 und 66).

Diese Aufnahme gilt als Leerschreibung. Es erfolgt die intramuskuläre Injektion von 0,15 mg Reserpin und dann die Aufnahme der gleichen Kurvenkombination nach 5, 15 und 20 min p. i. Der Patient wird durch diesen Versuch nicht belastet. Der Blutdruck im großen Kreislauf wird durch die Reserpininjektion nicht beeinflußt. Bei negativem Ausfall des Reserpinversuches, d. h. bei gleichbleibendem Intervall zwischen 2. Herzton und Mitralöffnungston, wobei das Intervall kurz ist (etwa 0,06 bis 0,07 sec), können wir einen stark erhöhten Druck im linken Vorhof annehmen, wobei ausgedehnte Verwachsungen des Mitralsegels nur ein kleines Ostium freilassen. Hierbei ist die Amplitude des Mitralöffnungstones oft klein, was aber nicht immer der Fall ist. Jedenfalls kann die Amplitude des Mitralöffnungstones nicht auf den Schweregrad der Stenose bezogen werden.

Bei dem angegebenen Zeitintervall von 0,06 bis 0,07 sec muß differentialdiagnostisch ein gespaltener 2. Herzton ausgeschlossen werden, was allein phonokardiographisch oft nicht möglich ist, sondern gesamtklinisch erfolgen muß. Phonokardiographisch kommt die Registrierung der Geräuschcharakteristik bei Mitralstenose, die später besprochen wird, erleichternd zur Hilfe.

Bei positivem Ausfall des Reserpinversuches handelt es sich um einen gesteigerten, jedoch beeinflußbaren linksseitigen Vorhofsdruck.

Bei positivem Ausfall des Reserpinversuches handelt es sich in jedem Falle um einen Mitralöffnungston, auch bei zugrunde liegendem kurzem Intervall zwischen 2. Herzton und Mitralöffnungston (0,06 bis 0,07 sec).

Nach HOLLDACK, WEYGAND und BSCHORR wird auch die Umformungszeit bei der Mitralstenose verlängert, was zu einem verspäteten Auftreten des 1. Tones führt. Die Bestimmung der Umformungszeit wurde von uns bereits besprochen. Die Gesetze der Hämodynamik bedingen eine starke Belastung des linken Vorhofes, der mit seiner noch zur Verfügung stehenden Kontraktionskraft einen gewissen Füllungsdruck gewährleistet und bei entsprechend lang andauernder Diastole eine bessere Füllung des linken Ventrikels herbeiführt. Somit wird die Umformungszeit und damit das Auftreten des 1. Tones auch weitgehend von der Funktionstüchtigkeit des linken Vor-

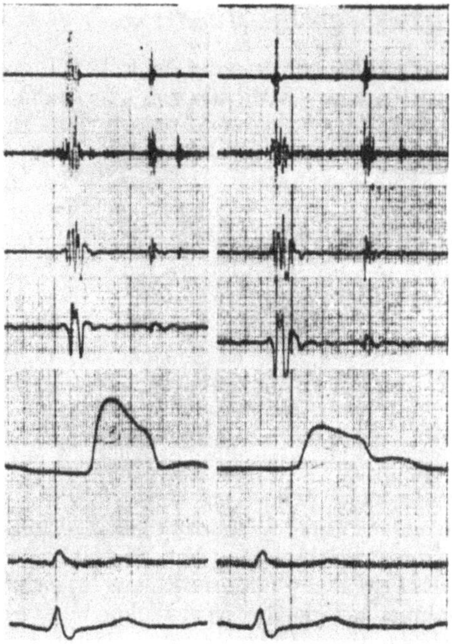

Abb. 65 und 66. Reserpinversuch mit Senkung des linksseitigen Vorhofdruckes. Registrierverfahren: Direktschreiber. Papiergeschwindigkeit: 100 mm/sec. Kurvenkombination: h1, m2, m1, t, Karotiskurve, EKG I und II

Der Geräuschcharakter der Mitralstenose wird in m2 am deutlichsten. Es finden sich hier ein Crescendo-Präsystolicum, ein Systolicum, ein Protodiastolicum bei deutlichem Mitralöffnungston. In der Abb. 65a findet sich die Ruhe-Schreibung, während Abb. 66 die Schreibung 40 min p. i. 0,15 Reserpin i. m. darstellt. Hierbei wird der Abstand II. Herzton zum Mitralöffnungston, der in Ruhe 0,08 sec beträgt, nach Reserpin auf 0,1 sec verlängert, womit die Druckerhöhung im li. Vorhof nachgewiesen ist.

hofes abhängen. Wir konnten beobachten, daß bei stark verlängerten Umformungszeiten bei normalem Sinusrhythmus (0,07 bis 0,08 sec) und gleichzeitig stark verkürztem Intervall zwischen 2. Herzton und Mitralöffnungston in kürzester Zeit ein Vorhofflimmern auftrat, wobei die Umformungszeiten noch weiter verlängert wurden und bei der absoluten Arrhythmie Werte bis zu 0,1 sec erreichten. Es darf wohl mit Recht behauptet werden, daß die Verlängerung der Umformungszeit bei der Mitralstenose eine indirekte Maßangabe für die Belastung des linken Vorhofes ist und mit der Verkürzung des Intervalls 2. Herzton-Mitralöffnungston — eine Aussage über den Grad der Stenose und die Kompensationsfähigkeit des linken Vorhofes zuläßt.

Allgemein: Je länger die Umformungszeit, je kürzer das Intervall zwischen 2. Ton und Mitralöffnungston, desto schwerer die Stenose. Diese Aussage konnten wir durch die gleichzeitige Kreislaufgrößenbestimmung bestätigen. Wir fanden hierbei bei fortlaufender Messung relativ kleine Schlagvolumina bei kurzen Anspannungszeiten und beschleunigter Pulswellengeschwindigkeit, was einer Engstellung der peripheren Strombahn entspricht. Die Karotispulskurve zeigt dementsprechend oft ähnliche Kurvenzüge wie den von Donzelot beschriebenen Typ 1 des vermehrten peripheren Gefäßwiderstandes. Abschließend soll zu diesem Kapitel gesagt werden, daß die graphischen Untersuchungsmethoden im Zusammenhang mit den röntgenologischen Untersuchungsbefunden und dem gesamtklinischen Befund nach unseren Erfahrungen in der Lage sind, die heute so wichtig gewordene Operationsindikation der Mitralstenose zu stellen. Die Früherkennung des wirklichen hämodynamischen Wirkungsgrades wird durch diese hier beschriebenen Untersuchungsmethoden möglich. Es sollte heute bei entsprechend nachgewiesenem hämodynamischem Wirkungsgrad der Mitralstenose nicht mehr der versuchten konservativen Therapie Raum gegeben werden, sondern zur Operation geraten werden. Der sichere Ausschluß einer begleitenden Mitralinsuffizienz ist auch durch diese Untersuchungen nicht möglich; wir wagen aber zu behaupten, daß hämodynamisch wirksame Mitralinsuffizienzen bei sorgfältig durchgeführter mehrmaliger Untersuchung der von uns hier angegebenen graphischen Untersuchungsmethoden ausgeschlossen werden können und das bedeutet schon sehr viel. Die Stellung der Operationsindikation kann in vollem Umfange hier nicht besprochen werden, da die vorliegende Darstellung sich auf die Rolle der graphischen Untersuchungsmethoden beschränken muß. Nach den von uns hier angegebenen Befunden, die bei der Mitralstenose erhoben werden, ergibt sich diese Operationsindikation aber auch schon von selbst.

6. Der Gefäßdehnungston

Der Vollständigkeit halber sei noch der systolisch auftretende Gefäßton erwähnt, der mit der Austreibung des Schlagvolumens beginnt. Hiermit ist bereits gesagt, daß sein zeitliches Auftreten 0,09 bis 0,1 sec nach dem 1. Ton erfolgt und er meist hochfrequent mit großer Amplitude in m2 und h1 registriert wird. Die zeitliche Zuordnung liegt immer in der Austreibungszeit. Handelt es sich um einen *Aortendehnungston*, so ist die beste Wahrnehmbarkeit im 2. ICR rechts gegeben. Die Auskultation

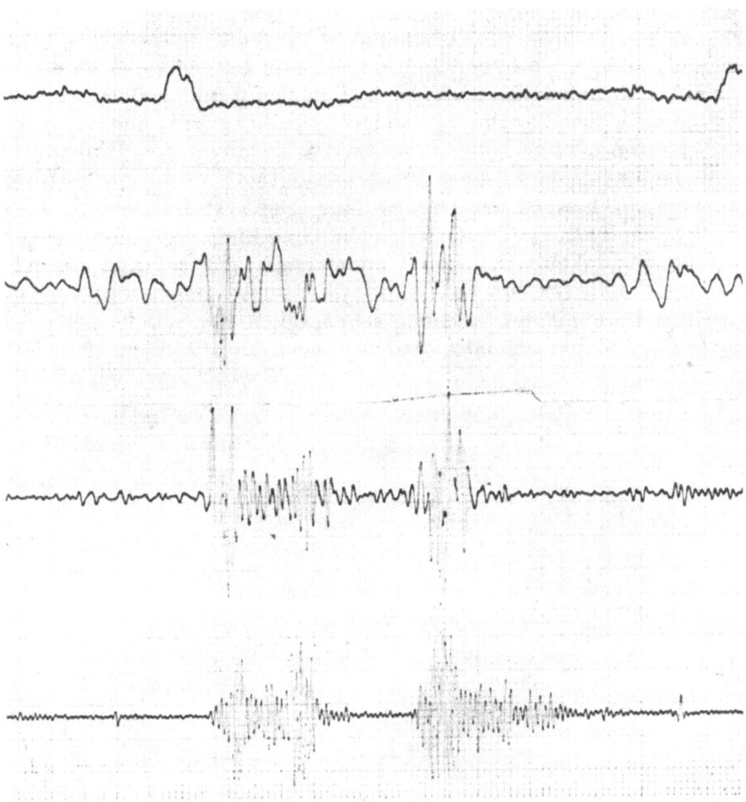

Abb. 67. Aortendehnungston bei einer Aorteninsuffizienz. Registrierverfahren: Direktschreiber. Papiergeschwindigkeit: 100 mm/sec. Kurvenkombination: EKG II, Herzschall t, m 1, m 2

Die vorliegende Kurvenkombination zeigt bei gleichbestehender Aorteninsuffizienz, die sich vorwiegend in einem Protodiastolicum in m 2 darstellt, einen Aortendehnungston im ersten Systolenanteil. Dieser Aortendehnungston wird vorwiegend in m 1 und m 2 registriert. Ursächlich im vorliegenden Falle die Dilatation der Aorta bei Aorteninsuffizienz, außerdem das stark erhöhte Schlagvolumen. Deutlichste Registrierung in typischer Weise in m 2 ist in die Aorta bzw. Karotis hinein zu verfolgen. Meist liegt eine Dilatation der Aorta vor, oft mit Aortenvitien gekoppelt. Ein Dehnungston der Arteria pulmonalis kommt bei pulmonaler Hypertonie vor, gleich welcher Ursache, und wird im 2. ICR links wahrgenommen. Über sein zeitliches Auftreten und seine Charakteristik gilt das vorher Gesagte. Es wird deutlich, daß die alleinige Kurvenbetrachtung meist nicht in der Lage ist, eine Trennung des Gefäßdehnungstones von einem gespaltenen 1. Herzton zu ermöglichen. Es muß auch an dieser Stelle darauf hingewiesen werden, daß die Phonokardiographie genauso wie die EKG-Diagnostik ohne Zugrundelegung des klinischen Gesamtbildes nicht richtig ausgewertet werden kann und in ihrer falschen Auswertung oft mehr Schädliches als Nützliches liegen kann. Hiermit sei nichts gegen ihren hohen Wert ausgesagt, im Gegenteil sei ihre Bedeutung unterstrichen und vor der falschen Anwendung der Phonokardiographie gewarnt.

7. Systolischer Extraton oder Klick

Der systolische Extraton wird ausnahmslos über der Spitzengegend des Herzens auskultiert und entsprechend auch hier abgeleitet. Über der Basis ist der systolische Extraton nicht wahrnehmbar. Über seine Bedeutung und Entstehungsursache besteht bis heute noch keine endgültige Klarkeit. Bisher wurde angenommen, daß der systolische Extraton oft nach überstandener Perikarditis als Reibegeräusch zurückbleiben kann und somit vorwiegend in der gesamten Systole sowohl frühsystolisch als auch spätsystolisch registriert werden kann. Der systolische Extraton wird aber in vielen Fällen, wie auch in der vorstehenden Abbildung, registriert, wo perikardiale Prozesse unwahrscheinlich sind, es sich andererseits aber um ausgesprochen asthenische Herzen handelt. Ob ihm hierbei der Charakter eines besonderen Spannungstones zugeordnet werden kann, erscheint sehr fraglich. Eine eindeutige pathologische Bedeutung kann ihm jedoch nach den bisherigen Erfahrungen nicht beigemessen werden.

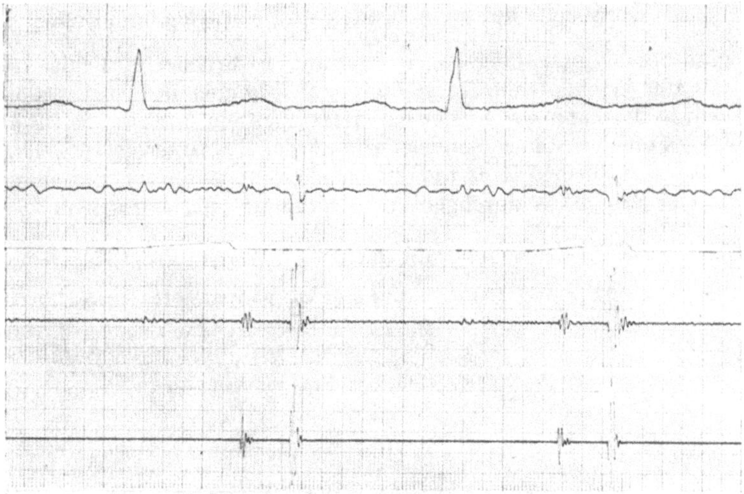

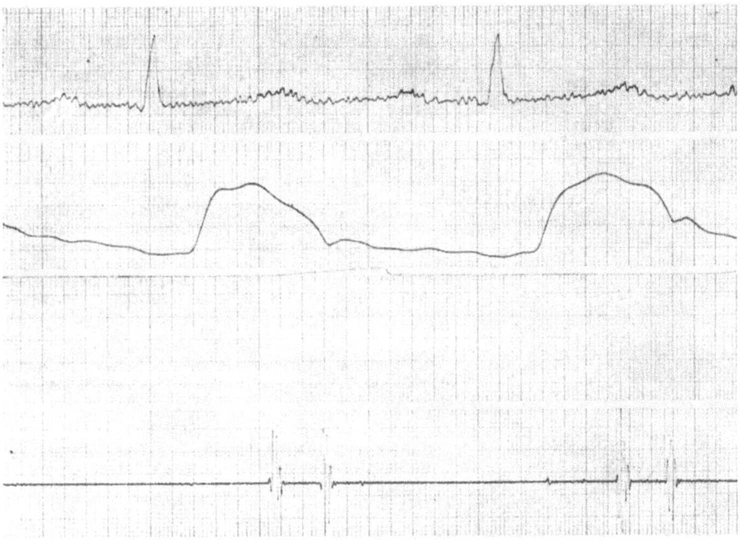

Abb. 68 und 69. Systolischer Extraton. Registrierverfahren: Direktschreiber. Papiergeschwindigkeit: 100 mm/sec. Herzschallmikrophon: Spitzenregion. Kurvenkombination: Abb. 68 EKG II, t, m1, m2

Die Kurvenkombination zeigt in allen Frequenzgängen einen mit äußerst kleiner Amplitude registrierten 1. Ton, in t den angedeuteten systolischen Extraton, in m1 und m2 mit zunehmender Frequenz einen deutlichen Extraton gegen Ende des Systole bei einem höherfrequenten 2. Ton

In der Abbildung 69 ist die Abstimmung h1 zusammen mit der EKG-Ableitung II und der Karotispulskurve nochmals dargestellt, wobei ebenfalls der relativ höhere Frequenzgehalt des systolischen Extratones in der Spitzenregion zur Darstellung kommt. Die Amplitude vergrößert sich ebenfalls nach dem höheren Frequenzgang zu. Der 1. Ton ist in der Abstimmung h1 fast verschwunden, nur angedeutet gekerbt dargestellt. Es handelt sich um eine 52jährige Patientin mit klinisch unverdächtigem Herzbefund. Perikardiale Prozesse sind in der Anamnese sowie auch im gesamtkardiologischen Befund unwahrscheinlich. Röntgenologisch ausgesprochen asthenisches Herz

D. Geräusche bei angeborenen und erworbenen Vitien

Zu Beginn des Kapitels über angeborene und erworbene Herzfehler muß gesagt werden, daß eine erschöpfende Darstellung den Rahmen des vorliegenden Buches sprengen würde. Es kann weder hier ein Atlas noch ein umfassendes Lehrbuch der Phonokardiographie entstehen, sondern es muß der Charakter des Arbeitsbuches für die Praxis gewahrt bleiben. Aus didaktischen Gründen sei zur Einteilung der Geräusche die von Holldack durchgeführte Einteilung kurz angegeben.

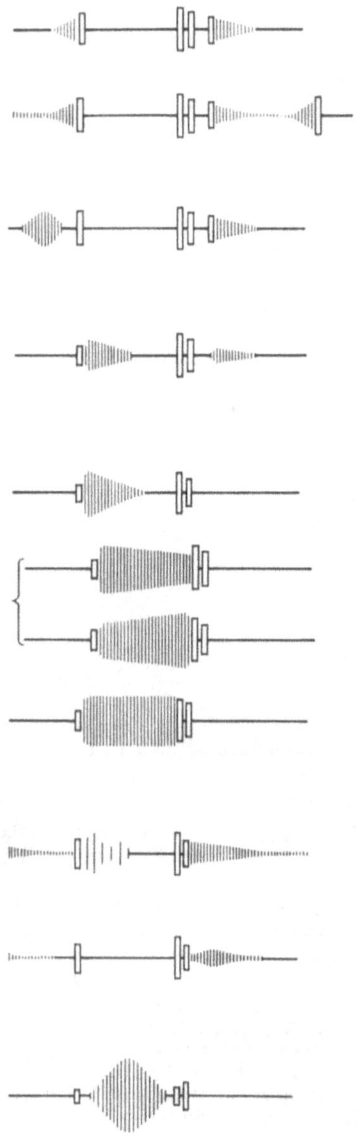

1 Mitralstenose: vergrößerte Amplitude des 1. Tones und häufig des *P*-Anteiles des 2. Mitralöffnungstones. Protodiastolisches Dekrescendo und präsystolisches Krescendogeräusch.

2 Mitralstenose: vergrößerte Amplitude des 1. Tones und häufig des *P*-Anteiles des 2. Mitralöffnungstones. Holodiastolisches Geräusch mit protodiastolischem Dekrescendo und präsystolischem Krescendogeräusch.

3 Mitralstenose: vergrößerte Amplitude des 1. Tones und häufig des *P*-Anteiles des 2. Mitralöffnungstones. Protodiastolisches Dekrescendogeräusch.

4 Mitralstenose: kleine Amplitude des 1. Tones, häufig vergrößerte Amplitude des *P*-Anteiles des 2. Tones, kein Mitralöffnungston. Protodiastolisches Dekrescendogeräusch vom Ende des 2. Tones durch ein kurzes freies Intervall getrennt. Meist bei unreinen Mitralfehlern und deshalb mit systolischem Mitralinsuffizienzgeräusch.

5 Leichte Mitralinsuffizienz. Kleine Amplitude des 1. Tones. Unmittelbar nach dem 1. Ton ein protodiastolisches Dekrescendogeräusch, das noch vor dem 2. Ton endet.

6a Schwere Mitralinsuffizienz in niederen Frequenzgängen, kleine Amplitude des 1. Tones. Holosystolisches Geräusch mit Dekrescendocharakter.

6b Schwere Mitralinsuffizienz in höheren Frequenzgängen holosystolisches Geräusch mit Krescendocharakter.

7 Schwere Mitralinsuffizienz: 1. Ton mit kleiner Amplitude, holosystolisches bandförmiges Geräusch.

8 Schwere Aorteninsuffizienz: Töne regelrecht. Hochfrequentes Dekrescendogeräusch unmittelbar nach dem 2. Ton beginnend fast über die ganze Diastole anhaltend. Mittelfrequentes Begleitsystolicum mit wechselnder Gestalt.

9 Leichte Aorteninsuffizienz: Töne regelrecht, hochfrequentes protodiastolisches Geräusch mit kurzem Krescendo z. Z. der dikroten Welle.

10 Aortenstenose: 1. Ton und A-Anteil des 2. Tones mit kleiner Amplitude. Vom 1. Ton durch ein kurzes freies Intervall getrennt ein spindelförmiges Austreibungsgeräusch, das noch vor dem 2. Ton endet.

Abb. 70. Schema der wichtigsten erworbenen Klappenfehler

Die Phonokardiographie ermöglicht keine Trennung in organische und akzidentelle oder funktionelle Herzgeräusche. Sie ordnet sich mit in die gesamte Funktionsdiagnostik des Herz-Kreislaufsystems ein und bleibt auch auf diesem Gebiet nur ein Teilglied. Unter organischen Herzgeräuschen sollen die Geräusche verstanden sein, die durch einen manifesten Klappenfehler verursacht werden. Funktionelle Geräusche sind diejenigen, die durch bekannte hämodynamische Voraussetzungen zustande kommen. Hier vor allen Dingen Tachykardie, Anämie. Außerdem gehören hier die relativen Insuffizienzen der Mitralis sowie der Tricuspidalis mit hinein. Akzidentelle Geräusche sind diejenigen, die sich in die beiden vorerwähnten Gruppen ihrer Entstehungsursache nach nicht eingliedern lassen. Abb. 70 bringt ein Schema der wichtigsten erworbenen Klappenfehler, das von HOLLDACK angegeben wurde.

1. Erworbene Vitien

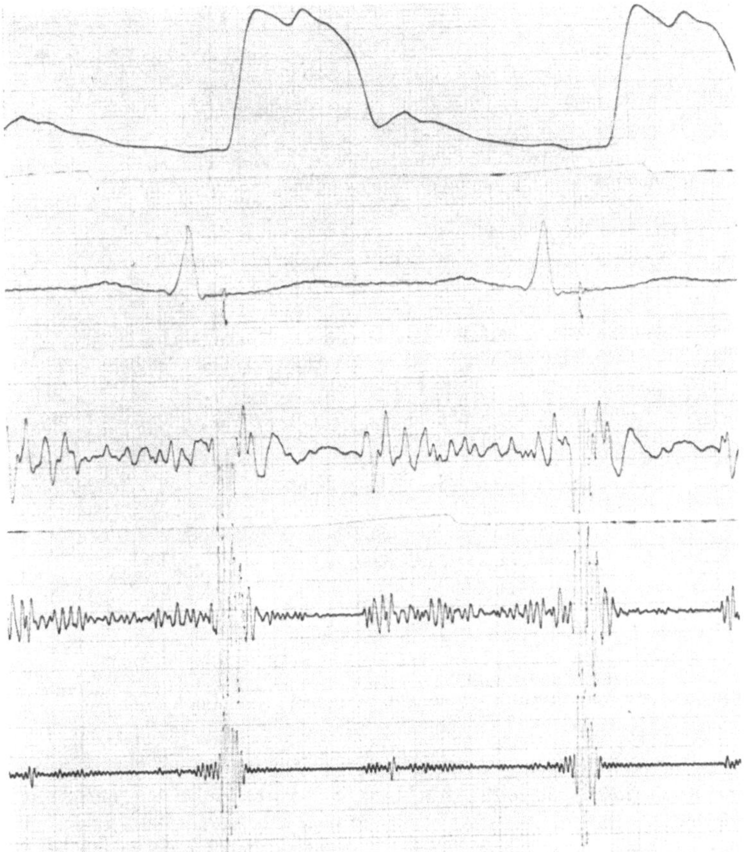

Abb. 71. Mitralstenose. Registrierverfahren: Direktschreiber. Papiergeschwindigkeit: 100 mm/sec. Kurvenkombination: Arteria carotis, EKG II, Herzschall t, m2, h1

Abb. 71 zeigt eine typische Kurvenkombination bei Mitralstenose, die an dieser Stelle nicht näher interpretiert zu werden braucht, sondern eindeutig in das vorangeschickte Schema eingeordnet werden kann. Dies soll gleichzeitig als Übung im

Kurvenlesen dienen. Die Kurvenkombination enthält Arteria carotis, EKG Ableitung II, Herzschall: t, m2, h1. Die Form eines unreinen Mitralvitiums zeigt uns Abb. 72. Es handelt sich hier um ein kombiniertes Mitralvitium, Mitralstenose plus Mitralinsuffizienz. Die Kurvenkombination beinhaltet die EKG Ableitung II, Herzschall t, m1, m2. Auch aus dieser Kurvenkombination geht typisch das charakteristische des kombinierten Mitralfehlers hervor. Auch diese Kurve ist über der Herzbasis im 2. ICR links parasternal abgeleitet. Die Wiedergabe der Aortenstenose

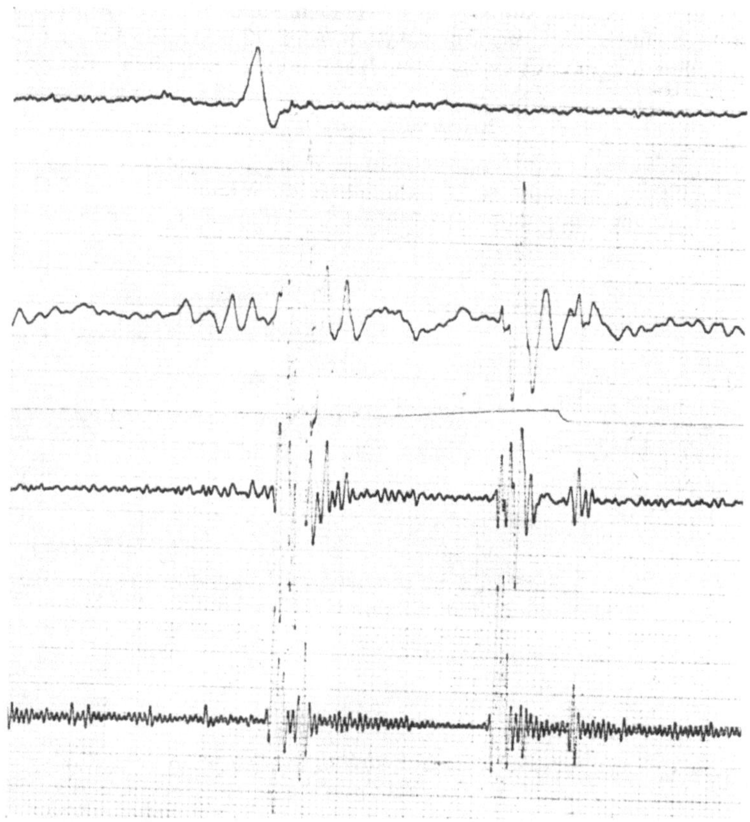

Abb. 72. Unreines, kombiniertes Mitralvitium EKG II, Herzschall t, m1, m2

braucht an dieser Stelle nicht zu erfolgen, da sie bereits in mehreren Kapiteln erwähnt wurde und auch diesbezügliche Abbildungen bereits mehrfach vorhanden sind. Die nachfolgenden Abbildungen sollen noch einmal die Aorteninsuffizienz in ihren verschiedenen Stadien wiedergeben. Hierbei zeigt Abb. 73 eine mittelgradige Aorteninsuffizienz, Abb. 74 dagegen eine schwere Aorteninsuffizienz an. Bei beiden Abbildungen beinhalten die Herzschallkurvenkombinationen die Ableitung t, m1, h1. Die Abb. 75 zeigt die Registrierung eines kombinierten Mitral- und Aortenvitiums mit bandförmigem Charakter des Mitralinsuffizienzgeräusches in der hohen Abstimmung sowie typischem Dekrescendogeräusch der Aorteninsuffizienz. Die Kurvenkombination enthält EKG Ableitung II, Aorta carotis, Herzschall, t, m1, h1.

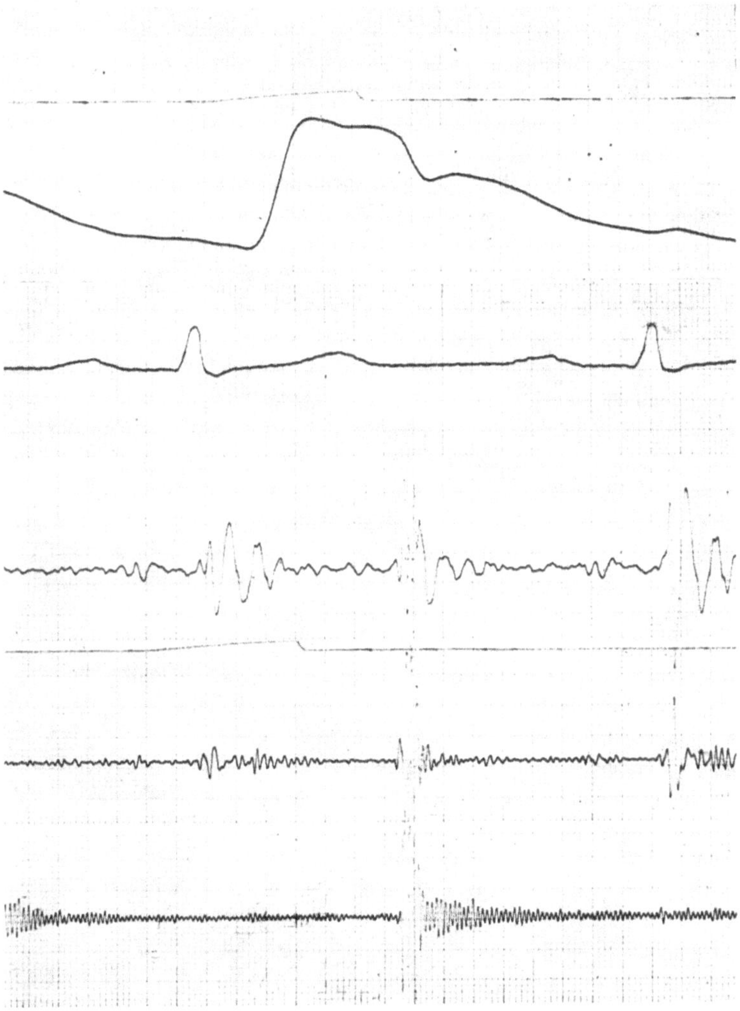

Abb. 73. Mittelgradige Aorteninsuffizienz. A. carotis, EKG II, Herzschall t, m1, h1. Direktschreiber. Papiergeschwindigkeit: 100 mm/sec. Herzschallmikrophon über dem Erb'schen Punkt

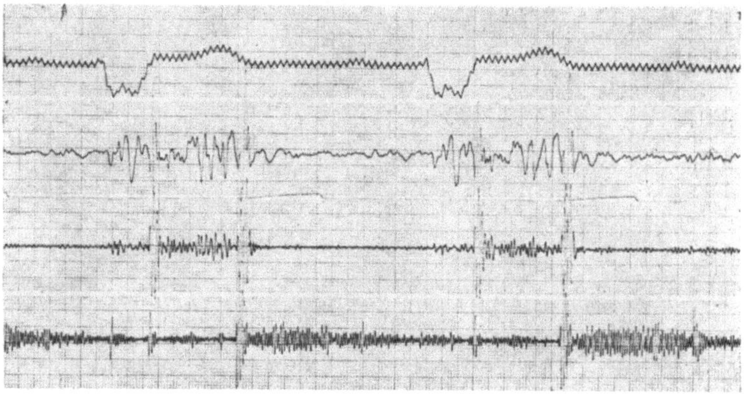

Abb. 74. Schwere Aorteninsuffizienz. EKG II, Herzschall t, m1, h1. Direktschreiber. Papiergeschwindigkeit: 100mm/sec

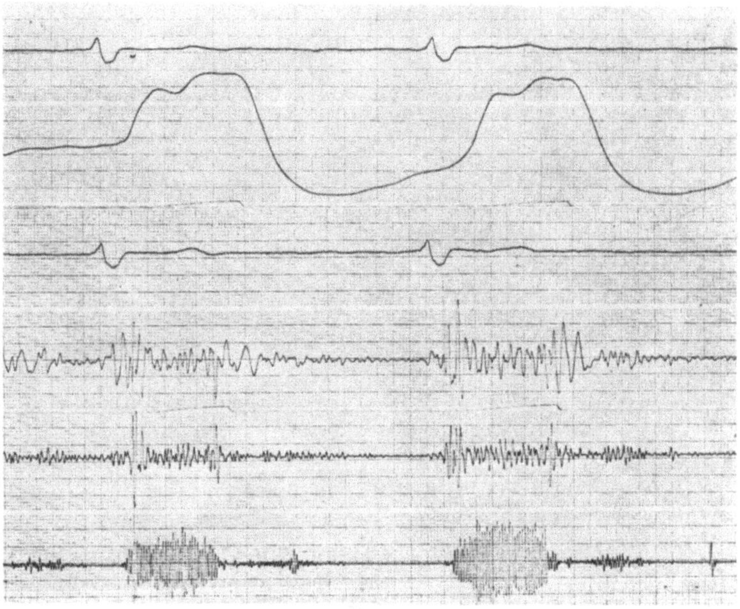

Abb. 75. Komb. Mitral-Aorteninsuffizienz. EKG II, Arteria carotis, EKG III, Herzschall t, m1, h1; Direktschreiber. Papiergeschwindigkeit: 100 mm/sec

2. *Kongenitale Vitien*

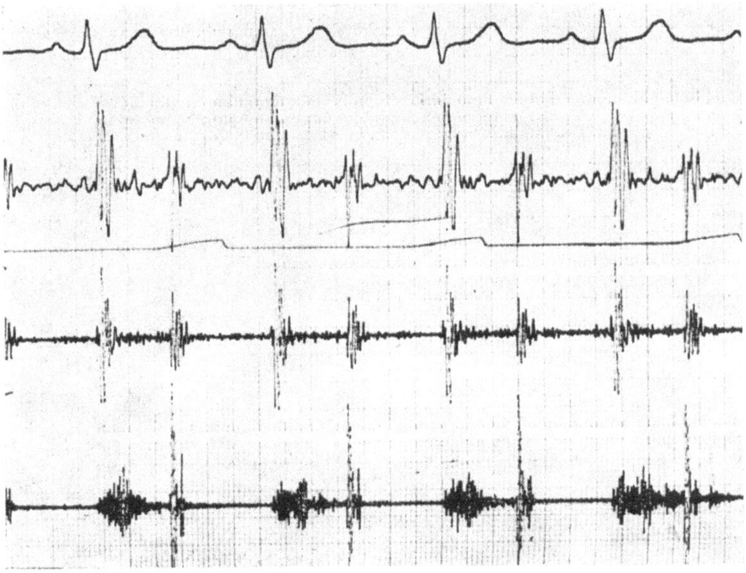

Abb. 76. Vorhofseptumdefekt. Direktschreiber. Papiergeschwindigkeit: 100 mm/sec. EKG II, Herzschall t, m2,h1

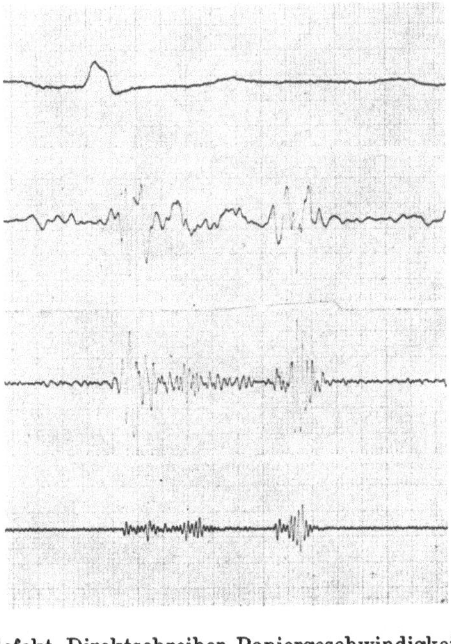

Abb. 77. Vorhofseptumdefekt. Direktschreiber. Papiergeschwindigkeit: 100 mm/sec. EKG II, Herzschall t, m1 h1,

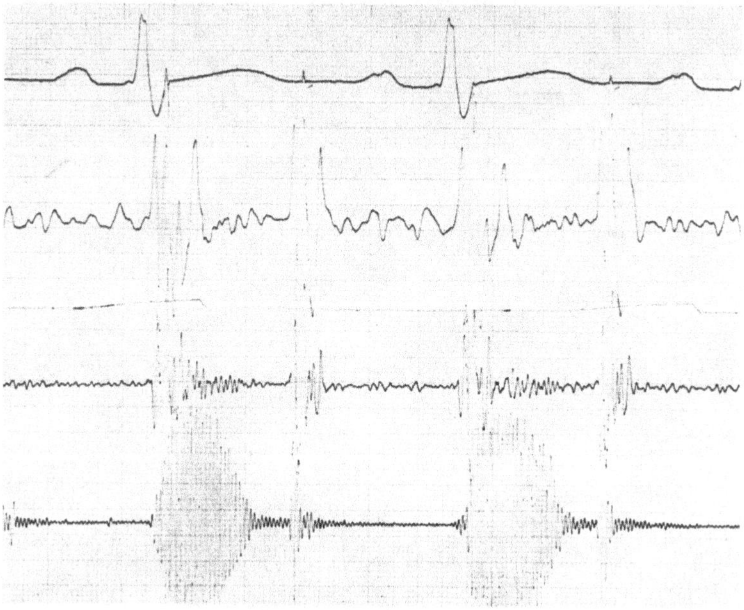

Abb. 78. Vorhofseptumdefekt. EKG II, Herzschall t, m1, h1

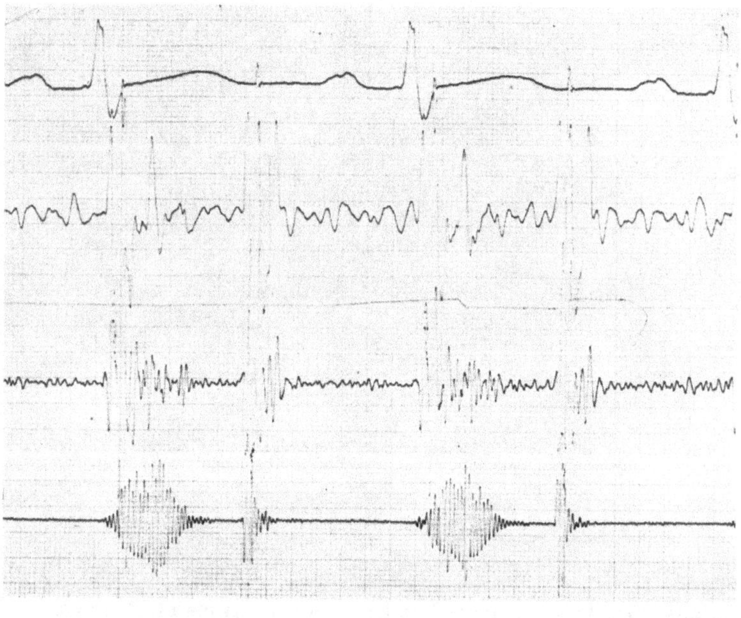

Abb. 79. Vorhofseptumdefekt. EKG II, Herzschall t m1, m2

I. Vorhofseptumdefekt: Von den kongenitalen Vitien kommen die Vorhofseptumdefekte relativ häufig vor. Sie sind meist von unterschiedlicher Größe, das gemessene Shuntvolumen ist sehr unterschiedlich. Die hämodynamischen Voraussetzungen werden als bekannt vorausgesetzt.

Abb. 76 bringt die Kurvenkombination bei einem dreijährigen Mädchen mit Vorhofseptumdefekt. Die Kurvenkombination enthält EKG Ableitung II, Herzschall t m2, h1. Die Ableitung erfolgte im 3. ICR links sternal.

Es zeigt sich hier ein hochfrequentes Systolicum, das sofort im Anschluß an den 1. Ton registriert wird, der große Amplitude zeigt. Das Geräusch ist von wechselndem Charakter und bis zu dem 2. Ton zu verfolgen. Der 2. Ton ist konstant gespalten.

Die Abb. 77 zeigt die Registrierung eines Vorhofseptumdefektes bei einer 48jährigen Frau. Die Kurvenkombination enthält EKG Ableitung II, Herzschall t, m1, h1. Im vorliegenden Falle konnte durch Herzkatheter ein Shuntvolumen von 8 l pro min bestätigt werden.

Abb. 78 zeigt einen Vorhofseptumdefekt bei einem 17jährigen jungen Mann. Die Kurvenkombination enthält EKG Ableitung II, Herzschall t, m1, h1. Es kommt hier ein lautes hochfrequentes systolisches Geräusch zur Registrierung, das einen typischen Dekrescendocharakter zeigt. Die beste Wahrnehmbarkeit liegt im 3. ICR links sternal, wo auch die Ableitung erfolgte.

Die Abb. 79 zeigt eine Kurvenkombination beim gleichen Patienten mit den Herzschallableitungen t, m1, m2.

Zusammenfassend kann über den Vorhofseptumdefekt gesagt werden, daß die Registrierung des Herzschalls kein besonderes Charakteristikum für den vorliegenden Vorhofseptumdefekt ergibt. Der Geräuschcharakter ist uneinheitlich und kann unter verschiedensten Formen auftreten. Was durch die vorstehenden Abbildungen weiterhin angedeutet werden soll, ist die Tatsache, daß die Intensität des Geräusches keinen Aufschluß über den Grad des Vorhofseptumdefektes gibt. Über die Entstehung der Schallphänomene bei Vorhofseptumdefekt besteht heute noch keine einheitliche Theorie. Die operative Indikation kann auch heute nur als relativ angegeben werden.

II. Ventrikelseptumdefekt: Wir unterscheiden einen tiefsitzenden Ventrikelseptumdefekt (Morbus Roger) und einen hochsitzenden Ventrikelseptumdefekt. Beim tiefsitzenden Ventrikelseptumdefekt ist die Öffnung des Kammerseptums meist nicht sehr groß, das Shuntvolumen entsprechend kleiner als beim hochsitzenden Ventrikelseptumdefekt. Das Punktum maximum des Preßstrahlgeräusches liegt im 3. bzw. 4. ICR links sternal bzw. auch über dem Sternum in etwa gleicher Höhe. Meist sind in der Ableitung m2 und h1 der 1. und 2. Ton nicht von dem Geräusch zu trennen. In m1 sowie in t gelingt oft noch eine Trennung des 1. und 2. Tones vom holosystolischen Geräusch. Hierbei zeigt sich,

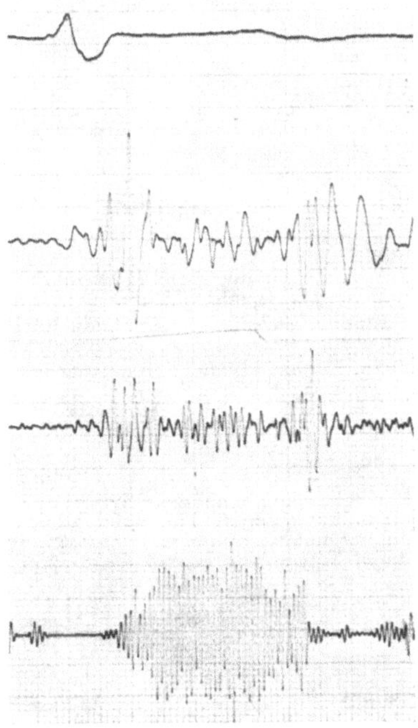

Abb. 80. Tiefsitzender Ventrikelseptumdefekt. Direktschreiber. Papiergeschwindigkeit: 100 mm/sec, EKG II, Herzschall t, m1, m2

daß der 1. Ton keine richtungweisenden Hinweise gibt, während der 2. Ton oft gespalten ist.

Abb. 80 zeigt eine Kurvenkombination bei tiefsitzendem Ventrikelseptumdefekt. Die Kurvenkombination enthält EKG Ableitung II, Herzschall t, m1, m2.

3. *Eisenmenger-Syndrom*

Es handelt sich hierbei um eine Vergesellschaftung eines hochsitzenden Ventrikelseptumdefektes mit gleichzeitig „reitender“ Aorta, die durch Rechtsverlagerung sowohl in den li. als auch re. Ventrikel hineingeht. Die Druckbelastung des re. Ventrikels wird entsprechend gesteigert, wodurch die Hypertrophie des re. Ventrikels den wesentlichen Anteil der Umformung des Herzens darstellt. Relative Tricuspidalisinsuffizienzen werden beobachtet. Der bestehende Links-Rechts-Shunt führt zu einer vermehrten Lungendurchblutung mit allen Folgezuständen (pulmonale Hypertonie, Lungenfibrose, Polyglobulie etc.) In vielen Fällen kommt es zu starker Erweiterung der Arteria pulmonalis mit Klappeninsuffizienz. Die Aortenklappen werden auch oft insuffizient gefunden.

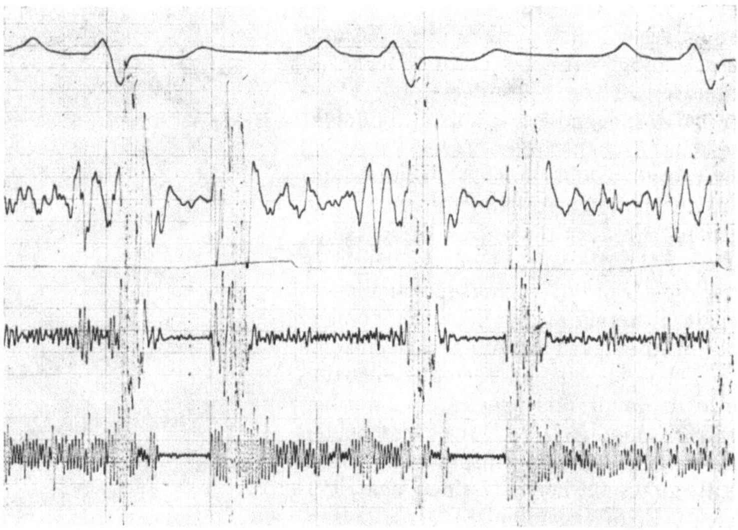

Abb. 81a. „Eisenmenger-Syndrom“ mit Aorten- und Pulmonalinsuffizienz
Registriervervahren: Direktschreiber
Papiergeschwindigkeit: 100 mm/sec.
Ekg.: Ableitung II
Schallkurven: t, m1, m2

Die nebenstehende Abb. wurde bei einem 40jährigen Mann abgeleitet, der im Stadium der Dekompensation zur stat. Aufnahme kam. Klinisch und röntgenologisch maximale Rechtshypertrophie, stark erweiterte Arteria pulmonalis mit Klappeninsuffizienz, Aorteninsuffizienz, Polyglobulie, Cirrhose cardiaque und Anasarka.

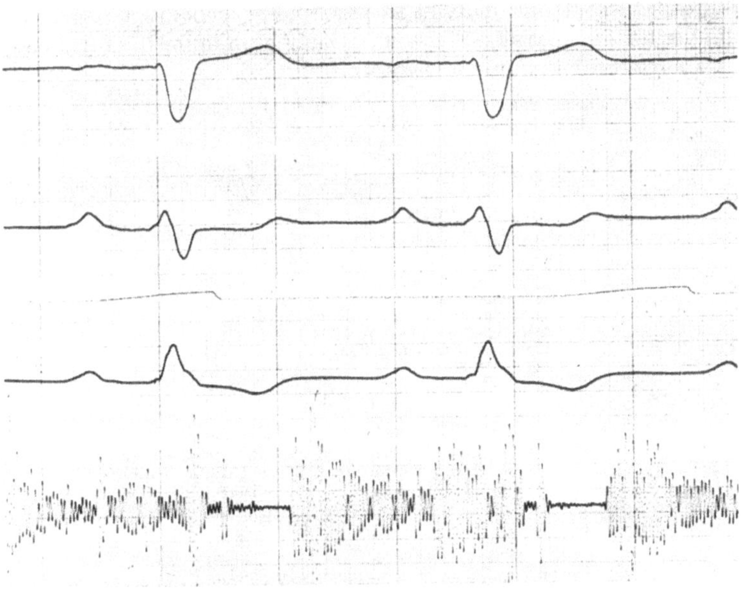

Abb. 81 b. „Eisenmenger-Syndrom" (gleicher Pat.)
EKG: Ableitung I, II, III
Schallkurven: h1

Auffallend war in diesem Stadium das Fehlen des sonst typischen spindelförmigen Spätsystolikums. (Der Krankheitsfall wird seit 15 Jahren beobachtet und ist durch Herzkatheter bestätigt.) Im EKG werden die Zeichen der Rechtsherzschädigung deutlich.

Im Phonocardiogramm findet sich nach pathologischem Vorhofston ein Praesystolicum mit nachfolgend gespaltenem I. Ton, dem ein Pulmonaldehnungston folgt. Der II. Ton zeigt ebenfalls eine Doppelung mit betontem II. Pulmonalanteil. Nachfolgend wird ein Sofortdiastolikum registriert, das durch eine Aorteninsuffizienz bedingt ist. Aus diesem Sofortdiastolikum hebt sich eine Schwingungsgruppe in m1, m2, und h1 heraus, die verspätet beginnt und gegenüber dem Sofortsystolicum bei Aorteninsuffizienz hier auf eine ebenfalls vorliegende Pulmonalinsuffizienz hinweist.

Abschließend soll nochmals ein von HOLLDACK angegebenes Schema der wichtigsten Schallbilder bei angeborenen Herz- und Gefäßmißbildungen die Einordnung der registrierten Phonokardiogramme erleichtern.

1 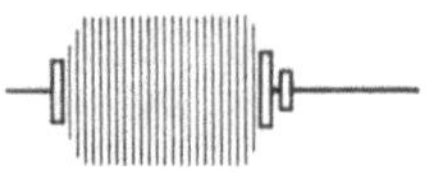

Tiefsitzender Ventrikelseptumdefekt (Morbus Roger): Bandförmiges holosystolisches Geräusch, mit stumpfem Ansatz nach dem I. Ton beginnend (Preßstrahlgeräusch).

2 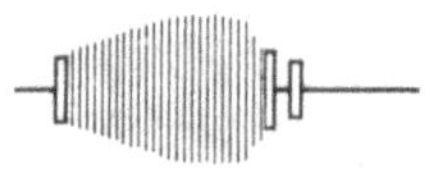

Hochsitzender Ventrikelseptumdefekt: Holosystolisches Geräusch mit spätsystolischemAmplitudenmaximum (Preßstrahlgeräusch) und stumpfem Ansatz nach dem I. Ton. II. Ton gespalten, evtl. über das physiologische Maß hinausgehend. Pulmonalanteil des II. Tones mit vergrößerter Amplitude.

3 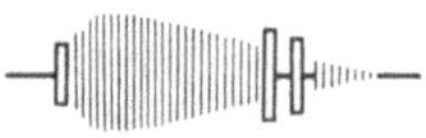

Vorhofseptumdefekt: Systolisches Geräusch mit Amplitudenmaximum in der ersten Hälfte der Systole. Häufig diastolische Geräusche, kleine Amplitude. II. Ton gespalten, P-Anteil evtl. mit vergrößerter Amplitude.

4 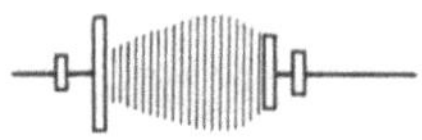

Eisenmenger-Syndrom: Spätsystolisches Geräusch oder holosystolisches Geräusch mit spätsystolischem Amplitudenmaximum. Fast immer ein Pulmonaldehnungston vorhanden. II. Ton gespalten, *P*-Anteil mit vergrößerter Amplitude.

5 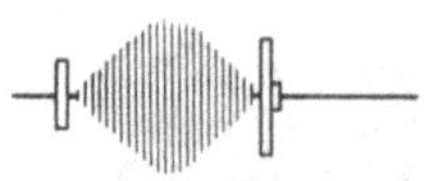

Fallotsche Tetralogie: Spindelförmiges Austreibungsgeräusch, mit spitzem Ansatz nach dem I. Ton beginnend, Amplitudenmaximum in der Mitte der Systole, mit dem II. Ton endend. Intensiver II. Basiston ($= A_2$). *P*-Anteil mit kleiner Amplitude, evtl. nicht registrierbar. Spaltung nur ausnahmsweise.

6 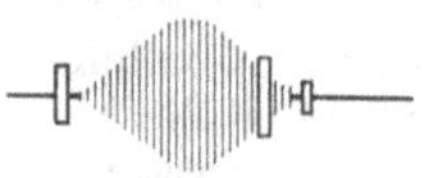

Isolierte Pulmonalstenose: Spindelförmiges Austreibungsgeräusch, mit spitzem Ansatz beginnend, meist vom I. Ton durch ein kurzes freies Intervall getrennt. Amplitudenmaximum in der Mitte der Systole des rechten Ventrikels, häufig über den A_2 hinausreichend. Extrem weite Spaltung des II. Tones. *P*-Anteil mit kleiner Amplitude.

7 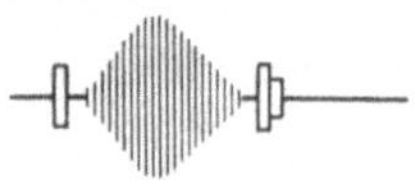

Aortenstenose: Spindelförmiges Austreibungsgeräusch, mit spitzem Ansatz beginnend, vom I. Ton durch ein kurzes freies Intervall getrennt. Amplitudenmaximum in der ersten Hälfte der Systole, meist vor dem II. Ton endend.

8 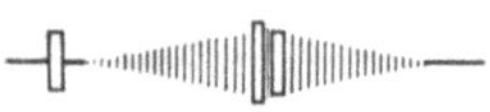

Offener Ductus Botalli: Kontinuierliches Maschinengeräusch, im ersten Drittel der Systole beginnend, Amplitudenmaximum um den II. Ton, weit in die Diastole hineinreichend. II. Ton evtl. gespalten.

9 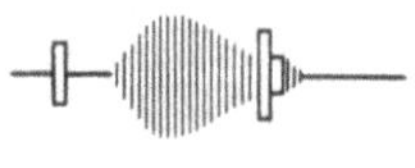

Isthmusstenosen der Aorta: Spindelförmiges Stenosengeräusch, vom I. Ton durch ein deutliches freies Intervall getrennt, evtl. über den II. Ton hinausreichend. *A*-Anteil oft mit vergrößerter Amplitude.

Abb. 81. Schallbilder der wichtigsten angeborenen Herz- und Gefäßmißbildungen (schematisch)

VII. TEIL

DIE RHEOGRAPHIE

A. Die WHEATSTONEsche Brücke

Im Gegensatz zur Oszillometrie, bei der die Pulsamplitude bei verschieden eingestelltem Druck einer Manschette gemessen wird, beruht die Rheographie nach KAINDL, POLZER und SCHUHFRIED auf der Messung der Schwankungen des elektrischen Widerstandes bzw. der Leitfähigkeit, hervorgerufen durch die pulsatorischen Schwankungen der Blutvolumina in den Gefäßen, damit handelt es sich um eine Methode der Diagnostik peripherer Durchblutungsstörungen. Bekanntlich verwendet man zum Messen von elektrischen Widerständen die WHEATSTONEsche Brücke. Folgendes grundsätzliche Prinzip liegt zugrunde (Abb. 82): 4 Zweige der Brücke bestehen aus den Widerständen R_1 bis R_4. R_1 ($R_1 = R_x$) ist zu bestimmen. Eine Batteriespannung (Gleichstrom) bewirkt in ihnen Teilströme $i_1 - i_4$. Ein Galvanometer liegt in der Brückendiagonalen $A - B$ und zeigt den Diagonalstrom i_d an. R_3 und R_4 werden durch einen Schleifer abgegriffen von den Längen l_3 und l_4. Der Vergleichswiderstand R_2 ist meßbar veränderbar zur Angleichung an R_x. Bei Abgleich der Meßbrücke (Verschieben des Schleifers) bis der Diagonalstrom (i_d) 0 anzeigt, wird folgende Formel aufgestellt:

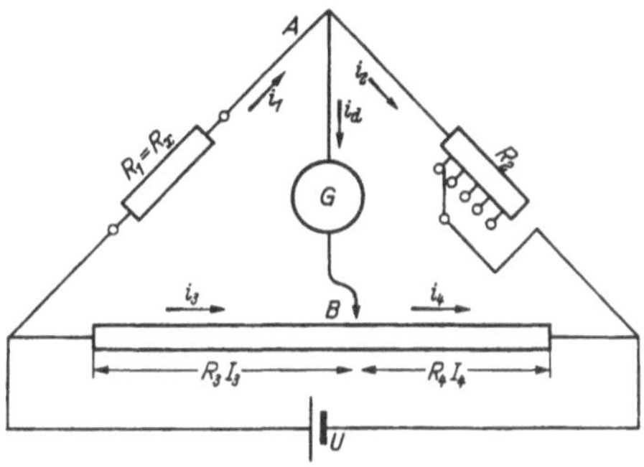

Abb. 82. WHEATSTONEsche Brücke

$$i_1 \cdot R_x = i_3 \cdot R_3 \text{ und } i_2 \cdot R_2 = i_4 \cdot R_4,\ i_1 = i_2 \text{ und } i_3 = i_4,\ R_x = R_2 \cdot \frac{R_3}{R_4};\ R_x = R_2 \cdot \frac{l_3}{l_4}.$$

Um R_x zu ermitteln, müssen nur Vergleichswiderstand R_2 und Verhältnis l_3/l_4 bekannt sein.

B. Der Doppel-Rheograph

Beim Messen von Flüssigkeitswiderständen (Blut) ruft Gleichstrom Polarisationserscheinungen hervor und wurde von HOLZER, POLZER, MARKO eine Anordnung beschrieben, die die Meßbrücke mit Wechselstrom betreibt. Der Wechselstrom wird durch einen Generator erzeugt. Das Gerät in der Form des *Doppel-Rheographen* (Abb. 83) besteht aus je einem Generator, einer Meßbrücke mit nachgeschalteter Verstärkeranlage, einer Demodulationseinrichtung sowie einer Abstimmungskontrolle der Meßbrücke. Die Generatoren speisen die Meßbrücken mit Wechselspannung mit

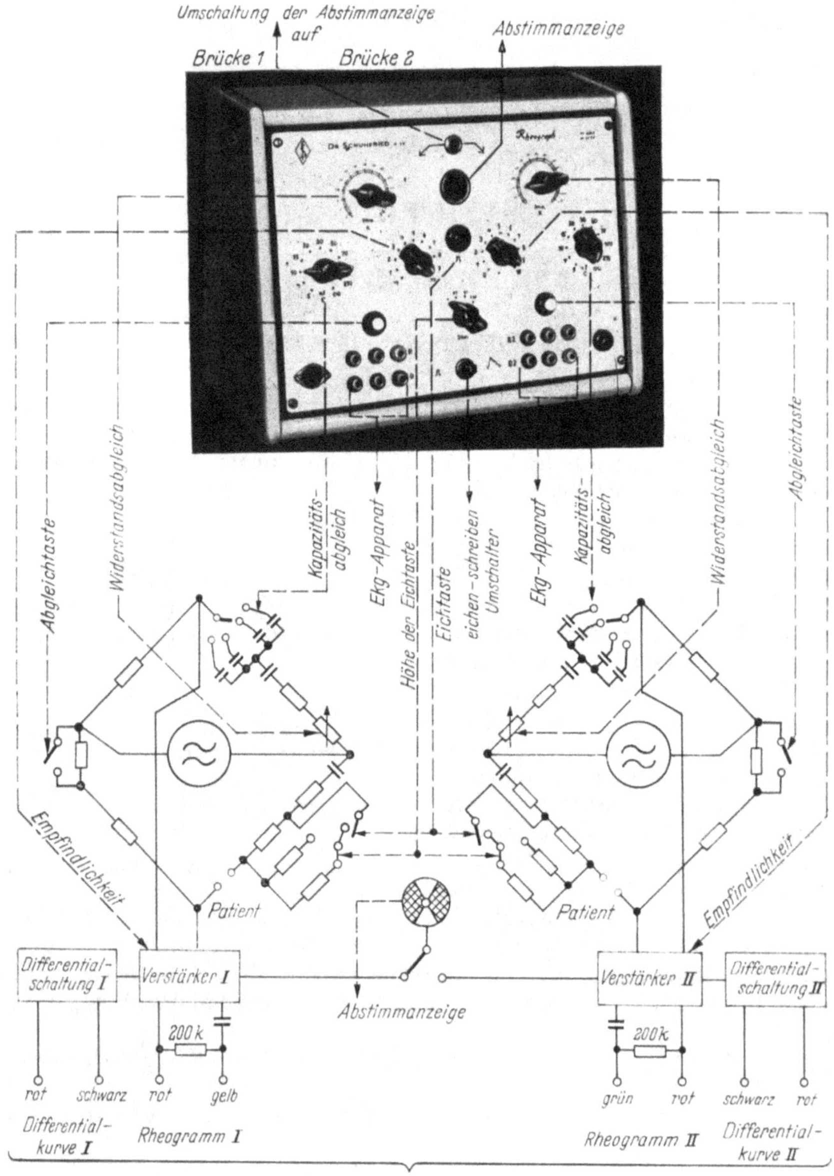

Abb. 83. Gesamtansicht und Schaltschema des Doppelrheographen. Hersteller: Dr. Schuhfried, Wien

einer Frequenz zwischen 20000 und 30000 Hz und einer Stromstärke von etwa 10 mA. Der Körperabschnitt, der untersucht werden soll (hier die Extremitäten), wird entsprechend dem Schaltschema in die Brücke eingeschaltet. Damit ist der Meßbereich des Patienten einer der 4 Zweige der WHEATSTONEschen Brücke. Im anderen Zweig liegt eine abgleichbare Kapazität und ein regelbarer OHMscher Widerstand. Die Brücke wird abgeglichen durch eine entsprechende Einstellung der variablen Kapazität und des regelbaren Widerstandes, so daß Vergleichszweig und Patientenzweig gleich sind. In Reihe zum Patienten liegt ein OHMscher Widerstand, der durch Parallelschaltung weiterer Widerstände in seiner Größe verändert werden kann und zur Eichung dient. Die wahlweise Parallelschaltung erfolgt durch Taste, Tastendruck bewirkt eine Erhöhung der Leitfähigkeit und einen in der Kurve nach oben gerichteten Eichimpuls. Durch Vergleich der Amplitude des Rheogramms mit der Höhe dieser eingestreuten Eichzacke kann die Größe der Widerstandsänderung bestimmt werden. Als Höhe der Eichzacke empfehlen KAINDL, POLZER, SCHUHFRIED eine Widerstandsabnahme von 0,1 OHM. Bei höherer Rheogrammamplitude wird eine Eichung mit 0,5 OHM verwendet. In besonderen Fällen können sowohl höhere wie tiefere Eichungen benutzt werden.

Bemerkenswert noch die in der schematischen Abbildung links und rechts vorhandene Abgleichtaste, die einen OHMschen Widerstand überbrückt. Mit Hilfe dieser Abgleichtaste wird eine für die Registrierung notwendige Verstimmung der Brücke erreicht.

1. Beschreibung des Geräts

a) Der Vorgang der Aufzeichnung

Wir erwähnen nochmals den Vorgang der Aufzeichnung eines Rheogramms. Zuerst erfolgt der Brückenabgleich, dabei werden die elektrischen Eigenschaften des Vergleichzweiges denen des Patientenzweiges nachgebildet. Sind diese Größen gleich, ist an der Brückendiagonalen keine Spannung vorhanden, kenntlich durch ein magisches Auge, dessen leuchtender Bereich möglichst klein wird. Hierbei wird die erwähnte Abgleichtaste gedrückt. Nach Beendigung des Abgleiches wird nach Loslassen der Taste der in dem Schema verzeichnete OHMsche Widerstand eingeschaltet, der die vorher erwähnte kleine Verstimmung der Brücke bewirkt. Diese Verstimmung ist notwendig, um an den Abnahmestellen der Brücke eine Trägerspannung sicherzustellen, die wiederum maßgeblich für die Aufzeichnung der Leitfähigkeitsschwankungen ist. Damit erhöht sich nach durchgeführtem Brückenabgleich die von der Brücke abgegebene Meßspannung und der leuchtende Teil des magischen Auges wird größer. Die Schwankungen der elektrischen Leitfähigkeit sind in der Größenordnung von etwa $1^0/_{00}$. Bei organischen Gefäßveränderungen können diese Schwankungen bis auf $^1/_{10}{}^0/_{00}$ und darunter absinken. Es muß daher die Ausgangsspannung an der Brücke noch verstärkt werden. Dazu dient ein auf Resonanz abgestimmter Verstärker, der gleichzeitig das Rheogramm frei von Störungen aus dem Netzstrom macht. Die verstärkte Meßwechselspannung wird gleichgerichtet und demoduliert. Das Ergebnis ist ein pulsierender Gleichstrom, die Pulsationen sind proportional den gesuchten Leitfähigkeitsschwankungen. Zur Aufzeichnung der Pulsationen dient ein EKG-Apparat mittels einer Kapazitätskoppelung.

b) Die Ableitungsarten

Für Untersuchungen von Durchblutungsstörungen gebrauchen wir zwei verschiedene Ableitungsarten:

1. Längs-Rheographie: 2 cm breite Elektroden werden zirkulär angelegt. Eine proximale Elektrode wird an die Erde (roter Stecker) angeschlossen, die distale Elektrode wird mit dem grünen Stecker verbunden. Damit bringt das Kabel vom

Rheographen an den Patienten Erdpotential zur Ausschaltung von Wechselstromstörungen (roter Stecker), weiterhin führt es die Meßwechselspannung zu (grüner Stecker). Die Elektroden werden mit angefeuchteten Stoff umgeben, die Anlage erfolgt mittels Elektrodenpaste, um einen guten Kontakt zwischen Haut und Elektroden zu gewährleisten. Wir schließen uns dem Vorgehen von Matzdorff an, daß wir grundsätzlich Rheogramme der Extremitäten in Teilabschnitten der Extremitäten durchführen, da organische Gefäßveränderungen bei diesem, wenn auch zeitraubenderen Vorgehen, besser zur Darstellung kommen als bei der Erstellung eines Längsrheogramms ganzer Gliedmaßen. In diesem Meßbereich werden damit durch die Bestimmung des Widerstandes die Füllungsschwankungen der Gefäße erfaßt.

2. *Quer-Rheographie:* An der zu untersuchenden Extremität werden in gleicher Höhe zwei Elektroden angebracht, die sich in Form von Halbringen gegenüberstehen, ohne sich zu berühren. Damit wird ein querer Meßbereich erfaßt, der die Möglichkeit bietet, eine Pulsation bzw. das Fehlen einer solchen an einer genau definierten Stelle zu bestimmen, insbesondere wichtig für die Lokalisation von Gefäßverschlüssen.

D. Funktionelle Durchblutungsstörungen

Auswertung: Die Normalkurve (Abb. 84, 85) zeigt einen steilen Anstieg, schmalen Gipfel, flacheren Abfall, unterbrochen von ein bis drei Nachwellen. Für die Beurteilung sind wesentlich die Amplitudenhöhe, die Steilheit des Anstieges, die Form des Kurvengipfels, die Form und die Zahl der Nachwellen. Eine leicht verminderte Amplitudenhöhe bei seitendifferenten organischen Durchblutungsstörungen (Endangitis obliterans) zeigt die nachfolgende Kurve (Abb. 86). Bemerkenswert hier, daß neben der verringerten Amplitude die Nachwellen flacher sind und auch der Kurvengipfel abgerundeter ist. Für die spezielle Auswertung der Amplitude wurde nach Matzdorf, Kaindl, Polzer, Schuhfried der bereits von Jantsch entwickelte rheographische Quotient (RQ) erweitert und folgendermaßen berechnet: Man multipliziert die Amplitudenhöhe in mm mit dem Eichwert in Ohm und der Zahl 1000. Dieser Wert wird durch die Höhe der Eichzacke in mm und den Grundwiderstand im Meßbereich in Ohm dividiert. Dieser Wert wird mit der Papiergeschwindigkeit des Elektrokardiographen pro sec in mm multipliziert und durch die Pulsperiodendauer ($R - R$) in mm dividiert. Die Berechnung ist durch die konstanten Faktoren (Eichwert = 0,05 Ohm, Papiergeschwindigkeit = 30 mm, Zahl 1000 = 2500) sehr einfach, andererseits muß damit in die rheographischen Kurven eine EKG-Ableitung eingeblen-

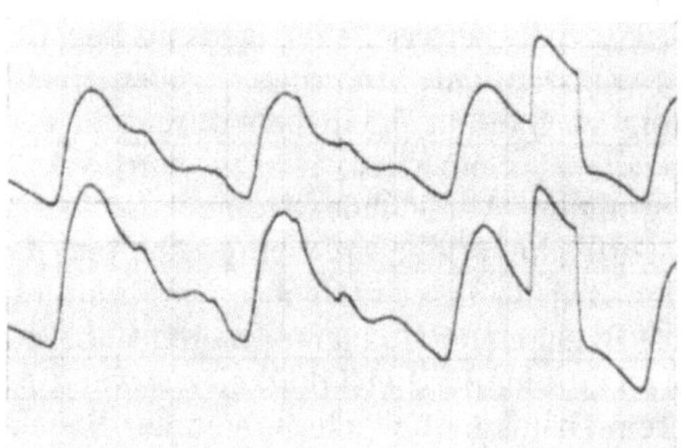

Abb. 84. Normales Rheogramm

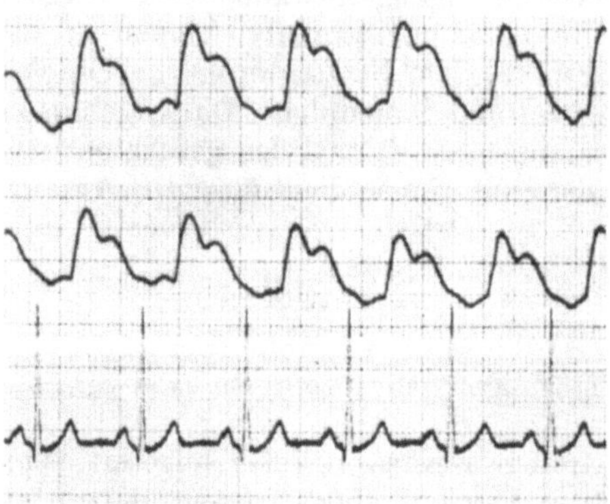

Abb. 85. Normales Rheogramm

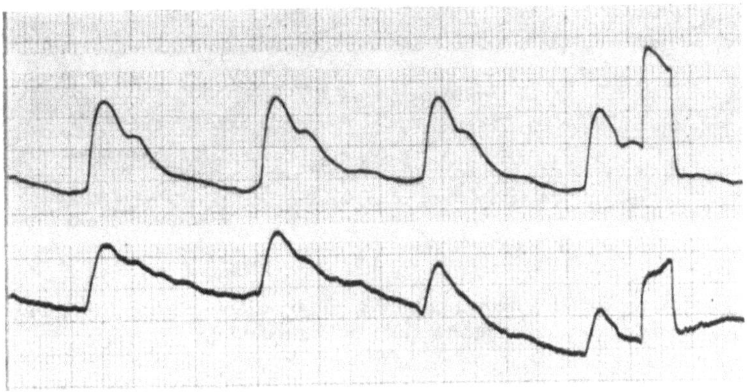

Abb. 86. Rheogramm bei einer organischen Durchblutungsstörung der unteren Extremitäten (Endangitis obliterans). Die obere Kurve entspricht der linken, die untere Kurve der rechten unteren Extremität

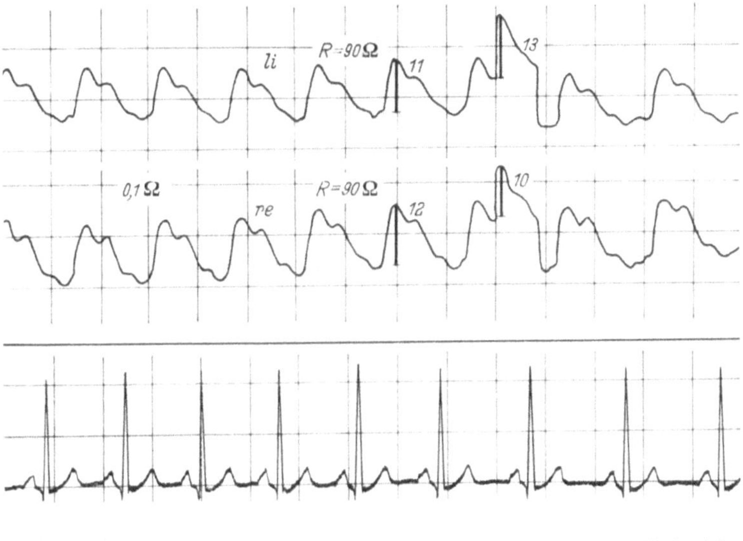

Abb. 87. Berechnung des rheographischen Quotienten (nach JANTSCH) (Beispiel einer normalen Durchblutung der unteren Extremitäten)

$$RQ = \frac{A \cdot Ew \cdot 1000 \cdot 50}{Pz \cdot R \cdot T} \quad \text{normal } 0{,}5 \text{ bis } 2{,}0$$

A = Amplitude in mm
Ew = Eichwert in Ohm
Pz = Höhe der Eichzacke in mm
R = Grundwiderstand im Meßbereich in Ohm
S = Papiergeschwindigkeit pro sec in mm
T = Pulsperiodendauer in mm

$$\text{Unterschenkel links} = \frac{11 \cdot 0{,}1 \cdot 1000 \cdot 50}{13 \cdot 90 \cdot 70} = 0{,}6$$

$$\text{Unterschenkel rechts} = \frac{12 \cdot 0{,}1 \cdot 1000 \cdot 50}{10 \cdot 90 \cdot 70} = 0{,}9$$

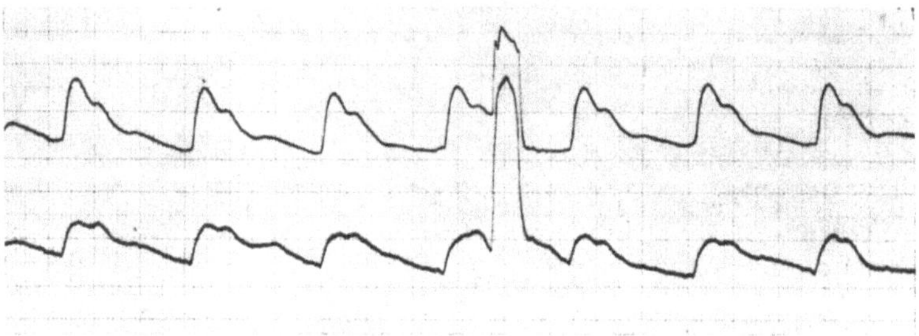

Abb. 88. Rheogramm bei Gefäßverschluß der rechten unteren Extremität bei noch vorhandenem Kollateralkreislauf

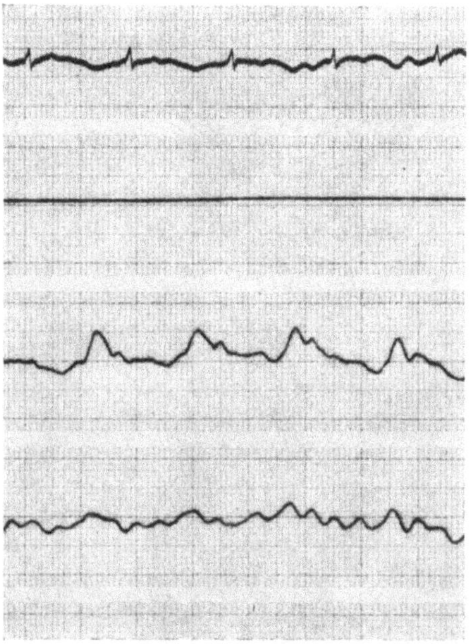

Abb. 89. Rheogramm bei Gefäßverschluß der rechten unteren Extremität bei fehlendem Kollateralkreislauf

det werden. Der rheographische Quotient beträgt normalerweise 0,5—2,0, zwischen der Größe des RQ und der organischen Durchblutungsstörung besteht eine feste Beziehung (Amplitudenreduzierung = Erniedrigung des RQ, Abb. 87). Außer der Amplitudenauswertung wurde bei der vorher abgebildeten Kurve einer organischen Durchblutungsstörung (untere Extremität) die Abrundung des Kurvengipfels und die schwächere Ausbildung der Nachwellen, die mit zunehmender Schwere der Gefäßveränderungen ganz verschwinden können, erwähnt. Steigern sich die Gefäßveränderungen bis zum Verschluß, ist die Amplitudenverminderung besonders ausgeprägt, der Kurvenanstieg weniger steil, vielmehr abgeschrägt, der Kurvengipfel weitgehendst abgerundet (Abb. 88). Bei Gefäßverschlüssen kommen bei fehlendem

Kollateralkreislauf unter Umständen keine eigentlichen rheographischen Kurven zur Darstellung, lediglich leichte Modulationen der Grundlinie sind noch als rudimentäres Rheogramm zu bezeichnen (Abb. 89).

1. Der spastische Typ

Bei funktionellen Durchblutungsstörungen finden wir

1. den spastischen Typ. Auf eine verringerte, aber schnell erreichte Amplitude folgen im allgemeinen mehrere Nachwellen.

2. Der vasodilatorische Typ

Ein steiler Anstieg mit hoher Amplitude, Nachwellen sind nur angedeutet oder fehlen ganz. Jedenfalls zeigen schon die wenigen Beispiele, daß die Unterscheidung zwischen organischen und funktionellen Durchblutungsstörungen ohne weiteres möglich ist.

E. Funktionsdiagnostik der Durchblutungsstörungen

Weitergehend sind wir mittels der Rheographie in die Lage versetzt, eine Funktionsdiagnostik der Durchblutungsstörungen zu betreiben. Funktionelle Durchblutungsstörungen kommen aus den soeben besprochenen Kurven der spastischen und vasodilatorischen Form zum Ausdruck. Im Überwärmungsversuch oder durch Anlegen einer Staubinde und dadurch erzwungener Unterbrechung der Blutströmung für 5 Minuten wird bei funktionellen Störungen nach Wegfall dieser Beeinflussung eine Normalisierung der Kurve mit Amplitudenerhöhung erzielt, bei organischen Erkrankungen bleibt die pathologische Kurvenform bestehen. Wird eine organische Durchblutungsstörung gleichzeitig durch einen Gefäßspasmus überlagert, ist nach dem Wegfall der Überwärmung oder der Stauung die Amplitude erniedrigt, der Kurvengipfel gerundet, die Nachwellen fehlen.

Eine weitere Funktionsprüfung stellen einmal Untersuchungen mittels eines gefäßerweiternden Mittels, dann mittels Kompression dar. Im ersten Fall wird Ronicol comp. intraarteriell gegeben. Tritt darnach keine Erhöhung der Amplitude ein, besteht nach Matzdorff kein ausreichender Kollateralkreislauf, meistens ist dann eine Amputation der betroffenen Extremität erforderlich. Bei der Rheographie mittels Kompression (Druck-Rheographie) erfaßt man quantitativ eine Strömungsbehinderung. Proximal der Meßstrecke, jedoch unterhalb des wahrscheinlichen Gefäßverschlusses, wird eine Blutdruckmanschette angelegt. Man stellt den Kompressionsdruck fest, bei dem das Rheogramm verschwindet. Der Vergleich mit der anderen Seite zeigt ein Verschwinden des Rheogramms bei Kompressionsdrucken, die weit unter dem systolischen Blutdruck liegen, auf der anderen Seite ist das Rheogramm unter dem gleichen Druck noch vorhanden. Die Differenz gegenüber dem systolischen Blutdruck ist ein quantitatives Maß für die Strömungsbehinderung proximal der Manschette. Der Kompressionsdruck, der das Rheogramm zum Verschwinden bringt, entspricht etwa dem Druck in den Kollateralen, die das Strömungshindernis überbrücken. Damit wird praktisch die Entscheidung getroffen, ob überhaupt noch ein ausreichender Druck besteht. Das Rheogramm stellt einen Volumpuls dar. Es besteht damit die Möglichkeit, daß allein eine Weitstellung der Gefäße ohne ausreichenden Druck ein normales Rheogramm ergibt. Damit ist wohl die Erhaltung der betroffenen Extremität garantiert, aber ohne ausreichenden Druck können schwere Funktionsstörungen auftreten entsprechend einer Claudicatio intermittens.

Kaindl, Polzer, Schuhfried haben noch die Steilheit des systolischen Kurvenanstiegs durch die Erstellung eines Differentialrheogramms gemessen, wir selbst verzichten im allgemeinen auf die elektrische Differentiation.

Wie die Oszillographie ergibt auch die Rheographie die Möglichkeit der Feststellung von leichten organischen Durchblutungsstörungen bis zu Gefäßverschlüssen, darüber hinausgehend durch die Druck-Rheographie der quantitativen Beurteilung des Kollateralkreislaufs. Untersuchungen zwischen organischen und funktionellen Durchblutungsstörungen sind leichter möglich, damit sind auch beginnende organische Durchblutungsstörungen leichter zu erfassen.

SCHLUSSWORT

Unsere vorstehende Arbeit ist als Leitfaden gedacht, der als jederzeit greifbare Arbeitsunterlage in kürzester Form nachgeschlagen werden kann. Es mußte infolgedessen auf jedes nähere theoretische Eingehen verzichtet werden, und es wurden bewußt nur die Grundzüge der hämodynamischen Regulationsmechanismen herausgestellt, die zweckmäßig einprägsam formuliert wurden. Bei Verständnis dieser Regulationsmechanismen wird es ohne weiteres möglich sein, Abweichungen der hämodynamischen Ergebnisse bei Einzeluntersuchungen richtig zu beziehen und damit die Freude an der hämodynamischen Diagnostik zu wecken und die eigenen Kenntnisse zu erweitern. Besonders sei nochmals darauf hingewiesen, daß die Methode der Kreislaufgrößenbestimmung nach Wezler-Böger von uns immer mit der Bestimmung der Herzdynamik nach Blumberger gekoppelt wurde, ebenso die Kreislaufregulationsprüfung nach Schellong niemals als alleinige Funktionsprüfung benutzt wurde. Spiroergometrische Untersuchungen schließen den Kreis der Herz- und Kreislauffunktionsprüfungen und sollen bei eingehenden Untersuchungen trotz des zeitlichen Mehraufwandes immer einbezogen werden. Die Phonokardiographie mußte im Hinblick auf den notwendigen Gebrauch bei der Bestimmung der Herzdynamik Erwähnung finden, andererseits konnte die Elektrokardiographie aus räumlichen Gründen nicht berücksichtigt werden. Die Rheographie wurde im Hinblick auf die zunehmende Zahl peripherer Durchblutungsstörungen, damit aus rein praktischen Erwägungen heraus, angeführt, selbstverständlich ergibt sich die Indikation für die Durchführung hier allein aus klinischen Erwägungen. Nur so glauben wir die erforderliche Breite der hämodynamischen Diagnostik zu erreichen, die ein wahres Bild ermittelt. Die beschriebenen Anwendungsgebiete wurden sehr eng gewählt und ebenfalls auf die Wesentlichsten begrenzt. Die Anwendung der Methoden zur Therapiekontrolle ist ohne weiteres möglich, wenn man sie beherrscht und ihre Grenzen weiß. Daß dieses Ziel der an der Kreislaufdiagnostik Interessierte erreicht, ist der Wunsch der Verfasser, die damit den Zweck der vorliegenden Arbeit erfüllt sehen.

ANHANG

I. Mittelwerte für Schlag- und Minutenvolumen

Alter J.	Schlagvolumen ccm	Minutenvolumen l/min
10 J.	30 bis 40 ccm	2,3 bis 3,0 l/min
12 J.	30 bis 40 ccm	2,3 bis 3,0 l/min
15 J.	40 bis 50 ccm	3,0 bis 4,0 l/min
18 J.	50 bis 80 ccm	3,5 bis 6,0 l/min
20 J.	60 bis 80 ccm	4,0 bis 6,0 l/min
25 J.	60 bis 80 ccm	4,0 bis 6,0 l/min
28 J.	60 bis 80 ccm	4,0 bis 6,0 l/min
30 J.	55 bis 70 ccm	4,0 bis 5,0 l/min
35 J.	50 bis 60 ccm	3,8 bis 5,0 l/min
40 J.	50 bis 60 ccm	3,8 bis 5,0 l/min
45 J.	50 bis 60 ccm	3,8 bis 5,0 l/min
50 J.	48 bis 60 ccm	4,0 bis 5,0 l/min
55 J.	50 bis 60 ccm	4,0 bis 5,0 l/min
60 J.	45 bis 60 ccm	3,0 bis 4,5 l/min

Die vorstehende Tabelle enthält Norm-Mittelwerte, wie sie von uns gefunden wurden. Der Tabelle liegen 150 Untersuchungen zugrunde.

Die Schwankungsbreite nach WEZLER-BÖGER

Allgemeiner Durchschnittswert 56 bis 86 ccm 3 bis 6 l/min

II. Normalwerte für die Pulswellengeschwindigkeit (cm/sec)

Alter:	20 bis 25	26 bis 35	36 bis 45	46 bis 55	56 bis 65	Jahre
P.W.G.:	500 bis 650	500 bis 750	600 bis 850	650 bis 950	750 bis 1050	cm/sec

Die angegebenen Werte sind Mittelwerte, errechnet nach STEINMANN, WEZLER, LUDWIG, HERZOG, MEURER.

Unsere Ergebnisse sind ebenfalls bei der Errechnung mitberücksichtigt.

III. Schwankungsbreiten nach WEZLER-BÖGER

E' = 1200 bis 2400 dyn/cm^5

W = 1200 bis 2400 dyn sec/cm^5

E'/W = 0,7 bis 1,3

IV. Normalwerte der Herzdynamik

	Anpassungszeit	Austreibungszeit
nach Blumberger	0,07 bis 0,09	0,23 bis 0,29
nach Tigerstedt	0,02 bis 0,10	0,22 bis 0,30
nach Edens	0,03 bis 0,10	0,19 bis 0,31
eigene Ergebnisse	0,04 bis 0,10	0,22 bis 0,30

V. Aortenquerschnitt nach Suter

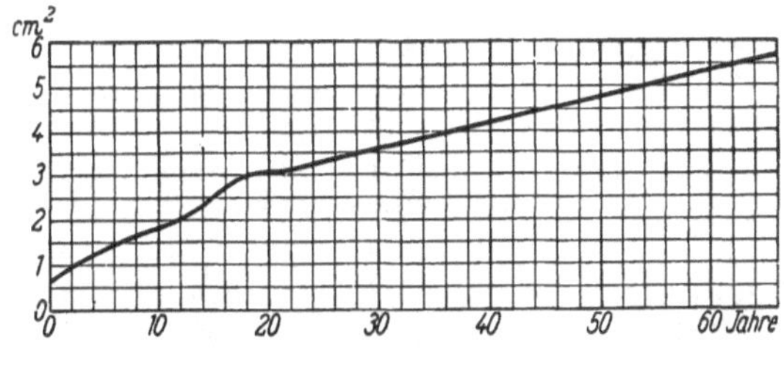

VI. Faktoren zur Umrechnung der Gasvolumina von Zimmertemperatur

(wasserdampfgesättigt) auf 37° (wasserdampfgesättigt) = BTPS

Tabelle VII

Faktor zur Umrechnung des Gasvolumens auf 37° und Wasserdampfsättigung	Gastemperatur	Wasserdampfspannung (mm Hg)
1,102	20°	17,5
1,096	21°	18,7
1,091	22°	19,8
1,085	23°	21,1
1,080	24°	22,4
1,075	25°	23,8
1,068	26°	25,2
1,063	27°	26,7
1,057	28°	28,3
1,051	29°	30,0
1,045	30°	31,8
1,039	31°	33,7
1,032	32°	35,7
1,026	33°	37,7
1,020	34°	39,9
1,014	35°	42,2
1,007	36°	44,6
1,000	37°	47,0

Tabelle VIII

Reduktionstabelle zur Umrechnung auf STPD-Bedingungen nach Knipping

mm Hg	16°	17°	18°	19°	20°	21°	22°	23°	24°	25°	26°	27°
700	0,8700	.8670	.8640	.8610	.8581	.8551	.8522	.8494	.8465	.8436	.8408	.8380
701	0,8712	.8682	.8652	.8622	.8593	.8564	.8535	.8506	.8477	.8449	.8420	.8392
702	0,8724	.8694	.8664	.8635	.8609	.8576	.8547	.8518	.8489	.8461	.8432	.8404
703	0,8737	.8707	.8677	.8647	.8621	.8588	.8559	.8530	.8501	.8473	.8444	.8416
704	0,8749	.8719	.8689	.8659	.8633	.8600	.8571	.8542	.8513	.8485	.8456	.8428
705	0,8762	.8732	.8702	.8672	.8646	.8613	.8583	.8554	.8526	.8497	.8468	.8440
706	0,8774	.8744	.8714	.8684	.8658	.8625	.8595	.8566	.8537	.8509	.8480	.8452
707	0,8787	.8756	.8726	.8696	.8670	.8637	.8608	.8579	.8549	.8521	.8492	.8464
708	0,8799	.8769	.8739	.8709	.8682	.8649	.8620	.8591	.8562	.8533	.8504	.8476
709	0,8812	.8781	.8751	.8721	.8695	.8661	.8632	.8603	.8574	.8545	.8516	.8488
710	0,8824	.8793	.8763	.8733	.8707	.8674	.8644	.8615	.8586	.8557	.8528	.8500
711	0,8837	.8806	.8776	.8746	.8719	.8686	.8656	.8627	.8598	.8569	.8540	.8512
712	0,8849	.8818	.8788	.8758	.8732	.8698	.8669	.8639	.8610	.8581	.8552	.8524
713	0,8861	.8831	.8800	.8770	.8744	.8710	.8681	.8651	.8622	.8593	.8564	.8536
714	0,8874	.8843	.8813	.8782	.8756	.8722	.8693	.8663	.8634	.8605	.8576	.8548
715	0,8886	.8855	.8825	.8795	.8768	.8735	.8705	.8676	.8646	.8617	.8588	.8560
716	0,8899	.8868	.8837	.8807	.8781	.8747	.8717	.8688	.8658	.8629	.8600	.8572
717	0,8911	.8880	.8850	.8819	.8793	.8759	.8730	.8700	.8671	.8642	.8613	.8584
718	0,8923	.8893	.8862	.8832	.8805	.8771	.8742	.8712	.8683	.8653	.8624	.8596
719	0,8936	.8905	.8874	.8844	.8817	.8784	.8754	.8724	.8695	.8666	.8637	.8608
720	0,8948	.8917	.8887	.8856	.8830	.8796	.8766	.8736	.8707	.8678	.8648	.8620
721	0,8961	.8930	.8899	.8869	.8842	.8808	.8778	.8748	.8719	.8690	.8660	.8632
722	0,8973	.8942	.8911	.8881	.8854	.8820	.8790	.8761	.8731	.8702	.8672	.8644
723	0,8985	.8954	.8924	.8893	.8866	.8832	.8802	.8773	.8743	.8714	.8684	.8655
724	0,8998	.8967	.8936	.8905	.8879	.8845	.8815	.8785	.8755	.8726	.8696	.8667
725	0,9010	.8979	.8948	.8918	.8891	.8857	.8827	.8797	.8767	.8738	.8708	.8679
726	0,9023	.8992	.8961	.8930	.8903	.8869	.8839	.8809	.8779	.8750	.8720	.8691
727	0,9035	.9004	.8973	.8942	.8915	.8881	.8851	.8821	.8791	.8762	.8733	.8703
728	0,9048	.9017	.8985	.8955	.8928	.8894	.8863	.8833	.8804	.8774	.8745	.8715
729	0,9060	.9029	.8998	.8967	.8940	.8906	.8875	.8845	.8816	.8786	.8756	.8727
730	0,9073	.9041	.9010	.8989	.8952	.8918	.8888	.8858	.8828	.8798	.8769	.8739
731	0,9085	.9054	.9022	.8991	.8964	.8930	.8900	.8870	.8840	.8810	.8781	.8751
732	0,9097	.9066	.9035	.9004	.8977	.8943	.8912	.8882	.8852	.8822	.8793	.8763
733	0,9110	.9078	.9047	.9016	.8989	.8955	.8924	.8894	.8864	.8834	.8805	.8775
734	0,9122	.9091	.9059	.9028	.9001	.8967	.8936	.8906	.8876	.8846	.8817	.8787
735	0,9135	.9103	.9072	.9041	.9013	.8979	.8949	.8918	.8888	.8858	.8829	.8799
736	0,9147	.9116	.9084	.9053	.9026	.8991	.8961	.8930	.8900	.8870	.8841	.8811
737	0,9159	.9128	.9096	.9065	.9038	.9003	.8973	.8943	.8914	.8882	.8853	.8821
738	0,9172	.9140	.9109	.9078	.9050	.9016	.8985	.8955	.8924	.8894	.8865	.8835
739	0,9184	.9153	.9121	.9090	.9063	.9028	.8997	.8967	.8937	.8907	.8877	.8845
740	0,9197	.9165	.9134	.9102	.9075	.9040	.9010	.8979	.8949	.8919	.8889	.8859
741	0,9209	.9177	.9146	.9114	.9083	.9052	.9022	.8994	.8961	.8931	.8901	.8871

Tabelle IX

Reduktionstabelle zur Umrechnung auf STPD-Bedingungen nach Knipping

mm Hg	16°	17°	18°	19°	20°	21°	22°	23°	24°	25°	26°	27°
742	0,9222	.9190	.9158	.9127	.9096	.9065	.9034	.9003	.8973	.8943	.8913	.8883
743	0,9234	.9202	.9171	.9139	.9108	.9077	.9046	.9016	.8985	.8955	.8925	.8895
744	0,9247	.9215	.9183	.9151	.9120	.9089	.9058	.9028	.8997	.8967	.8937	.8907
745	0,9259	.9227	.9195	.9164	.9132	.9101	.9070	.9040	.9009	.8979	.8949	.8919
746	0,9272	.9240	.9208	.9176	.9145	.9114	.9083	.9052	.9021	.8989	.8961	.8931
747	0,9284	.9252	.9220	.9188	.9157	.9126	.9095	.9064	.9033	.9003	.8973	.8943
748	0,9296	.9264	.9232	.9201	.9169	.9138	.9107	.9076	.9045	.9015	.8985	.8955
749	0,9309	.9277	.9245	.9213	.9181	.9150	.9119	.9088	.9058	.9027	.8997	.8967
750	0,9321	.9289	.9257	.9225	.9194	.9162	.9131	.9100	.9070	.9039	.9009	.8979
751	0,9334	.9301	.9269	.9238	.9206	.9175	.9143	.9113	.9082	.9051	.9021	.8991
752	0,9346	.9314	.9282	.9250	.9218	.9187	.9155	.9125	.9094	.9063	.9033	.9003
753	0,9358	.9326	.9294	.9262	.9230	.9199	.9168	.9137	.9106	.9075	.9045	.9015
754	0,9371	.9339	.9306	.9275	.9243	.9211	.9180	.9149	.9118	.9087	.9057	.9027
755	0,9383	.9351	.9319	.9289	.9255	.9223	.9192	.9161	.9130	.9099	.9069	.9039
756	0,9396	.9363	.9331	.9299	.9267	.9236	.9204	.9173	.9142	.9112	.9081	.9051
757	0,9408	.9376	.9343	.9311	.9279	.9248	.9216	.9185	.9154	.9123	.9093	.9063
758	0,9421	.9388	.9356	.9324	.9292	.9260	.9229	.9198	.9166	.9136	.9105	.9075
759	0,9433	.9402	.9368	.9336	.9304	.9272	.9241	.9209	.9178	.9148	.9117	.9087
760	0,9445	.9413	.9380	.9348	.9316	.9285	.9253	.9222	.9191	.9160	.9129	.9098
761	0,9458	.9425	.9393	.9361	.9328	.9297	.9265	.9234	.9203	.9172	.9141	.9110
762	0,9470	.9438	.9405	.9373	.9341	.9309	.9277	.9246	.9215	.9183	.9153	.9122
763	0,9483	.9450	.9417	.9385	.9353	.9321	.9289	.9258	.9227	.9196	.9165	.9134
764	0,9495	.9462	.9430	.9397	.9365	.9333	.9302	.9270	.9239	.9208	.9177	.9146
765	0,9508	.9475	.9442	.9410	.9378	.9346	.9314	.9282	.9251	.9220	.9189	.9158
766	0,9520	.9487	.9455	.9422	.9390	.9358	.9326	.9295	.9263	.9232	.9201	.9170
767	0,9532	.9500	.9467	.9434	.9402	.9370	.9338	.9307	.9275	.9244	.9213	.9182
768	0,9545	.9512	.9479	.9447	.9414	.9382	.9350	.9319	.9287	.9256	.9225	.9194
769	0,9557	.9524	.9491	.9459	.9426	.9394	.9362	.9331	.9299	.9268	.9237	.9206
770	0,9570	.9537	.9504	.9471	.9439	.9407	.9375	.9343	.9312	.9280	.9249	.9218
771	0,9582	.9549	.9516	.9484	.9451	.9419	.9387	.9355	.9324	.9292	.9261	.9230
772	0,9595	.9561	.9528	.9496	.9463	.9431	.9399	.9367	.9336	.9304	.9273	.9242
773	0,9607	.9574	.9541	.9508	.9476	.9443	.9411	.9380	.9348	.9316	.9285	.9254
774	0,9619	.9586	.9553	.9521	.9488	.9456	.9423	.9392	.9360	.9328	.9297	.9266
775	0,9632	.9599	.9566	.9533	.9500	.9468	.9436	.9404	.9372	.9341	.9309	.9278
776	0,9644	.9611	.9578	.9545	.9512	.9480	.9448	.9416	.9384	.9353	.9321	.9290
777	0,9657	.9623	.9590	.9557	.9525	.9492	.9460	.9428	.9396	.9365	.9333	.9302
778	0,9669	.9636	.9603	.9570	.9537	.9505	.9472	.9440	.9408	.9377	.9345	.9314
779	0,9681	.9648	.9615	.9582	.9549	.9517	.9484	.9452	.9420	.9389	.9357	.9326
780	0,9694	.9661	.9629	.9594	.9561	.9529	.9496	.9464	.9432	.9401	.9369	.9338

Die am Spirometer abgelesenen Volumina der O_2-Aufnahme und der CO_2-Abgabe sind mit der aus dieser Tabelle zu entnehmenden Reduktionszahl (für die jeweilige Gastemperatur bzw. den Luftdruck) zu multiplizieren, um die Gaswerte für 0° und 760 mm Hg zu erhalten.

VII. Tabellen zur Berechnung des Grundumsatzes

(nach Harris und Benedict und Kestner-Knipping)

Bei der Errechnung des Soll-Umsatzes werden die *Grundzahl* für das Körpergewicht und die *zweite Zahl* für Alter und Körperlänge addiert.

Grundzahl für das Körpergewicht

Tabelle X. Männer

kg	Cal	kg	Cal	kg	Cal	kg	Cal	kg	Cal
25	410	45	685	65	960	85	1235	105	1510
26	424	46	699	66	974	86	1249	106	1524
27	438	47	713	67	988	87	1263	107	1538
28	452	48	727	68	1002	88	1277	108	1552
29	465	49	740	69	1015	89	1290	109	1565
30	479	50	754	70	1029	90	1304	110	1579
31	493	51	768	71	1043	91	1318	111	1593
32	507	52	782	72	1057	92	1332	112	1607
33	520	53	795	73	1070	93	1345	113	1620
34	534	54	809	74	1084	94	1359	114	1634
35	548	55	823	75	1098	95	1373	115	1648
36	562	56	837	76	1112	96	1387	116	1662
37	575	57	850	77	1125	97	1400	117	1675
38	589	58	864	78	1139	98	1414	118	1689
39	603	59	878	79	1153	99	1428	119	1703
40	617	60	892	80	1167	100	1442	120	1717
41	630	61	905	81	1180	101	1455	121	1730
42	644	62	919	82	1194	102	1469	122	1744
43	658	63	933	83	1208	103	1483	123	1758
44	672	64	947	84	1222	104	1497	124	1772

Tabelle XI. Frauen

kg	Cal	kg	Cal	kg	Cal	kg	Cal	kg	Cal
25	894	45	1085	65	1277	85	1468	105	1659
26	904	46	1095	66	1286	86	1478	106	1669
27	913	47	1105	67	1296	87	1487	107	1678
28	923	48	1114	68	1305	88	1497	108	1688
29	932	49	1124	69	1315	89	1506	109	1698
30	942	50	1133	70	1325	90	1516	110	1707
31	952	51	1143	71	1334	91	1525	111	1717
32	961	52	1152	72	1344	92	1535	112	1726
33	971	53	1162	73	1353	93	1544	113	1736
34	980	54	1172	74	1363	94	1554	114	1745
35	990	55	1181	75	1372	95	1564	115	1755
36	999	56	1191	76	1382	96	1573	116	1764
37	1009	57	1200	77	1391	97	1583	117	1774
38	1019	58	1210	78	1401	98	1592	118	1784
39	1028	59	1219	79	1411	99	1602	119	1793
40	1038	60	1229	80	1420	100	1611	120	1803
41	1047	61	1238	81	1430	101	1621	121	1812
42	1057	62	1248	82	1439	102	1631	122	1822
43	1066	63	1258	83	1449	103	1640	123	1831
44	1076	64	1267	84	1458	104	1650	124	1841

Tabelle XII. Männer

Zweite Zahl für Alter und Körperlänge (Cal)

Körper-länge cm	Jahre 21	22	23	24	25	26	27	28	29	30	31	32	33
151	614	607	600	593	587	580	573	566	560	553	546	539	533
152	619	612	605	598	592	585	578	571	565	558	551	544	538
153	624	617	610	603	597	590	583	576	570	563	556	549	543
154	629	622	615	608	602	595	588	581	575	568	561	554	548
155	634	627	620	613	607	600	593	586	580	573	566	559	553
156	639	632	625	618	612	605	598	591	585	578	571	564	558
157	644	637	630	623	617	610	603	596	590	583	576	569	563
158	649	642	635	628	622	615	608	601	595	588	581	574	568
159	654	647	640	633	627	620	613	606	600	593	586	579	573
160	659	652	645	638	632	625	618	611	605	598	591	584	578
161	664	657	650	643	637	630	623	616	610	603	596	589	583
162	669	662	655	648	642	635	628	621	615	608	601	594	588
163	674	667	660	653	647	640	633	626	620	613	606	599	593
164	679	672	665	658	652	645	638	631	625	618	611	604	598
165	684	677	670	663	657	650	643	636	630	623	616	609	603
166	689	682	675	668	662	655	648	641	635	628	621	614	608
167	694	687	680	673	667	660	653	646	640	633	626	619	613
168	699	692	685	678	672	665	658	651	645	638	631	624	618
169	704	697	690	683	677	670	663	656	650	643	636	629	623
170	709	702	695	688	682	675	668	661	655	648	641	634	628
171	714	707	700	693	687	680	673	666	660	653	646	639	633
172	719	712	705	698	692	685	678	671	665	658	651	644	638
173	724	717	710	703	697	690	683	676	670	663	656	649	643
174	729	722	715	708	702	695	688	681	675	668	661	654	648
175	734	727	720	713	707	700	693	686	680	673	666	659	653
176	739	732	725	718	712	705	698	691	685	678	671	664	658
177	744	737	730	723	717	710	703	696	690	683	676	669	663
178	749	742	735	728	722	715	708	701	695	688	681	674	668
179	754	747	740	733	727	720	713	706	700	693	686	679	673
180	759	752	745	738	732	725	718	711	705	698	691	684	678
181	764	757	750	743	737	730	723	716	710	703	696	689	683
182	769	762	755	748	742	735	728	721	715	708	701	694	688
183	774	767	760	753	747	740	733	726	720	713	706	699	693
184	779	772	765	758	752	745	738	731	725	718	711	704	698
185	784	777	770	763	757	750	743	736	730	723	716	709	703
186	789	782	775	768	762	755	748	741	735	728	721	714	708
187	794	787	780	773	767	760	753	746	740	733	726	719	713
188	799	792	785	779	772	765	758	751	745	738	731	724	718
189	804	797	790	784	777	770	763	756	750	743	736	729	723
190	809	802	795	789	782	775	768	761	755	748	741	734	728
191	814	807	800	794	787	780	773	766	760	753	746	739	733
192	819	812	805	799	792	785	778	771	765	758	751	744	738
193	824	817	810	804	797	790	783	776	770	763	756	749	743
194	829	822	815	809	802	795	788	781	775	768	761	754	748
195	834	827	820	814	807	800	793	787	780	773	766	759	753
196	839	832	825	819	812	805	798	792	785	778	771	764	758
197	844	837	830	824	817	810	803	797	790	783	776	769	763
198	849	842	835	829	822	815	808	802	795	788	781	774	768
199	854	847	840	834	827	820	813	807	800	793	786	779	773
200	859	852	845	839	832	825	818	812	805	798	791	785	778

Tabelle XII (Fortsetzung). Männer

Zweite Zahl für Alter und Körperlänge (Cal)

Körperlänge cm	Jahre 34	35	36	37	38	39	40	41	42	43	44	45
151	526	519	512	506	499	492	485	479	472	465	458	452
152	531	524	517	511	504	497	490	484	477	470	463	457
153	536	529	522	516	509	502	495	489	482	475	468	462
154	541	534	527	521	514	507	500	494	487	480	473	467
155	546	539	532	526	519	512	505	499	492	485	478	472
156	551	544	537	531	524	517	510	504	497	490	483	477
157	556	549	542	536	529	522	515	509	502	495	488	482
158	561	554	547	541	534	527	520	514	507	500	493	487
159	566	559	552	546	539	532	525	519	512	505	498	492
160	571	564	557	551	544	537	530	524	517	510	503	497
161	576	569	562	556	549	542	535	529	522	515	508	502
162	581	574	567	561	554	547	540	534	527	520	513	507
163	586	579	572	566	559	552	545	539	532	525	518	512
164	591	584	577	571	564	557	550	544	537	530	523	517
165	596	589	582	576	569	562	555	549	542	535	528	522
166	601	594	587	581	574	567	560	554	547	540	533	527
167	606	599	592	586	579	572	565	559	552	545	538	532
168	611	604	597	591	584	577	570	564	557	550	543	537
169	616	609	602	596	589	582	575	569	562	555	548	542
170	621	614	607	601	594	587	580	574	567	560	553	547
171	626	619	612	606	599	592	585	579	572	565	558	552
172	631	624	617	611	604	597	590	584	577	570	563	557
173	636	629	622	616	609	602	595	589	582	575	568	562
174	641	634	627	621	614	607	600	594	587	580	573	567
175	646	639	632	626	619	612	605	599	592	585	578	572
176	651	644	637	631	624	617	610	604	597	590	583	577
177	656	549	642	636	629	622	615	609	602	595	588	582
178	661	654	647	641	634	627	620	614	607	600	593	587
179	666	659	652	646	639	632	625	619	612	605	598	592
180	671	664	657	651	644	637	630	624	617	610	603	597
181	676	669	662	656	649	642	635	629	622	615	608	602
182	681	674	667	661	654	647	640	634	627	620	613	607
183	686	679	672	666	659	652	645	639	632	625	618	612
184	691	684	677	671	664	657	650	644	637	630	623	617
185	696	689	682	676	669	662	655	649	642	635	628	622
186	701	694	687	681	674	667	660	654	647	640	633	627
187	706	699	692	686	679	672	665	659	652	645	638	632
188	711	704	697	691	684	677	670	664	657	650	643	637
189	716	709	702	696	689	682	675	669	662	655	648	642
190	721	714	707	701	694	687	680	674	667	660	653	647
191	726	719	712	706	699	692	685	679	672	665	658	652
192	731	724	717	711	704	697	690	684	677	670	663	657
193	736	729	722	716	709	702	695	689	682	675	668	662
194	741	734	727	721	714	707	700	694	687	680	673	667
195	746	739	732	726	719	712	705	699	692	685	678	672
196	751	744	737	731	724	717	710	704	697	690	683	677
197	756	749	742	736	729	722	715	709	702	695	688	682
198	761	754	747	741	734	727	720	714	707	700	693	687
199	766	759	752	746	739	732	725	719	712	705	698	692
200	771	764	757	751	744	737	730	724	717	710	703	697

Tabelle XII (Fortsetzung). Männer

Zweite Zahl für Alter und Körperlänge (Cal)

Körperlänge cm	Jahre 46	47	48	49	50	51	52	53	54	55	56	57	58
151	445	438	431	425	418	411	404	397	391	384	377	370	364
152	450	443	436	430	423	416	409	402	396	389	382	375	369
153	455	448	441	435	428	421	414	407	401	394	387	380	374
154	460	453	446	440	433	426	419	412	406	399	392	385	379
155	465	458	451	445	438	431	424	417	411	404	397	390	384
156	470	463	456	450	443	436	429	422	416	409	402	395	389
157	475	468	461	455	448	441	434	428	421	414	407	400	394
158	480	473	466	460	453	446	439	433	426	419	412	405	399
159	485	478	471	465	458	451	444	438	431	424	417	410	404
160	490	483	476	470	463	456	449	443	436	429	422	415	409
161	495	488	481	475	468	461	454	448	441	434	427	420	414
162	500	493	486	480	473	466	459	453	446	439	432	425	419
163	505	498	491	485	478	471	464	458	451	444	437	431	424
164	510	503	496	490	483	476	469	463	456	449	442	436	429
165	515	508	501	495	488	481	474	468	461	454	447	441	434
166	520	513	506	500	493	486	479	473	466	459	452	446	439
167	525	518	511	505	498	491	484	478	471	464	457	451	444
168	530	523	516	510	503	496	489	483	476	469	462	456	449
169	535	528	521	515	508	501	494	488	481	474	467	461	454
170	540	533	526	520	513	506	499	493	486	479	472	466	459
171	545	538	531	525	518	511	504	498	491	484	477	471	464
172	550	543	536	530	523	516	509	503	496	489	482	476	469
173	555	548	541	535	528	521	514	508	501	494	487	481	474
174	560	553	546	540	533	526	519	513	506	499	492	486	479
175	565	558	551	545	538	531	524	518	511	504	497	491	484
176	570	563	556	550	543	536	529	523	516	509	502	496	489
177	575	568	561	555	548	541	534	528	521	514	507	501	494
178	580	573	566	560	553	546	539	533	526	519	512	506	499
179	585	578	571	565	558	551	544	538	531	524	517	511	504
180	590	583	576	570	563	556	549	543	536	529	522	516	509
181	595	588	581	575	568	561	554	548	541	534	527	521	514
182	600	593	586	580	573	566	559	553	546	539	532	526	519
183	605	598	591	585	578	571	564	558	551	544	537	531	524
184	610	603	596	590	583	576	569	563	556	549	542	536	529
185	615	608	601	595	588	581	574	568	561	554	547	541	534
186	620	613	606	600	593	586	579	573	566	559	552	546	539
187	625	618	611	605	598	591	584	578	571	564	557	551	544
188	630	623	616	610	603	596	589	583	576	569	562	556	549
189	635	628	621	615	608	601	594	588	581	574	567	561	554
190	640	633	626	620	613	606	599	593	586	579	572	566	559
191	645	638	631	625	618	611	604	598	591	584	577	571	564
192	650	643	636	630	623	616	609	603	596	589	582	576	569
193	655	648	641	635	628	621	614	608	601	594	587	581	574
194	660	653	646	640	633	626	619	613	606	599	592	586	579
195	665	658	651	645	638	631	624	618	611	604	597	591	584
196	670	663	656	650	643	636	629	623	616	609	602	596	589
197	675	668	661	655	648	641	634	628	621	614	607	601	594
198	680	673	666	660	653	646	639	633	626	619	612	606	599
199	685	678	671	665	658	651	644	638	631	624	617	611	604
200	690	683	676	670	663	656	649	643	636	629	622	616	609

Tabelle XII (Fortsetzung). Männer

Zweite Zahl für Alter und Körperlänge (Cal)

Körperlänge cm	Jahre 59	60	61	62	63	64	65	66	67	68	69	70
151	357	350	343	337	330	323	316	310	303	296	289	283
152	362	355	348	342	335	328	321	315	308	301	294	288
153	367	360	353	347	340	333	326	320	313	306	299	293
154	372	365	358	352	345	338	331	325	318	311	304	298
155	377	370	363	357	350	343	336	330	323	316	309	303
156	382	375	368	362	355	348	341	335	328	321	314	308
157	387	380	373	367	360	353	346	340	333	326	319	313
158	392	385	378	372	365	358	351	345	338	331	324	318
159	397	390	383	377	370	363	356	350	343	336	329	323
160	402	395	388	382	375	368	361	355	348	341	334	328
161	407	400	393	387	380	373	366	360	353	346	339	333
162	412	405	398	392	385	378	371	365	358	351	344	338
163	417	410	403	397	390	383	376	370	363	356	349	343
164	422	415	408	402	395	388	381	375	368	361	354	348
165	427	420	413	407	400	393	386	380	373	366	359	353
166	432	425	418	412	405	398	391	385	378	371	364	358
167	437	430	423	417	410	403	396	390	383	376	369	363
168	442	435	428	422	415	408	401	395	388	381	374	368
169	447	440	434	427	420	413	406	400	393	386	379	373
170	452	445	439	432	425	418	411	405	398	391	384	378
171	457	450	444	437	430	423	416	410	403	396	389	383
172	462	455	449	442	435	428	421	415	408	401	394	388
173	467	460	454	447	440	433	426	420	413	406	399	393
174	472	465	459	452	445	438	431	425	418	411	404	398
175	477	470	464	457	450	443	437	430	423	416	409	403
176	482	475	469	462	455	448	442	435	428	421	414	408
177	487	480	474	467	460	453	447	440	433	426	419	413
178	492	485	479	472	465	458	452	445	438	431	424	418
179	497	490	484	477	470	463	457	450	443	436	429	423
180	502	495	489	482	475	468	462	455	448	441	434	428
181	507	500	494	487	480	473	467	460	453	446	440	433
182	512	505	499	492	485	478	472	465	458	451	445	438
183	517	510	504	497	490	483	477	470	463	456	450	443
184	522	515	509	502	495	488	482	475	468	461	455	448
185	527	520	514	507	500	493	487	480	473	466	460	453
186	532	525	519	512	505	498	492	485	478	471	465	458
187	537	530	524	517	510	503	497	490	483	476	470	463
188	542	535	529	522	515	508	502	495	488	481	475	468
189	547	540	534	527	520	513	507	500	493	486	480	473
190	552	545	539	532	525	518	512	505	498	491	485	478
191	557	550	544	537	530	523	517	510	503	496	490	483
192	562	555	549	542	535	528	522	515	508	501	495	488
193	567	560	554	547	540	533	527	520	513	506	500	493
194	572	565	559	552	545	538	532	525	518	511	505	498
195	577	570	564	557	550	543	537	530	523	516	510	503
196	582	575	569	562	555	548	542	535	528	521	515	508
197	587	580	574	567	560	553	547	540	533	526	520	513
198	592	585	579	572	565	558	552	545	538	531	525	518
199	597	590	584	577	570	563	557	550	543	536	530	523
200	602	595	589	582	575	568	562	555	548	541	535	528

Tabelle XIII. Frauen

Zweite Zahl für Alter und Körperlänge (Cal)

Körper-länge	Jahre												
cm	21	22	23	24	25	26	27	28	29	30	31	32	33
151	181	176	172	167	162	158	153	148	144	139	134	130	125
152	183	178	174	169	164	160	155	150	146	141	136	132	127
153	185	180	175	171	166	161	157	152	147	143	138	133	129
154	187	182	177	173	168	163	159	154	149	145	140	135	131
155	189	184	179	174	170	165	160	156	151	146	142	137	132
156	190	186	181	176	172	167	162	158	153	148	144	139	134
157	192	188	183	178	173	169	164	159	155	150	145	141	136
158	194	189	185	180	175	171	166	161	157	152	147	143	138
159	196	191	187	182	177	173	168	163	158	154	149	144	140
160	198	193	188	184	179	174	170	165	160	156	151	146	142
161	199	195	190	186	181	176	172	167	162	158	153	148	143
162	201	197	192	187	183	178	173	169	164	159	155	150	145
163	203	199	194	189	185	180	175	171	166	161	157	152	147
164	205	200	196	191	186	182	177	172	168	163	158	154	149
165	207	202	198	193	188	184	179	174	170	165	160	156	151
166	209	204	199	194	190	185	181	176	171	167	162	157	153
167	211	206	201	197	192	187	183	178	173	169	164	159	155
168	213	208	203	199	194	189	184	180	175	170	166	161	156
169	214	210	205	200	196	191	186	182	177	172	168	163	158
170	216	212	207	202	198	193	188	184	179	174	169	165	160
171	218	213	209	204	199	195	190	185	181	176	171	167	162
172	220	215	211	206	201	197	192	187	183	178	173	169	164
173	222	217	212	208	203	198	194	189	184	180	175	170	166
174	224	219	214	210	205	200	196	191	186	182	177	172	168
175	225	221	216	211	207	202	197	193	188	183	179	174	169
176	227	223	218	213	209	204	199	195	190	185	181	176	171
177	229	225	220	215	210	206	201	196	192	187	182	178	173
178	231	226	222	217	212	208	203	198	194	189	184	180	175
179	233	228	224	219	214	210	205	200	195	191	186	181	177
180	235	230	225	221	216	211	207	202	197	193	188	183	179
181	237	232	227	223	218	213	209	204	199	195	190	185	180
182	238	234	229	224	220	215	210	206	201	196	192	187	182
183	240	236	231	226	222	217	212	208	203	198	194	189	184
184	242	237	233	228	223	219	214	209	205	200	195	191	186
185	244	239	235	230	225	221	216	211	207	202	197	193	188
186	246	241	236	232	227	222	218	213	208	204	199	194	190
187	248	243	238	234	229	224	220	215	210	206	201	196	192
188	250	245	240	236	231	226	221	217	212	207	203	198	193
189	251	247	242	237	233	228	223	219	214	209	205	200	195
190	253	249	244	239	235	230	225	221	216	211	206	202	197
191	255	250	246	241	236	232	227	222	218	213	208	204	199
192	257	252	248	243	238	234	229	224	220	215	210	206	201
193	259	254	249	245	240	235	231	226	221	217	212	207	203
194	261	256	251	247	242	237	233	228	223	219	214	209	205
195	262	258	253	248	244	239	234	230	225	220	216	211	206
196	264	260	255	250	246	241	236	232	227	222	218	213	208
197	266	262	257	252	247	243	238	233	229	224	219	215	210
198	268	263	259	254	249	245	240	235	231	226	221	217	212
199	270	265	261	256	251	247	242	237	232	228	223	218	214
200	272	267	262	258	253	248	244	239	234	230	225	220	216

Tabelle XIII (Fortsetzung). Frauen

Zweite Zahl für Alter und Körperlänge (Cal)

Körper-länge	Jahre										
cm	34	35	36	37	38	39	40	41	42	43	44	45
151	120	116	111	106	102	97	92	88	83	78	74	69
152	122	117	113	108	103	99	94	89	85	80	75	71
153	124	119	115	110	105	101	96	91	87	82	77	73
154	126	121	117	112	107	102	98	93	88	84	79	74
155	128	123	118	114	109	104	100	95	90	86	81	76
156	130	125	120	116	111	106	102	97	92	87	83	78
157	131	127	122	117	113	108	103	99	94	89	85	80
158	133	129	124	119	115	110	105	101	96	91	87	82
159	135	130	126	121	116	112	107	102	98	93	88	84
160	137	132	128	123	118	114	109	104	100	95	90	86
161	139	134	129	125	120	115	111	106	101	97	92	87
162	141	136	131	127	122	117	113	108	103	99	94	89
163	143	138	133	128	124	119	114	110	105	100	96	91
164	144	140	135	130	126	121	116	112	107	102	98	93
165	146	142	137	132	128	123	118	113	109	104	99	95
166	148	143	139	134	129	125	120	115	111	106	101	97
167	150	145	141	136	131	127	122	117	113	108	103	98
168	152	147	142	138	133	128	124	119	114	110	105	100
169	154	149	144	140	135	130	126	121	116	112	107	102
170	155	151	146	141	137	132	127	123	118	113	109	104
171	157	153	148	143	139	134	129	125	120	115	111	106
172	159	154	150	145	140	136	131	126	122	117	112	108
173	161	156	152	147	142	138	133	128	124	119	114	110
174	163	158	154	149	144	139	135	130	125	121	116	111
175	165	160	155	151	146	141	137	132	127	123	118	113
176	167	162	157	153	148	143	139	134	129	124	120	115
177	168	164	159	154	150	145	140	136	131	126	122	117
178	170	166	161	156	152	147	142	138	133	128	124	119
179	172	167	163	158	153	149	144	139	135	130	125	121
180	174	169	165	160	155	151	146	141	137	132	127	123
181	176	171	166	162	157	152	148	143	138	134	129	124
182	178	173	168	164	159	154	150	145	140	136	131	126
183	180	175	170	165	161	156	151	147	142	137	133	128
184	181	177	172	167	163	158	153	149	144	139	135	130
185	183	179	174	169	165	160	155	150	146	141	136	132
186	185	180	176	171	166	162	157	152	148	143	138	134
187	187	182	178	173	168	164	159	154	150	145	140	135
188	189	184	179	175	170	165	161	156	151	147	142	137
189	191	186	181	177	172	167	163	158	153	149	144	139
190	192	188	183	178	174	169	164	160	155	150	146	141
191	194	190	185	180	176	171	166	162	157	152	148	143
192	196	191	187	182	177	173	168	163	159	154	149	145
193	198	193	189	184	179	175	170	165	161	156	151	147
194	200	195	191	186	181	176	172	167	162	158	153	148
195	202	197	192	188	183	178	174	169	164	160	155	150
196	204	199	194	190	185	180	175	171	166	161	157	152
197	205	201	196	191	187	182	177	173	168	163	159	154
198	207	203	198	193	189	184	179	175	170	165	160	156
199	209	204	200	195	190	186	181	176	172	167	162	158
200	211	206	202	197	192	188	183	178	174	169	164	160

Tabelle XIII (Fortsetzung). Frauen

Zweite Zahl für Alter und Körperlänge (Cal)

Körperlänge cm	Jahre 46	47	48	49	50	51	52	53	54	55	56	57	58
151	64	60	55	50	46	41	36	31	27	22	17	13	8
152	66	61	57	52	47	43	38	33	29	24	19	15	10
153	68	63	59	54	49	45	40	35	31	26	21	16	12
154	70	65	60	56	51	46	42	37	32	28	23	18	14
155	72	67	62	58	53	48	44	39	34	30	25	20	16
156	73	69	64	59	55	50	45	41	36	31	27	22	17
157	75	71	66	61	57	52	47	43	38	33	29	24	19
158	77	72	68	63	58	54	49	44	40	35	30	26	21
159	79	74	70	65	60	56	51	46	42	37	32	28	23
160	81	76	72	67	62	57	53	48	43	39	34	29	25
161	83	78	73	69	64	59	55	50	45	41	36	31	27
162	85	80	75	71	66	61	57	52	47	42	38	33	28
163	86	82	77	72	68	63	58	54	49	44	40	35	30
164	88	84	79	74	70	65	60	56	51	46	42	37	32
165	90	85	81	76	71	67	62	57	53	48	43	39	34
166	92	87	83	78	73	69	64	59	55	50	45	41	36
167	94	89	84	80	75	70	66	61	56	52	47	42	38
168	96	91	86	82	77	72	68	63	58	54	49	44	40
169	98	93	88	83	79	74	69	65	60	55	51	46	41
170	99	95	90	85	81	76	71	67	62	57	53	48	43
171	101	97	92	87	83	78	73	68	64	59	54	50	45
172	103	98	94	89	84	80	75	70	66	61	56	52	47
173	105	100	96	91	86	82	77	72	67	63	58	53	49
174	107	102	97	93	88	83	79	74	69	65	60	55	51
175	109	104	99	95	90	85	81	76	71	67	62	57	52
176	110	106	101	96	92	87	82	78	73	68	64	59	54
177	112	108	103	98	94	89	84	80	75	70	66	61	56
178	114	109	105	100	95	91	86	81	77	72	67	63	58
179	116	111	107	102	97	93	88	83	79	74	69	65	60
180	118	113	108	104	99	94	90	85	80	76	71	66	62
181	120	115	110	106	101	96	92	87	82	78	73	68	64
182	122	117	112	108	103	98	93	89	84	79	75	70	65
183	123	119	114	109	105	100	95	91	86	81	77	72	67
184	125	121	116	111	107	102	97	93	88	83	78	74	69
185	127	122	118	113	108	104	99	94	90	85	80	76	71
186	129	124	120	115	110	106	101	96	92	87	82	78	73
187	131	126	121	117	112	107	103	98	93	89	84	79	75
188	133	128	123	119	114	109	105	100	95	91	86	81	77
189	134	130	125	120	116	111	106	102	97	92	88	83	78
190	136	132	127	122	118	113	108	104	99	94	90	85	80
191	138	134	129	124	119	115	110	105	101	96	91	87	82
192	140	135	131	126	121	117	112	107	103	98	93	89	84
193	142	137	133	128	123	119	114	109	104	100	95	90	86
194	144	139	134	130	125	120	116	111	106	102	97	92	88
195	146	141	136	132	127	122	118	113	108	104	99	94	89
196	147	143	138	133	129	124	119	115	110	105	101	96	91
197	149	145	140	135	131	126	121	117	112	107	103	98	93
198	151	146	142	137	132	128	123	118	114	109	104	100	95
199	153	148	144	139	134	130	125	120	116	111	106	102	97
200	155	150	145	141	136	131	127	122	117	113	108	103	99

Tabelle XIII (Fortsetzung). Frauen

Zweite Zahl für Alter und Körperlänge (Cal)

Körper-länge'	Jahre											
	59	60	61	62	63	64	65	66	67	68	69	70
151	3	—1.2	— 6	—11	—15	—20	—25	—29	—34	—39	—43	—48
152	5	0.6	— 4	— 9	—13	—18	—23	—27	—32	—37	—41	—46
153	7	2	— 2	— 7	—12	—16	—21	—26	—30	—35	—40	—44
154	9	4	— 0	— 5	—10	—14	—19	—24	—28	—33	—38	—42
155	11	6	1	— 3	— 8	—13	—17	—22	—27	—31	—36	—41
156	13	8	3	— 1	— 6	—11	—15	—20	—25	—29	—34	—39
157	15	10	5	1	— 4	— 9	—14	—18	—23	—28	—32	—37
158	16	12	7	2	— 2	— 7	—12	—16	—21	—26	—30	—35
159	18	14	9	4	0	— 5	—10	—15	—19	—24	—29	—33
160	20	15	11	6	1	— 3	— 8	—13	—17	—22	—27	—31
161	22	17	13	8	3	— 1	— 6	—11	—15	—20	—25	—30
162	24	19	14	10	5	0	— 4	— 9	—14	—18	—23	—28
163	26	21	16	12	7	2	— 2	— 7	—12	—16	—21	—26
164	27	23	18	13	9	4	— 1	— 5	—10	—15	—19	—24
165	29	25	20	15	11	6	1	— 3	— 8	—13	—17	—22
166	31	26	22	17	12	8	3	— 2	— 6	—11	—16	—20
167	33	28	24	19	14	10	5	0	— 4	— 9	—14	—18
168	35	30	26	21	16	11	7	2	— 3	— 7	—12	—17
169	37	32	27	23	18	13	9	4	— 1	— 5	—10	—15
170	39	34	29	25	20	15	11	6	1	— 4	— 8	—13
171	40	36	31	26	22	17	12	8	3	— 2	— 6	—11
172	42	38	33	28	24	19	14	10	5	0	— 4	— 9
173	44	39	35	30	25	21	16	11	7	2	— 3	— 7
174	46	41	37	32	27	23	18	13	9	4	— 1	— 5
175	48	43	38	34	29	24	20	15	10	6	1	— 4
176	50	45	40	36	31	26	22	17	12	8	3	— 2
177	52	47	42	37	33	28	23	19	14	9	5	0
178	53	49	44	39	35	30	25	21	16	11	7	2
179	55	51	46	41	37	32	27	22	18	13	8	4
180	57	52	48	43	38	34	29	24	20	15	10	6
181	59	54	50	45	40	36	31	26	22	17	12	8
182	61	56	51	47	42	37	33	28	23	19	14	9
183	63	58	53	49	44	39	35	30	25	21	16	11
184	64	60	55	50	46	41	36	32	27	22	18	13
185	66	62	57	52	48	43	38	34	29	24	20	15
186	68	63	59	54	49	45	40	35	31	26	21	17
187	70	65	61	56	51	47	42	37	33	28	23	19
188	72	67	63	58	53	48	44	39	34	30	25	20
189	74	69	64	60	55	50	46	41	36	32	27	22
190	76	71	66	62	57	52	48	43	38	33	29	24
191	77	73	68	63	59	54	49	45	40	35	31	26
192	79	75	70	65	61	56	51	47	42	37	33	28
193	81	76	72	67	62	58	53	48	44	39	34	30
194	83	78	74	69	64	60	55	50	46	41	36	32
195	85	80	75	71	66	61	57	52	47	43	38	33
196	87	82	77	73	68	63	59	54	49	45	40	35
197	89	84	79	74	70	65	60	56	51	46	42	37
198	90	86	81	76	72	67	62	58	53	48	44	39
199	92	88	83	78	74	69	64	59	55	50	45	41
200	94	89	85	80	75	71	66	61	57	52	47	43

Grundzahl für das Körpergewicht

Tabelle XIV. Männliche Jugendliche

kg	Cal	kg	Cal	kg	Cal	kg	Cal	kg	Cal	kg	Cal
3	107	24	396	45	685	65	960	85	1235	105	1510
4	121	25	410	46	699	66	974	86	1249	106	1524
5	135	26	424	47	713	67	988	87	1263	107	1538
6	148	27	438	48	727	68	1002	88	1277	108	1552
7	162	28	452	49	740	69	1015	89	1290	109	1565
8	176	29	465	50	754	70	1029	90	1304	110	1579
9	190	30	479	51	768	71	1043	91	1318	111	1593
10	203	31	493	52	782	72	1057	92	1332	112	1607
11	217	32	507	53	795	73	1070	93	1345	113	1620
12	231	33	520	54	809	74	1084	94	1359	114	1634
13	245	34	534	55	823	75	1098	95	1373	115	1648
14	258	35	548	56	837	76	1112	96	1387	116	1662
15	272	36	562	57	850	77	1125	97	1400	117	1675
16	286	37	575	58	864	78	1139	98	1414	118	1688
17	300	38	589	59	878	79	1153	99	1428	119	1703
18	313	39	603	60	892	80	1167	100	1442	120	1717
19	327	40	617	61	905	81	1180	101	1455	121	1730
20	341	41	630	62	918	82	1194	102	1469	122	1744
21	355	42	644	63	933	83	1208	103	1483	123	1758
22	368	43	658	64	947	84	1222	104	1497	124	1772
23	382	44	672								

Tabelle XV. Weibliche Jugendliche

kg	Cal	kg	Cal	kg	Cal	kg	Cal	kg	Cal	kg	Cal
3	683	24	885	45	1085	65	1277	85	1468	105	1659
4	693	25	894	46	1095	66	1286	86	1478	106	1669
5	702	26	904	47	1105	67	1296	87	1487	107	1678
6	712	27	913	48	1114	68	1305	88	1497	108	1688
7	721	28	923	49	1124	69	1315	89	1506	109	1698
8	731	29	932	50	1133	70	1325	90	1516	110	1707
9	741	30	942	51	1143	71	1334	91	1525	111	1717
10	751	31	952	52	1152	72	1344	92	1535	112	1726
11	760	32	961	53	1162	73	1353	93	1544	113	1736
12	770	33	971	54	1172	74	1363	94	1554	114	1745
13	779	34	980	55	1181	75	1372	95	1564	115	1755
14	789	35	990	56	1191	76	1382	96	1573	116	1764
15	798	36	999	57	1200	77	1391	97	1583	117	1774
16	808	37	1009	58	1210	78	1401	98	1592	118	1784
17	818	38	1019	59	1219	79	1411	99	1602	119	1793
18	827	39	1028	60	1229	80	1420	100	1611	120	1803
19	837	40	1038	61	1238	81	1430	101	1621	121	1812
20	846	41	1047	62	1248	82	1439	102	1631	122	1822
21	856	42	1057	63	1258	83	1449	103	1640	123	1831
22	865	43	1066	64	1267	84	1458	104	1650	124	1841
23	875	44	1076								

Tabelle XVI. Männliche Jugendliche

Zweite Zahl für Alter und Körperlänge (Cal)

Körper-länge cm	Jahre 1	2	3	4	5	6	7	8	9	10
40	—40									
44	± 0									
48	+40	10								
52	80	50	15							
56	120	90	55	25	0					
60	160	130	95	65	40	15				
64	200	170	135	100	70	40	10			
68	240	210	175	145	110	80	50	20		
72	280	250	215	180	150	120	90	65	40	
76	320	290	255	225	190	160	130	105	80	55
80	360	330	295	265	230	200	170	145	120	95
84	400	370	335	300	270	240	210	185	160	135
88	440	410	375	345	310	280	250	225	200	180
92	480	450	415	385	350	320	290	270	250	235
96	520	485	455	425	390	360	330	315	300	290
100	560	530	495	460	430	400	370	360	350	340
104		570	535	500	470	440	410	405	400	395
108		610	575	540	510	480	450	450	450	450
112			615	580	550	520	500	495	500	500
116			655	620	590	560	540	540	550	550
120			695	660	630	605	580	590	600	600
124				690	670	650	630	635	640	645
128				725	710	695	680	685	690	695
132					750	735	720	730	740	745
136					790	780	770	775	780	790
140					830	820	810	820	830	835
144						850	860	870	880	885
148						890	900	910	920	935
152							940	950	960	975
156							970	980	990	1020
160							1030	1025	1020	1040
164								1050	1060	1080
168									1100	1120
172										1180

Tabelle XVII. Männliche Jugendliche

Zweite Zahl für Alter und Körperlänge (Cal)

Körperlänge	Jahre									
cm	11	12	13	14	15	16	17	18	19	20
76	30									
80	70	50								
84	110	85	60							
88	160	130	100							
92	220	180	140	120	100					
96	280	230	180	160	140	126	113			
100	330	280	230	205	180	166	153	140	128	
104	390	330	280	250	220	210	193	180	168	155
108	450	390	330	300	260	245	233	221	208	196
112	500	440	380	340	300	287	273	261	248	235
116	550	490	430	385	340	327	313	300	288	276
120	600	540	480	430	380	368	353	341	328	316
124	650	590	530	470	420	417	393	381	368	356
128	700	640	580	520	460	448	433	421	408	395
132	750	690	630	570	500	486	473	460	448	436
136	800	740	680	620	540	526	513	500	488	476
140	840	780	720	650	580	565	553	540	528	516
144	890	825	760	690	620	607	593	580	568	555
148	950	885	820	740	660	647	633	621	608	595
152	990	925	860	780	700	685	673	660	648	635
156	1030	960	890	815	740	725	713	698	678	661
160	1060	990	920	850	780	761	743	726	708	690
164	1100	1040	960	885	810	794	773	755	738	721
168	1140	1070	1000	920	840	820	803	785	768	745
172	1190	1110	1020	940	860	840	823	806	788	760
176	1230	1140	1040	960	880	860	843	825	808	780
180	......	1170	1060	980	900	880	863	845	828	800
184	......	......	......	1000	920	903	883	865	848	815
188	......	......	......	......	940	920	903	885	868	840
192	......	......	......	......	......	......	923	906	888	850
196	......	......	......	......	......	......	......	......	908	860
200	......	......	......	......	......	......	......	......	......	870

Tabelle XVIII. Knaben

Zweite Zahl für das Alter zwischen 0 und 12 Monaten

0	2	4	6	8	10	12	Monate
45	105	160	210	245	270	290	Cal

Tabelle XIX. Weibliche Jugendliche

Zweite Zahl für Alter und Körperlänge (Cal)

Körperlänge cm	Jahre 1	2	3	4	5	6	7	8	9	10
40	—344	—290	—234	—214	—194					
44	—328	—283	—218	—198	—178					
48	—312	—257	—202	—182	—162	—142				
52	—296	—241	—186	—166	—146	—126				
56	—280	—255	—170	—150	—130	—130	—134			
60	—264	—209	—154	—134	—114	—116	—118	—118		
64	—248	—197	—138	—118	— 98	— 99	—102	—105	—111	
68	—232	—177	—122	—102	— 82	— 84	— 86	— 90	— 95	— 95
72	—216	—161	—106	— 86	— 66	— 68	— 70	— 75	— 79	— 84
76	—200	—145	— 90	— 70	— 50	— 52	— 54	— 58	— 63	— 68
80	—184	—129	— 74	— 54	— 34	— 36	— 38	— 43	— 47	— 52
84	—168	—113	— 58	— 38	— 18	— 20	— 22	— 27	— 31	— 31
88	—152	— 97	— 42	— 22	— 2	— 5	— 6	— 12	— 15	— 9
92	—136	— 81	— 26	— 7	12	11	10	5	1	9
96	—120	— 65	— 10	7	25	25	26	22	17	22
100	—104	— 49	6	28	40	41	42	37	33	38
104		5	22	39	56	57	58	56	54	58
108		21	38	55	72	73	74	75	75	80
112			54	71	88	89	90	90	91	96
116			70	87	105	105	106	106	107	112
120			86	106	126	129	132	128	123	133
124				136	142	146	148	143	138	148
128				155	158	161	164	162	161	167
132					174	177	180	180	181	186
136					190	193	196	196	197	202
140					206	209	212	212	213	219
144						222	228	233	239	244
148						240	244	248	255	260
152							260	265	271	277
156							276	282	287	292
160							282	288	293	298
164									309	311
168										335

Tabelle XX. Weibliche Jugendliche

Zweite Zahl für Alter und Körperlänge (Cal)

Körper-länge cm	Jahre 11	12	13	14	15	16	17	18	19	20
72	—89									
76	—73	—75								
80	—57	—60	—66							
84	—31	—41	—50	—55						
88	— 5	—17	—34	—39	—43					
92	19	± 0	—18	—22	—27	—32				
96	27	13	— 2	— 5	—11	—17	—21			
100	43	31	14	10	5	± 0	— 5	—10	—14	—18
104	62	45	30	25	21	16	11	6	2	— 2
108	85	65	56	47	37	32	27	23	18	14
112	101	87	72	62	53	48	43	38	34	30
116	117	107	98	84	69	64	59	54	50	46
120	143	129	114	97	80	77	75	71	66	61
124	159	145	130	115	101	101	101	91	82	77
128	175	161	146	132	117	112	107	103	98	94
132	191	177	162	148	133	128	123	119	114	109
136	207	192	178	159	140	140	139	134	130	126
140	228	211	194	180	165	160	155	150	146	141
144	241	230	210	195	181	176	171	167	162	157
148	265	250	236	220	197	192	187	182	178	171
152	281	267	252	232	212	206	201	197	192	187
156	297	279	260	243	227	221	215	210	206	201
160	303	289	274	258	242	235	229	224	220	216
164	313	301	290	274	257	250	243	239	234	230
168	325	315	306	288	271	263	255	250	246	242
172	331	324	318	301	285	276	267	263	258	255
176			328	314	299	289	279	274	270	267
180				323	313	302	291	287	282	279
184					327	315	303	298	294	290
188						318	313	309	304	300
192							323	319	314	310
196							333	329	324	320
200								339	334	330

Tabelle XXI. Mädchen

Zweite Zahl für das Alter zwischen 0 und 12 Monaten

0	2	4	6	8	10	12	Monate
—535	—475	—420	—370	—325	—265	—225	Cal

Tabelle XXII. Respiratorischer Quotient und Wärmeäquivalent W für 1 Liter O_2

bei RQ	0,69	0,70	0,71	0,72	0,73	0,74	0,75	0,76
W in Cal	4,66	4,68	4,69	4,70	4,71	4,73	4,74	4,75
bei RQ	0,77	0,78	0,79	0,80	0,81	0,82	0,83	0,84
W in Cal	4,76	4,78	4,79	4,80	4,81	4,83	4,84	4,85
bei RQ	0,85	0,86	0,87	0,88	0,89	0,90	0,91	0,92
W in Cal	4,86	4,88	4,89	4,90	4,91	4,93	4,94	4,95
bei RQ	0,93	0,94	0,95	0,96	0,97	0,98	0,99	1,00
W in Cal	4,96	4,98	4,99	5,00	5,01	5,03	5,04	5,05

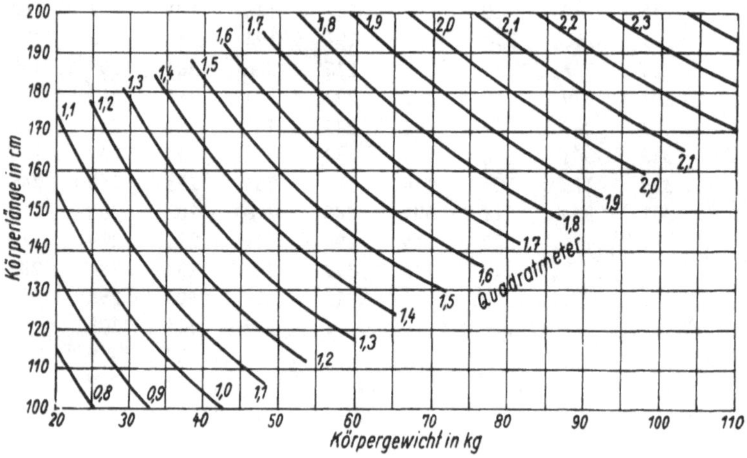

Abb. 91. Nomogramm zur Bestimmung der Körperoberfläche aus Körpergewicht und Körpergröße (nach der Formel von Du Bois).

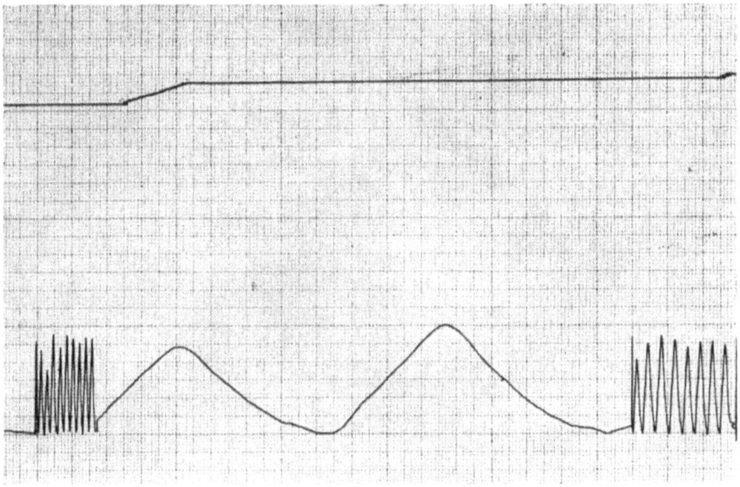

Abb. 92. Atemvolumen — Atemzeitquotient

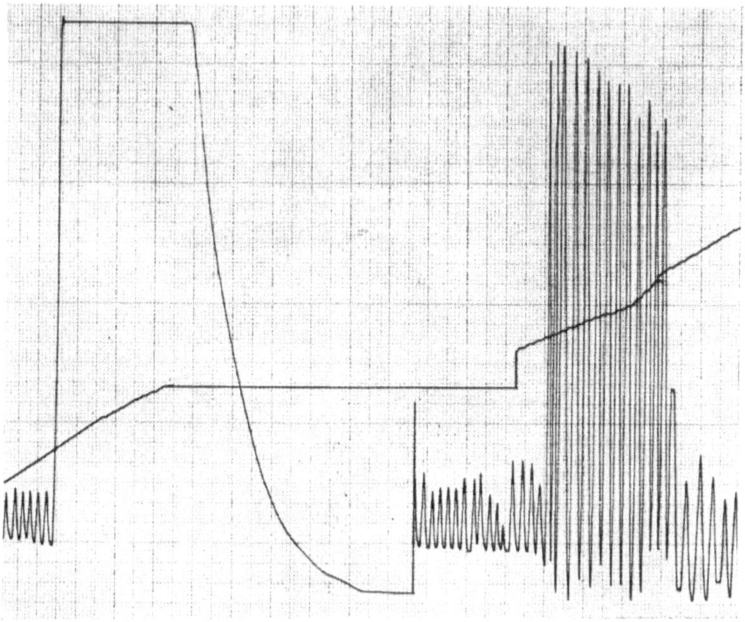

Abb. 93. Atemvolumen — Atemstoß — Atemvolumen — Atemgrenzwert

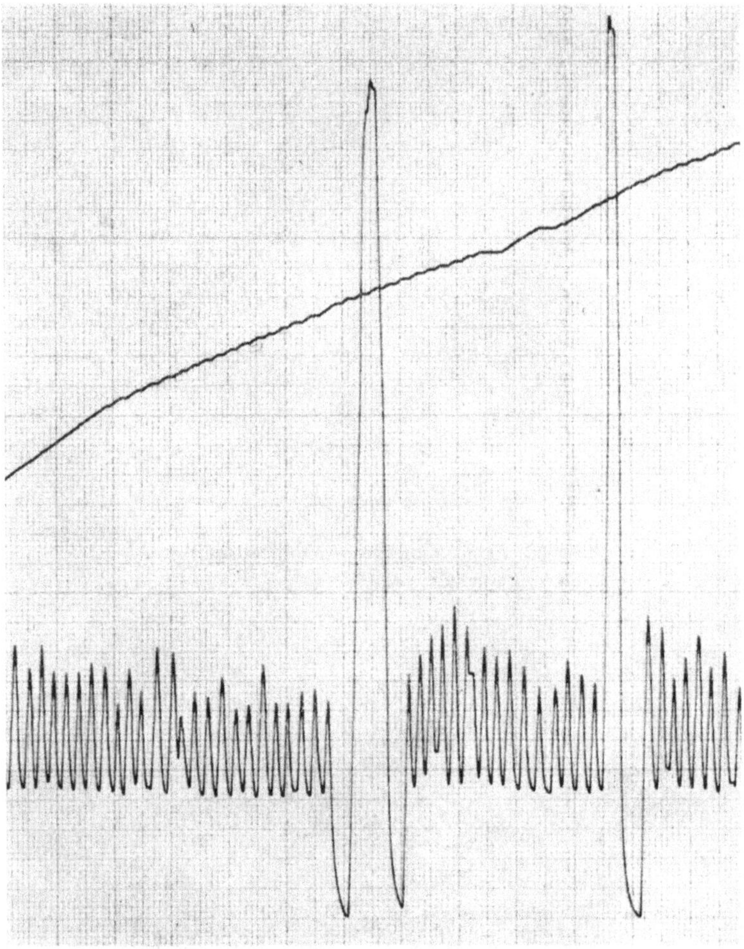

Abb. 94. Atemvolumen — Vitalkapazität

Städtische Krankenanstalten Koblenz

Medizin. Abteilung

Physikalische Kreislaufgrößenbestimmung nach Wezler-Böger

Erfassung der Herzdynamik nach Blumberger

Name: Vorname: Alter:

Abtlg.: Station:

Diagnose:

Herzbefund:

Therapie: RR:

Datum: Stationsarzt:

Größe: Gewicht:

Meßwerte:

p_s	p_d	Δp	p_m	f	AC	AF	$(AF) - (AC)$	T
mm Hg	mm Hg	cm Hg	mm Hg	Minute	cm	cm	cm	sec

Aortenquerschnitt (SUTER): .... cm^5

Laufzeit der Pulswelle: .... sec

Errechnete Werte:

Pulswellengeschwindigkeit (PWG): .... m/sec

Elastischer Gesamtwiderstand (E'): .... dyn/cm^5

Peripherer Widerstand (W): .... $dyn\ sec/cm^5$

Quotient E'/W: ....

Körpertemperatur: Raumtemperatur:

Schlagvolumen (V_s): .... ccm

Minutenvolumen (V_m): .... l/min

Bestimmung der Herzdynamik nach BLUMBERGER:

Systolendauer: .... sec

Anpassungszeit: .... sec

Austreibungszeit: .... sec

Diastolendauer: .... sec

Auswertung:

Städt. Krankenanstalten Koblenz
Med.-Abtlg.

Station:

Name:

Vorname:

Alter:

Größe:

Gewicht:

Klinische Diagnose:

Datum:

Atm. Druck:

Temperatur:

	Soll				
Statische Atemgrößen:					
Atemvolumen					
Vitalkapazität					
Inspiratorische Reservevolumen					
Exspiratorische Reservevolumen					
Residualvolumen					
Funkt. Residualvolumen					
Totalkapazität					
Dynamische Atemgrößen:					
Atemminutenvolumen					
Atemgrenzwert					
Atemstoß					
Atemäquivalent					
Atemreserve					
Fremdgasmischzeit					
Atemzeitquotient					
Ventilationsleistungsquotient					
Alveoläre Ventilation					
Totraumventilation					
Ergometrie:					
Wattzahl:					
Atemfrequenz					
Atemvolumen					
O_2-Aufnahme bei Luftatmung					
O_2-Aufnahme bei O_2-Atmung					
Spirographisches O_2-Defizit					
CO_2-Abgabe					
Vita-maxima-Untersuchung:					
Maximale O_2-Aufnahme					
Oxymetrie:					

Quellenverzeichnis der Abbildungen und Tabellen

BARTELS: Lungenfunktionsprüfungen. Springer Verlag, Berlin 1959. Abb. 39, 43.

BOLT, W., in H. KÜCHMEISTER: Klinische Funktionsdiagnostik, Georg Thieme Verlag, Stuttgart 1956. Tab. V., VII, VIII, IX.

HOLLDACK und WOLF: Atlas und kurzgefaßtes Lehrbuch der Phonokardiographie. Georg Thieme Verlag, Stuttgart. Abb. 55, 57, 70, 81.

KAINDL, POLZER und SCHUHFRIED: Rheographie. Dr. Dietrich Steinkopf, Darmstadt 1959. Abb. 83.

KNIPPING, BOLT, VALENTIN und VENRATH: Untersuchung und Beurteilung des Herzkranken. Enke Verlag, Stuttgart 1960. Abb. 49, 50, 51, 52, 91.

LANDEN: Die funktionelle Beurteilung des Lungen- und Herzkranken. Dr. Dietrich Steinkopf, Darmstadt 1955. Abb. 40, 41, 42, 46, 47, 48; Tab. III, IV.

VALENTIN: Praxis der Funktionsanalyse von Herz und Kreislauf im Bereich der Vita maxima, Springer Verlag 1958. Abb. 30

Werkbroschüre HARTMANN & BRAUN; Zusammenstellung aus: ABDERHALDENS Handbuch der Biol. Arbeitsmethoden, Abt. VI, Teil 10, Urban & Schwarzenberg, München 1926. Knippling und Kowitz, Springer Verlag, Berlin 1928. Tab. X bis XXII.

LITERATUR

ALTMANN: Der Venenpuls. Urban & Schwarzenberg 1956.

BARTELS, BÜCHERL, HERTZ, RODEWALD und SCHWAB: Lungenfunktionsprüfungen. Berlin-Göttingen-Heidelberg, Springer. 1959.

BAYER, LOOGEN, RIPPERT und WOLTER: Zschr. f. Kreislaufforschung. **42,** 335 (1953).

BLUMBERGER: Erg. inn. Med. **52,** 424 (1942).

BLUMBERGER: Klin. Wschr. 353 (1948).

BOLT und KÜCHMEISTER: Klinische Funktionsdiagnostik. Stuttgart, Thieme 1956.

BROEMSER und RANKE: Zschr. Biol. **90,** 467 (1930).

CERLETTI und WEISEL: Helv. physiolog. Acta **8,** C 14 (1950).

CLAWSON: Amer. Heart. J. **22,** 607 (1941).

DELIUS und REINDELL: Zschr. klin. Med. **143,** 29 (1943).

DELIUS: Arch. f. Kreislaufforschung. **11** (1942).

DONCELOT, MEYER-HEYNE und CHARTRAIN: Presse med. 379 (1954).

EPPINGER und HESS: Handb. d. norm. u. path. Physiol. (1937).

HESS: Dtsch. Arch. f. klin. Med. **132,** 69 (1920).

HOCHRHEIN: Klinik der Gegenwart, I. Bd. (1955).

HOCHRHEIN und SCHLEICHER: Med. Klin. **27,** 737—742 (1951).

HOLLDACK und WOLF: Atlas und kurzgef. Lehrb. d. Phonocardiographie. Stuttgart, Thieme 1956.

HOLLDACK, WEYGAND und BSCHORR: Klin. Wschr. 517 (1950).

HOLZMANN: Klin. Elektrocardiographie, Fretz und Wasmuth, Zürich 1945.

JUNGMANN und ERDMANN: Zschr. f. Kreislaufforschung. **45,** 7 (1956).

KAINDL, POLZER und SCHUHFRIED: Rheographie. Steinkopf, Darmstadt 1959.

KLEYN, LEATHAM, MAAS und MINOT: Cardiologia, **26,** 4 (1955).

KNIPPING, BOLT, VENRATH und VALENTIN: Untersuchungen und Beurteilung des Herzkranken. Enke, Stuttgart (1955).

KÖHLER: Ärztliche Forschung **11,** Nr. 3, I/150 (1957).

KOPPERMANN: Zschr. f. Kreislaufforschung. **39,** 77 (1950).

KORTH: Klin. Elektrocardiographie. Urban & Schwarzenberg, München 1957.

LANDEN: Die funktionelle Beurteilung des Lungen- und Herzkranken. Steinkopf, Darmstadt 1955.

LEPESCHKIN: Klin. Wschr. **59,** 685 (1943).

MAASS und WEBER: Cardiologia **21,** 6 (1952).

MAASS: Dtsch. Ges. f. Kreislaufforschung, **20,** 326 (1954).

MEYER, HEINZE und CHARTRAIN: Medizinische, Stuttgart, **13,** 501 (1958).

PUTSCHRACH: Zschr. f. Kreislaufforschung, **19,** 20 (1935).

RANKE: Verh. Dtsch. Ges. f. Kreislaufforschung (1949).

REINDELL und BAYER: Zschr. klin. Med. **141,** 151 (1942).

REINDELL und KLEPZIG: Verh. Dtsch. Ges. Kreislaufforsch. (1949).

REINDELL und KLEPZIG: Neuzeitl. Brustwand- u. Extremitäten Abl., Thieme, Stuttgart 1953.

SACK und BERNSMEIER: Verh. Dtsch. Ges. f. Kreislaufforschung (1949).

SANDEN v., FERRONI und GAEDCKE: S. R. W. Nachrichten Heft 5/6 (1958).

SCHIMBERT: Münchner Med. Wschr. **34,** 950 (1953).

SCHMIDT und VOIGT: Dtsch. Med. Wschr. **75,** 462 (1950).

SCHÖLMERICH und SCHLITTER: Praktische Phonocardiograph. Kreislaufmessungen. Band I, Baneschewski, München.

SCHÖLMERICH und SCHLEGEL: Zschr. f. Kreislaufforsch. **42,** 848 (1953).

SCHÜTZ: Dtsch. Ges. f. Kreislaufforsch. **20,** 305 (1954).

SCHUHMANN und REHBERG: Medizin 1704 (1955).

STEINMANN: Erg. inn. Med. 62 (1942).

STURM: Ärztl. Wschr. **3,** 24/24 (1948).

VALENTIN: V. Freiburger Symposion. Springer, Berlin-Göttingen-Heidelberg 1958.

VEIEL: Dtsch. Arch. klin. Med. **104,** 249 (1912).

VÖLKER und KACMAREK: Zschr. f. Kreislaufforschung. **39,** 85 (1950).

WEBER: Dtsch. Arch. klin. Med. **108,** 311 (1912).

WETTERER und DEPPE: Verh. Dtsch. Ges. f. Kreislaufforschung (1949).

WEZLER: Verh. Dtsch. Ges. f. Kreislaufforschung (1949).

WEZLER und BÖGER: Erg. Physiol. **141,** 292 (1939).

WEZLER und GREVEN: Zschr. exper. Med. **105,** 540 (1939).

WIRTH und SOLEREDER: Elektromedizin, Bd. 3, Schiele u. Schön, Berlin.

WOLTER, BAYER und QUERMANN: Zschr. f. Kreislaufforsch. **44,** 177 (1955).

ZUCKERMANN: Zschr. f. Kreislaufforsch. 49 (1960).

SACHVERZEICHNIS

Zeitfracht Medien GmbH
Ferdinand-Jühlke-Straße 7
99095 Erfurt, Deutschland
produktsicherheit@kolibri360.de